现代医院护理研究与实践

主 编 王晓琳 宋小伟 石 冰

吉林科学技术出版社

图书在版编目（CIP）数据

现代医院护理研究与实践 / 王晓琳, 宋小伟, 石冰
主编. -- 长春 : 吉林科学技术出版社, 2022.8
　　ISBN 978-7-5578-9481-8

　　Ⅰ.①现… Ⅱ.①王… ②宋… ③石… Ⅲ.①医院 –
护理 – 管理 – 研究 Ⅳ.①R47

中国版本图书馆CIP数据核字(2022)第115978号

现代医院护理研究与实践

主　　编　　王晓琳　宋小伟　石　冰
出 版 人　　宛　霞
责任编辑　　张　楠
封面设计　　潍坊高新区行人广告设计中心
制　　版　　山东道克图文快印有限公司
幅面尺寸　　185mm×260mm
字　　数　　600 千字
印　　张　　22.25
印　　数　　1-1500 册
版　　次　　2022年8月第1版
印　　次　　2023年3月第1次印刷

出　　版　　吉林科学技术出版社
发　　行　　吉林科学技术出版社
地　　址　　长春市福祉大路5788号
邮　　编　　130118
发行部电话/传真　　0431-81629529 81629530 81629531
　　　　　　　　　　81629532 81629533 81629534
储运部电话　　0431-86059116
编辑部电话　　0431-81629518
印　　刷　　三河市嵩川印刷有限公司

书　　号　　ISBN 978-7-5578-9481-8
定　　价　　158.00元

编 委 会

主　编　王晓琳　宋小伟　石　冰

副主编　王丽娜　牟萍萍　李梅梅　刘　艳
　　　　　李　众　于　震　于晓君　王培培
　　　　　王鑫坤　田志龙　衣明雪　刑昕昕
　　　　　张　雪　张文君　胡颖超　郭　英
　　　　　贾澈澈　楚晓琳　戴雪连　李　青

目　录

第一章　内科疾病护理常规

第一节　内科疾病一般护理常规

1. 患者入院后由接诊护士根据病情安排床位，及时通知医师，协助体检，新入院患者建立护理病历，并做好入院介绍。

2. 新入院患者由责任护士测量体温、脉搏、呼吸，以后每天测量4次，连续3天；体温正常者改为每天1次；体温超过37.5℃的患者每天测量4次；体温超过39℃者，每4小时测量1次，持续观察72小时。

3. 按医嘱给予饮食，指导患者按需进食，危重患者必要时给予鼻饲饮食。

4. 动态观察病情变化，认真听取患者主诉，注意观察分泌物、排泄物的变化以及药物作用、不良反应。

5. 新入院患者遵医嘱，次日晨留取血、尿、粪便常规标本并送检。

6. 每日记录粪便次数1次，便秘患者，遵医嘱给予轻泻药或进行灌肠等处理；每周测体重1次，并记录在体温单上。

7. 准确、及时执行医嘱，确保各项治疗计划落实。

8. 根据患者病情及生活自理能力的不同，给予分级护理，落实基础护理，危重患者做好重症护理，预防压疮、呼吸系统及泌尿系统感染等并发症的发生，做好安全防护。

9. 开展健康教育，针对患者及家属需求进行健康指导，如疾病防治、饮食及用药指导、心理护理等。

第二节　呼吸系统疾病护理常规

一、呼吸系统疾病一般护理

1. 按内科疾病患者的一般常规护理。

2. 休息与体位　重症患者应绝对卧床休息，轻症或恢复期可适当活动。

3. 饮食护理　高蛋白、高热量、高维生素、易消化饮食，多饮水。

4. 遵医嘱给予氧气吸入，注意观察氧疗效果。

5. 保持呼吸道通畅，指导患者正确咳嗽、咳痰，必要时给予吸痰。机械通气患者做好气道管理。

6. 严密观察患者神志、生命体征变化，如出现呼吸困难加重、剧烈胸痛、意识障碍、咯血等应立即通知医师并配合抢救。

7. 准确落实纤维支气管镜等各项检查的术前准备，并做好术后观察及护理。

8. 观察药物疗效及不良反应，如有无血压升高、脉速、肌肉震颤等，发现问题及时通知医师处理。

9. 危重患者做好重症护理。

10. 做好心理护理及健康指导。

二、慢性支气管炎

慢性支气管炎（chronic bronchitis）简称慢支，是指气管、支气管黏膜及其周围组织的慢性非特异性炎症。临床上以咳嗽、咳痰或伴有喘息及反复发作的慢性过程为特征。

1. 按呼吸系统疾病患者的一般护理。

2. 休息与体位　注意休息和保暖，喘憋时可取半卧位或坐位。

3. 饮食护理　营养丰富、易消化饮食，避免刺激性食物。

4. 病情观察

（1）观察患者生命体征，尤其注意有无发热征象。

（2）观察患者咳嗽、咳痰、喘息等，注意痰液的颜色、性状、量、气味的变化。

5. 保持呼吸道通畅，遵医嘱给予氧气吸入。

6. 根据医嘱正确收集痰标本。

7. 药物治疗护理　观察抗生素和止咳、祛痰药物的作用及不良反应。

8. 健康指导　指导患者正确咳嗽及有效排痰，劝其戒烟并预防感冒，加强体育锻炼，增强抗病能力，避免劳累。

三、肺炎

肺炎（pneumonia）是由多种病因引起的肺实质或间质内的急性渗出性炎症。

1. 按呼吸系统疾病患者的一般护理。

2. 休息与体位　急性期绝对卧床休息，胸痛时取患侧卧位，呼吸困难者取半卧位，注意保暖。

3. 饮食护理　高热量、高蛋白、高维生素、易消化饮食，鼓励患者尽量多饮水。

4. 病情观察

（1）观察神志、生命体征及尿量的变化，如体温骤降、血压下降、皮肤苍白应及时告知医师，并做好抗休克抢救。

（2）观察咳嗽、咳痰情况，注意痰液的性质、量、颜色并做好记录。

5. 遵医嘱给予氧气吸入。

6. 药物治疗护理

（1）注意观察升压药的效果，根据血压调整输液滴速，防止药物外漏。

（2）应用抗生素前应遵医嘱迅速留取痰、血液及其他分泌物送细菌培养和药敏试验。

7. 按高热患者常规护理。

8. 健康指导　加强体育锻炼，增强抗病能力，避免受凉和过度劳累。

四、支气管哮喘

支气管哮喘（bronchial asthma）是一种以嗜酸性粒细胞、肥大细胞和T淋巴细胞等多种炎症细胞参与的气道变应性炎症和气道高反应性为特征的疾病，导致易感者发生不同程度的可逆性广泛气道阻塞的症状。

1. 按呼吸系统疾病患者的一般护理。

2. 休息与体位　卧床休息，哮喘发作时取强迫体位，并给予支撑物，使之舒适省力。

3. 饮食护理　发作过程中，不宜进食，缓解后给予营养丰富、易消化饮食。禁食与患者发病有关的食物，如鱼、虾、蟹等。

4. 病情观察　注意观察发作先兆，特别夜间要加强巡视病房，如患者有鼻咽痒、打喷嚏、流涕、眼痒等黏膜过敏症状，或胸前压迫感，应立即告知医师，以便采取预防措施。注意观察呼吸频率、深浅及节律变化。

5. 遵医嘱给予氧气吸入。

6. 保持呼吸道通畅，及时清除呼吸道痰液、痰栓，必要时做好行气管插管、气管切开的准备，配合抢救。

7. 用药护理　应用拟肾上腺素类药物时，注意有无心悸、兴奋、恶心、呕吐等不良反应，冠心病和高血压患者忌用此类药物。应用茶碱类药物时，应控制浓度及滴速，注意有无恶心、呕吐、心律失常、血压下降等不良反应。糖皮质激素类药物使用可引起水钠潴留、血钾降低、消化道溃疡、高血压、糖尿病、骨质疏松、停药反跳等，须加强观察。

8. 心理护理　发现患者情绪波动，应及时进行解释和疏导，以消除不良情绪。

9. 健康指导　指导患者正确使用喷雾剂；加强体育锻炼，增强抗病能力，避免受凉；掌握发病规律，避免接触变应原，如某种花粉、粉尘、动物皮毛、鱼虾、药物、油漆等；避免精神刺激；并劝其戒烟。

五、支气管扩张

支气管扩张（bronchiectasis）是支气管慢性异常扩张的疾病，临床典型症状为慢性咳嗽伴大量脓痰和反复咯血。

1. 按呼吸系统疾病患者的一般护理。

2. 休息与体位　大咯血时绝对卧床休息，去枕平卧，头偏向一侧，或取侧卧位。

3. 饮食护理　高热量、高蛋白、高维生素、易消化饮食，忌刺激性食物。鼓励患者多饮水，以稀释痰液，利于排痰。大咯血时应暂禁食。

4. 病情观察　观察并记录痰的性状、颜色、气味及量。留取全日痰，观察分层并留取标本送检做细菌培养及药敏试验。

5. 加强痰液的引流，减轻感染，给予药物祛痰和体位引流。

6. 大咯血时保持呼吸道通畅，遵医嘱给予氧气吸入，备好抢救物品，配合做好抢救工作。

7. 如需做纤维支气管镜等特检时，应做好术前准备及术后护理。

8. 注意口腔卫生，观察口腔黏膜有无真菌感染。保持室内空气流畅、新鲜。

9. 药物治疗护理　注意观察止血药的效果及不良反应，特殊药物如垂体后叶素的应用。

10. 心理护理　给予患者精神安慰，消除患者紧张情绪，使其安静休息，指导患者轻轻将气管内存留的积血咯出。

11. 健康指导　教会患者体位引流排痰，保持呼吸道畅通，预防呼吸道感染，劝其戒烟，加强体育锻炼，提高机体抗病能力。

六、自发性气胸

自发性气胸（spontaneous pneumothorax）是指在没有创伤或人为因素的情况下，组织和脏层胸膜自发破裂，空气进入胸膜腔所致的气胸。

1. 按呼吸系统疾病患者的一般护理。

2. 休息与体位　绝对卧床休息，取端坐或半卧位，避免用力和屏气。

3. 饮食护理　营养丰富、易消化饮食。

4. 病情观察　观察胸闷、胸痛等，如患者呼吸困难进行性加重、发绀明显、大汗淋漓、四肢厥冷、脉搏速弱、血压下降、大小便失禁等应立即告知医师并协助抢救。

5. 遵医嘱给予氧气吸入。

6. 协助医师行胸腔抽气或胸腔闭式引流术的准备和配合工作，做好术后观察护理。

7. 心理护理　给予患者精神安慰，消除其紧张情绪，使其安静休息，必要时遵医嘱给予镇咳药和镇静药。

8. 健康指导　避免剧烈运动，稳定情绪，保持大便通畅，劝其戒烟。

七、呼吸衰竭

呼吸衰竭是各种原因引起的肺通气和（或）换气功能严重障碍，以致不能进行有效的气体交换，导致缺氧伴（或不伴）二氧化碳潴留，从而引起一系列生理功能和代谢紊乱的临床综合征。在海平面大气压下，于静息条件下呼吸室内空气，并排除心内解剖分流和原发于心排血量降低等情况后，动脉血氧分压（PaO_2）低于8kPa（60mmHg），或伴有二氧化碳分压（$PaCO_2$）高于6.65 kPa（50mmHg），即为呼吸衰竭（简称呼吸衰竭）。它是一种功能障碍状态，而不是一种疾病，可因肺部疾病引起，也可能是各种疾病的并发症。

（一）病因

损害呼吸功能的各种因素都会导致呼吸衰竭，临床上常见的病因有如下几方面。

1. 呼吸道病变　支气管炎症痉挛、上呼吸道肿瘤、异物等阻塞气道，引起通气不足，气体分布不匀导致通气／血流比例失调，发生缺氧和二氧化碳潴留。

2. 肺组织病变　肺炎、重度肺结核、肺气肿、弥散性肺纤维化、肺水肿、急性呼吸窘迫综合征（acute respiratory distress syndrome，ARDS）、矽肺等，可引起肺容量、通气量、有效弥散面积减少，通气／血流比例失调导致肺动脉样分流，引起缺氧和（或）二氧化碳潴留。

3. 肺血管疾病　肺血管栓塞、肺梗死、肺毛细血管瘤，使部分静脉血流入肺静脉，发生缺氧。

4. 胸廓病变　如胸廓外伤、畸形、手术创伤、气胸和胸腔积液等，影响胸廓活动和肺脏扩张，导致通气减少吸入气体不匀影响换气功能。

5. 神经中枢及其传导系统呼吸肌疾患　脑血管病变、脑炎、脑外伤、电击、药物中毒等直接或间接抑制呼吸中枢；脊髓灰质炎以及多发性神经炎所致的肌肉神经接头阻滞影响传导功能；重症肌无力等损害呼吸动力引起通气不足。

（二）分类

1. 按动脉血气分析

（1）Ⅰ型呼吸衰竭：缺氧无CO_2潴留，或伴CO_2降低（Ⅰ型）见于换气功能障碍（通气／血流比例失调、弥散功能损害和肺动-静脉样分流）的病例。氧疗是其指征。

（2）Ⅱ型呼吸衰竭：缺O_2伴CO_2潴留（Ⅱ型）系肺泡通气不足所致的缺O_2和CO_2潴留，单纯通气不足，缺O_2和CO_2的潴留的程度是平行的，若伴换气功能损害，缺O_2更为严重。只有增加肺泡通气量，必要时加氧疗来解决。

2. 按病变部位　可分为中枢性和周围性呼吸衰竭。

3. 按病程　可分为急性和慢性。急性呼吸衰竭是指呼吸功能原来正常，由于前述五类病因的突发原因，引起通气或换气功能严重损害，突然发生呼吸衰竭的临床表现，如脑血管意外、药物中毒抑制呼吸中枢、呼吸肌麻痹、肺梗死、ARDS等，因机体不能很快代偿，如不及时抢救，会危及患者生命。

慢性呼吸衰竭多见于慢性呼吸系统疾病，如慢性阻塞性肺病、重度肺结核等，其呼吸功能损害逐渐加重，虽有缺O_2，或伴CO_2潴留，但通过机体代偿适应，仍能从事个人生活活动，称为代偿性慢性呼吸衰竭。一旦并发呼吸道感染，或因其他原因增加呼吸生理负担所致代偿失调，出现严重缺O_2、CO_2潴留和酸中毒的临床表现，称为失代偿性慢性呼吸衰竭。

（三）诊断

1. 病史及症状

（1）多有支气管、肺、胸膜、肺血管、心脏、神经肌肉或严重器质性疾病史。

（2）除原发病症状外主要为缺氧和二氧化碳潴留的表现，如呼吸困难、急促、神经症状等，并发肺性脑病时，还可有消化道出血。

查体发现有发绀、意识障碍、球结膜充血、水肿、扑翼样震颤、视神经盘水肿等。

2. 辅助检查

（1）血气分析：静息状态吸空气时动脉血氧分压（PaO_2）< 8.0kPa（60mmHg），动脉血二氧化碳分压（$PaCO_2$）> 6.7 kPa（50mmHg）为Ⅱ型呼吸衰竭，单压降低则为Ⅰ型呼吸衰竭。

（2）其他检查：根据原发病的不同而有相应的发现。

（四）治疗

1. 病情较轻可在门诊治疗，严重者宜住院治疗，首先积极治疗原发病，有感染时应使用抗生素，去除诱发因素。

2. 保持呼吸道通畅和有效通气量，可给予解除支气管痉挛、祛痰药物，如沙丁胺醇、硫酸特布他林、乙酰半胱氨酸、盐酸溴己新等药物，必要时可用尼可刹米、肾上腺皮质激素静脉滴注。

3. 纠正低氧血症，可用鼻导管或面罩吸氧，严重缺氧和伴有二氧化碳潴留PaO_2 < 7.32 kPa（55mmHg），$PaCO_2$明显增高或有严重意识障碍，出现肺性脑病时应使用机械通气以改善低氧血症。

4. 治疗酸碱失衡、心律失常、心力衰竭等并发症。

（五）预防

1. 减少能量消耗　解除支气管痉挛，消除支气管黏膜水肿，减少支气管分泌物，排除顽痰，降低气道阻力，减少能量消耗。

2. 改善机体的营养状况　增强营养，提高糖、蛋白及各种维生素的摄入量，必要时可静脉滴注复合氨基酸、血浆、白蛋白。

3. 坚持每天做呼吸体操，增强呼吸肌的活动功能。

4. 使用体外膈肌起搏器　呼吸肌疲劳时，可以使用体外膈肌起搏器，改善肺泡通气，锻炼膈肌，增强膈肌的活动功能。

（六）护理

1. 观察要点

（1）神志、血压、呼吸、脉搏、体温、皮肤色泽等。

（2）有无肺性脑病症状及休克。

（3）尿量及粪便颜色，有无上消化道出血。

（4）各类药物作用和副作用（尤其是呼吸兴奋剂）。

（5）动脉血气分析和各项化验指数变化。

2. 护理措施

（1）饮食护理：鼓励患者多进高蛋白、高维生素食物（安置胃管患者按胃管护理常规护理）。

（2）保持呼吸道通畅：

1）鼓励患者咳嗽、咳痰，更换体位和多饮水。

2）危重患者每2～3小时翻身拍背一次，帮助排痰。如建立人工气道患者，应加强气道管理，必要时机械吸痰。

3）神志清醒者可做雾化吸入，每日2～3次，每次10～20分钟。

（3）合理用氧：对Ⅱ型呼吸衰竭患者应给予低浓度（25%～29%）、流量（1～2 L／min）鼻导管持续吸氧。如果配合使用呼吸机和呼吸中枢兴奋剂可稍微提高给氧浓度。

（4）危重患者或使用机械通气者应做好特护记录，并保持床单平整、干燥，预防发生褥疮。

（5）使用鼻罩或口鼻面罩加压辅助机械通气者，做好该项护理有关事项。

（6）病情危重患者建立人工气道（气管插管或气管切开）应按人工气道护理要求。

（7）建立人工气道接呼吸机进行机械通气时，应按机械通气护理要求。

（8）用药护理：

1）遵医嘱选择使用有效的抗生素控制呼吸道感染。

2）遵医嘱使用呼吸兴奋剂，必须保持呼吸道通畅。注意观察用药后反应，以防药物过量。对烦躁不安、夜间失眠患者，慎用镇静剂，以防引起呼吸抑制。

3. 健康教育

（1）教会患者做缩唇腹式呼吸以改善通气。

（2）鼓励患者适当家务活动，尽可能下床活动。

（3）预防上呼吸道感染，保暖、季节交换和流感季节少外出，少去公共场所。

（4）劝告戒烟，如有感冒尽量就医，控制感染加重。

（5）严格控制陪护和家属探望。

八、肺炎

肺炎是指终末气道、肺泡和肺间质的炎症。其症状：发热，呼吸急促，持久干咳，可能有单边胸痛，深呼吸和咳嗽时胸痛，有小量痰或大量痰，可能含有血丝。幼儿患上肺炎，症状常不明显，可能有轻微咳嗽或完全没有咳嗽。应注意及时治疗。

（一）病因

1. 细菌性肺炎

（1）需氧革兰染色阳性球菌，如肺炎链球菌（即肺炎球菌）、金黄色葡萄球菌、甲型溶血性链球菌等。

（2）需氧革兰染色阴性球菌，如肺炎克雷白杆菌、流感嗜血杆菌、大肠埃希菌、铜绿假单胞菌等。

（3）厌氧杆菌，如棒状杆菌、梭形杆菌等。

2. 病毒性肺炎　如腺病毒、呼吸道合胞病毒、流感病毒、麻疹病毒、巨细胞病毒、单纯疱疹病毒等。

3. 支原体肺炎　由肺炎支原体引起。

4. 真菌性肺炎　如白色念珠菌、曲霉菌、放线菌等。

5. 其他病原体所致肺炎　如立克次体（如Q热立克次体）、衣原体（如鹦鹉热衣原体）、弓形体（如鼠弓形体）、原虫（如卡氏肺孢子虫）、寄生虫（如肺包虫、肺吸虫、肺血吸虫）等。机体免疫力低下者（如艾滋病患者）容易伴发肺部卡氏肺孢子虫、军团菌、鸟形分枝杆菌、结核菌、弓形体等感染。

（二）分类

分类方法的依据是病理形态学、病程和病原体种类等几方面。

1. 按病理形态学分类　将肺炎分成大叶肺炎、支气管肺炎、间质肺炎及毛细支气管炎等。

2. 根据病原体种类　包括细菌性肺炎，常见细菌有肺炎链球菌、葡萄球菌、嗜血流感杆菌等。病毒性肺炎，常见病毒如呼吸道合胞病毒、流感病毒、副流感病毒、腺病毒等。另外，还有真菌性肺炎、支原体肺炎、衣原体肺炎等。

3. 根据病程分类 分为急性肺炎、迁延性肺炎及慢性肺炎，一般迁延性肺炎病程长达1~3月，超过3个月则为慢性肺炎。

（三）临床表现

多数起病急骤，常有受凉淋雨、劳累、病毒感染等诱因，约1/3患病前有上呼吸道感染。病程7~10天。

1. 寒战、高热 典型病例以突然寒战起病，继之高热，体温可高达39~40℃，呈稽留热型，常伴有头痛、全身肌肉酸痛，食量减少。抗生素使用后热型可不典型，年老体弱者可仅有低热或不发热。

2. 咳嗽、咳痰 初期为刺激性干咳，继而咳出白色黏液痰或带血丝痰，经1~2天后，可咳出黏液血性痰或铁锈色痰，也可呈脓性痰，进入消散期痰量增多，痰黄而稀薄。

3. 胸痛 多有剧烈侧胸痛，常呈针刺样，随咳嗽或深呼吸而加剧，可放射至肩或腹部。如为下叶肺炎可刺激膈胸膜引起剧烈腹痛，易被误诊为急腹症。

4. 呼吸困难 由于肺实变通气不足、胸痛以及毒血症而引起呼吸困难、呼吸快而浅。病情严重时影响气体交换，使动脉血氧饱和度下降而出现发绀。

5. 其他症状 少数有恶心、呕吐、腹胀或腹泻等胃肠道症状。严重感染者可出现神志模糊、烦躁、嗜睡、昏迷等。

（四）诊断

1. 病史 年龄>65岁；存在基础疾病或相关因素，如慢性阻塞性肺疾病、糖尿病、慢性心肾功能不全、慢性肝病、1年内住过院、疑有误吸、神志异常、脾切除术后状态、长期嗜酒或营养不良。

2. 体征 呼吸频率>30次/分；脉搏≥120次/分；血压<90/60mmHg；体温≥40℃或≤35℃；意识障碍；存在肺外感染病灶如脑膜炎，甚至败血症（感染中毒症）。

3. 实验室和影像学异常 血白细胞计数>$20×10^9$/L；呼吸空气时动脉血氧分压（$PaCO_2$）>50mmHg；血肌酐>106μmol/L或尿素氮>7.1mmol/L；血红蛋白<90g/L或血红细胞比容<0.30；血浆白蛋白25g/L；感染中毒症或弥散性血管内凝血的证据，如血培养阳性、代谢性酸中毒、凝血酶原时间和部分激活的凝血活酶时间延长、血小板减少；X线胸片病变累及一个肺叶以上、出现空洞、病灶迅速扩散或出现胸腔积液。

4. 检查化验

（1）血常规、尿常规、粪常规。

（2）X线检查。

（3）体液免疫检测。

（4）肝功能检查、肾功能检查。

（5）细菌培养。

（6）CT检查。

（7）内镜检查。

（五）治疗

1. 抗感染治疗　是肺炎治疗的最主要环节。细菌性肺炎的治疗包括经验性治疗和针对病原体治疗。前者主要根据本地区、本单位的肺炎病原体流行病学资料，选择可能覆盖病原体的抗菌药物；后者则根据呼吸道或肺组织标本的培养和药物敏感试验结果，选择体外试验敏感的抗菌药物。此外，还应该根据患者的年龄、有无基础疾病、是否有误吸、住普通病房或是重症监护病房、住院时间长短和肺炎的严重程度等，选择抗菌药物和给药途径。

2. 青壮年和无基础疾病的社区获得性肺炎患者　常用青霉素类、第一代头孢菌素等，由于我国肺炎链球菌对大环内酯类抗菌药物耐药率高，故对该菌所致的肺炎不单独使用大环内酯类抗菌药物治疗，对耐药肺炎链球菌可使用对呼吸系感染有特效的氟喹诺酮类（莫西沙星、吉米沙星和左氧氟沙星）。

3. 老年人、有基础疾病或需要住院的社区获得性肺炎　常用氟喹诺酮类、第二、三代头孢菌素，β-内酰胺类／β-内酰胺酶抑制剂，或厄他培南，可联合大环内酯类。

4. 医院获得性肺炎　常用第二、三代头孢菌素，β-内酰胺类／β-内酰胺酶抑制剂，氟喹诺酮类或碳青霉烯类。

5. 重症肺炎的治疗　首先应选择广谱的强力抗菌药物，并应足量、联合用药。因为初始经验性治疗不足或不合理，或而后根据病原学结果调整抗菌药物，其死亡率均明显高于初始治疗正确者。重症社区获得性肺炎常用β-内酰胺类联合大环内酯类或氟喹诺酮类；青霉素过敏者用氟喹诺酮类和氨曲南。医院获得性肺炎可用氟喹诺酮类或氨基糖苷类联合抗假单胞菌的β-内酰胺类、广谱青霉素／β-内酰胺酶抑制剂、碳青霉烯类的任何一种，必要时可联合万古霉素、替考拉宁或利奈唑胺。

6. 肺炎的抗菌药物治疗　应尽早进行，一旦怀疑为肺炎即马上给予首剂抗菌药物，病情稳定后可从静脉途径转为口服治疗。肺炎抗菌药物疗程至少5天，大多数患者要7~10天或更长疗程，如体温正常48~72小时，无肺炎任何一项临床不稳定征象可停用抗菌药物。肺炎临床稳定标准为：①T≤37.8℃；②心率≤100次／分；③呼频率≤24次／分；④血压：收缩压≥90mmHg；⑤呼吸室内空气条件下动脉血氧饱度≥90%或PaO_2≥60mmHg；⑥能够口服进食；⑦精神状态正常。

7. 抗菌药物治疗　48~72小时后应对病情进行评价，治疗有效表现为体温下降、症状改善、临床状态稳定、白细胞逐渐降低或恢复正常，而X线胸片病灶吸收较迟，如72小时后症状无改善，其原因如下。

（1）药物未能覆盖致病菌，或细菌耐药。

（2）特殊病原体感染如结核分枝杆菌、真菌、病毒等。

（3）出现并发症或存在影响疗效的宿主因素（如免疫抑制）。

（4）非感染性疾病误诊为肺炎。

（5）药物热，需仔细分析，做必要的检查，进行相应处理。

（六）预防

1. 平时注意防寒保暖，遇有气候变化，随时更换衣着，体虚易感者，可常服玉屏风散之类药物，预防发生外感。

2. 戒除吸烟，避免吸入粉尘和一切有毒或刺激性气体。

3. 加强体育锻炼，增强体质。

4. 进食或喂食时，注意力要集中，要求患者细嚼慢咽，避免边吃边说，使食物呛吸入肺。

（七）护理

1. 一般护理　嘱患者卧床休息，病室要求空气要新鲜，温度达18～20℃，湿度为60%，环境要清洁舒适，开窗通风时应注意给患者保暖，防止受凉。高热的患者机体代谢增强，应给予高蛋白、高热量、高维生素、容易消化的饮食，并鼓励患者多饮水。

2. 高热期的护理　高热时，首先给予物理降温，可用水袋冷敷前额或用50%的温水酒精擦拭腋下、腹股沟、腘窝等大血管走行处，每次擦拭20分钟左右，待半小时后测试体温，并记录于体温单上。酒精擦浴时应用温度为37℃的酒精，稍用力至局部皮肤潮红，同时要注意遮盖患者，以免受凉。效果不佳时，可改用药物降温，用药剂量不宜过大，以免因出汗过多体温骤降引起虚脱。高热时由于神经系统兴奋性增强，患者可出现烦躁不安、谵语和惊厥，应加强防护措施，并给予适当的镇静剂。由于高热唾液分泌减少、口唇干裂、容易发生口腔炎，应用生理盐水或朵贝尔氏液漱口，保持口腔清洁湿润，口唇可涂液状石蜡，防止细菌生长，如出现疱疹，可涂抹甲紫。

3. 给氧　对于气急、呼吸困难、发绀的患者，应给予半卧位吸氧，并注意氧气的湿化，防止呼吸道黏膜干燥，定时观察血气，使PaO_2维持在正常水平。

4. 保持呼吸道通畅　应鼓励患者咳嗽，如无力咳嗽或痰液黏稠时，应协助患者排痰，更换体位、叩背、吸引、超声雾化吸入，应用祛痰剂等。同时指导患者做深呼吸，即呼气时轻轻压腹，吸气时松开的腹式呼吸锻炼，可促进肺底部分泌物排出。注意观察痰液的颜色、性质和量，以便协助疾病的鉴别诊断。肺炎球菌性肺炎的患者常咳铁锈红色痰；葡萄球菌肺炎的痰可为脓性带血，呈粉红色乳状；肺炎杆菌肺炎的痰常为红棕色胶冻状等。应按要求留置痰标本，及时送细菌培养和药物敏感试验，以寻找敏感的抗生素。

5. 密切观察病情及生命体征变化　胸痛时嘱患者取患侧卧位，可在呼气状态下用

15cm宽胶布固定患侧胸部或应用止痛剂以减轻疼痛。如发现患者面色苍白，烦躁不安，四肢厥冷，末梢发绀，脉搏细速，血压下降，应考虑休克型肺炎，要立即协助医师进行抢救，加大吸氧量（3～5L／min）的同时，迅速建立静脉通路，输入升压药，切勿使药液漏出血管，以免致组织坏死。尿量的改变是休克的重要标志，应记录每小时的尿量，若少于30mL／h，应考虑急性肾功能衰竭的可能。当病情进一步恶化出现昏迷时，应加强基础护理，防止护理并发症。若进行机械辅助呼吸时应按常规进行专科护理。

九、肺癌

肺癌是最常见的肺原发性恶性肿瘤，绝大多数肺癌起源于支气管黏膜上皮，故亦称支气管肺癌。近50多年来，世界各国特别是工业发达国家，肺癌的发病率和死亡率均迅速上升，死于癌病的男性患者中肺癌已居首位。40多年前，在中国因肺部疾病施行外科手术治疗的患者中，绝大多数为肺结核，次之为支气管扩张、肺脓肿等肺化脓性感染疾病，肺癌病例为数不多。

（一）病因

肺癌的病因至今尚不完全明确，大量资料表明肺癌的危险因子包含吸烟（包括二手烟）、石棉、氡、砷、电离辐射、卤素烯类、多环性芳香化合物、镍等。具体如下：

1. 吸烟　长期吸烟可引致支气管黏膜上皮细胞增生鳞状上皮，诱发鳞状上皮癌或未分化小细胞癌。无吸烟嗜好者虽然也可患肺癌但腺癌较为常见。

2. 大气污染。

3. 职业因素　长期接触铀、镭等放射性物质及其衍化物均可诱发肺癌，主要是鳞癌和未分化小细胞癌。

4. 肺部慢性疾病　如肺结核、矽肺、尘肺等可与肺癌并存。这些病例癌肿的发病率高于正常人。此外，肺支气管慢性炎症以及肺纤维疤痕病变在愈合过程中可能引起鳞状上皮化生或增生，在此基础上部分病例可发展成为癌肿。

5. 人体内在因素　如家族遗传以及免疫机能降低，代谢活动、内分泌功能失调等。

（二）分类

1. 小细胞肺癌　小细胞肺癌（small cell lung cancer，SCLC）或燕麦细胞癌，近20%的肺癌患者属于这种类型。SCLC肿瘤细胞倍增时间短，进展快，常伴内分泌异常或类癌综合征；由于患者早期即发生血行转移且对放化疗敏感，故小细胞肺癌的治疗应以全身化疗为主，联合放疗和手术为主要治疗手段。综合治疗系治疗小细胞肺癌成功的关键。

2. 非小细胞肺癌　非小细胞肺癌（non-small cell lung cancer，NSCLC）类，约80%的肺癌患者属于这种类型。这种区分是相当重要的，因为对这两种类型的肺癌的治疗方案是截然不同的。小细胞肺癌患者主要用化学疗法治疗，外科治疗对这种类型肺癌患者并不起主要作用。另外，外科治疗主要适用于非小细胞肺癌患者。

（三）临床症状

1. 早期症状　肺癌在早期并没有什么特殊症状，仅为一般呼吸系统疾病所共有的症状，如咳嗽、痰血、低热、胸痛、气闷等，很容易忽略。

肺癌早期常见症状的具体表现：

（1）咳嗽：肺癌因长在支气管肺组织上，通常会产生呼吸道刺激症状而发生刺激性咳嗽。

（2）低热：肿瘤堵住支气管后往往有阻塞性肺叶存在，程度不一，轻者仅有低热，重者则有高热，用药后可暂时好转，但很快又会复发。

（3）胸部胀痛：肺癌早期胸痛较轻，主要表现为闷痛、隐痛，部位不一定，与呼吸的关系也不确定。如胀痛持续发生则说明癌症有累及胸膜的可能。

（4）痰血：肿瘤炎症致坏死、毛细血管破损时会有少量出血，往往与痰混合在一起，呈间歇或断续出现。许多肺癌患者就是因痰血而就诊。

2. 晚期症状

（1）面、颈部水肿：在纵隔右侧有上腔静脉，它将来自上肢及头颈部的静脉血收集后回流入右心房。若肿瘤侵及纵隔右侧压迫上腔静脉，最初会使颈静脉因回流不畅而怒张，最终还会导致面、颈部水肿，这需要得以及时诊断和处理。

（2）声嘶：是最常见的症状。控制左侧发音功能的喉返神经由颈部下行至胸部，绕过心脏的大血管返行向上至喉，从而支配发音器官的左侧。

（3）气促：发生区域性扩散的肺癌患者几乎都有不同程度的气促。由肺和心肌产生的正常组织液由胸正中的淋巴结回液。若这些淋巴结被肿瘤阻塞，这些组织液将积聚心包内形成心包积液或积聚在胸腔内形成胸腔积液。以上两种情况均可导致气促。然而，因许多吸烟患者合并不同程度的慢性肺病，这给气促的鉴别带来一定困难。此外，由于一部分肺组织因长有肿瘤而丧失呼吸功能，从而使整个呼吸功能受损而产生呼吸不适，这种不适感起初只在运动时产生，最终连休息时也可感觉到。

（四）诊断

对于肺癌的诊断检查，临床上常用的方法有以下几种。

1. X线检查　X线检查是诊断肺癌最常用的重要手段。通过X线检查可以了解肺癌的部位和大小。早期肺癌病例X线检查虽尚未能显现肿块，但可能看到由于支气管阻塞引起的局部肺气肿、肺不张或病灶邻近部位的浸润性病变或肺部炎变。

2. 支气管镜检查　支气管镜检查是诊断肺癌的一个重要措施。通过支气管镜可直接窥察支气管内膜及管腔的病理变化情况。窥见癌肿或癌性浸润者，可采取组织供病理切片检查，或吸取支气管分泌物做细胞学检查，以明确诊断和判定组织学类型。

3. 放射性核素检查　67Ga-枸橼酸盐等放射性药物对肺癌及其转移病灶有亲和

力，静脉注射后能在癌肿中浓聚，可用于肺癌的定位，显示癌病的范围，阳性率可达90%左右。

4. 细胞学检查 多数原发性肺癌患者在痰液中可找到脱落的癌细胞，并可判定癌细胞的组织学类型。因此，痰细胞学检查是肺癌普查和诊断的一种简便有效的方法。中央型肺癌痰细胞学检查的阳性率可达70%～90%，周围型肺癌痰检的阳性率则仅约50%，因此痰细胞学检查阴性者不能排除肺癌的可能性。

5. 剖胸探查术 肺部肿块经多种方法检查和短期试探性治疗仍未能明确病变的性质，肺癌的可能性又不能排除，如患者全身情况许可，应做剖胸探查术。术中根据病变情况及病理组织检查结果，给予相应治疗。这样可避免延误病情致使肺癌病例失去早期治疗的时机。

由于癌细胞的生物学特征不同，医学上将肺癌分为小细胞肺癌与非小细胞肺癌两大类，后者又分为鳞癌、腺癌、大细胞肺癌等。

肺癌也和其他恶性肿瘤一样能产生一些激素酶、抗原、胎蛋白等生物性物质，但这些癌肿标记物对肺癌的确诊尚无应用价值，临床医师对中年以上久咳不愈，肺部X线检查发现性质未明的块影或炎变的病例，均应高度警惕。肺癌患者应尽早发现，早诊断，早治疗，减少肺癌晚期转移与恶化的可能性。

6. ECT检查 ECT骨显像比普通X线片提早3～6个月发现病灶，可以较早地发现骨转移灶。如病变已达中期骨病灶部脱钙达其含量的30%甚至50%以上，X线片与骨显像都有阳性发现，如病灶部成骨反应静止，代谢不活跃，则骨显像为阴性，X线片为阳性，二者互补，可以提高诊断率。

7. 纵隔镜检查 当CT可见气管前、旁及隆突下等（2，4，7）组淋巴结肿大时应在全麻下行纵隔镜检查。在胸骨上凹部做横切口，钝性分离颈前软组织到达气管前间隙，钝性游离出气管前通道，置入观察镜缓慢通过无名动脉之后方，观察气管旁、气管支气管角及隆突下等部位的肿大淋巴结，用特制活检钳解剖剥离取得活组织。临床资料显示总的阳性率39%，死亡率约占0.04%，1.2%发生并发症如气胸、喉返神经麻痹、出血、发热等。

（五）治疗

1. 化学治疗 近二十多年来肿瘤化疗发展迅速、应用广泛。化疗对小细胞肺癌的疗效无论早期或晚期较肯定，甚至有根治的少数报告；对非小细胞肺癌也有一定疗效，但仅为姑息，作用有待进一步提高。近年化疗在肺癌中的作用已不再限于不能手术的晚期肺癌患者，而常作为全身治疗列入肺癌的综合治疗方案。化疗会抑制骨髓造血系统，主要是白细胞和血小板的下降，联合中医中药及免疫治疗效果佳。

（1）小细胞肺癌的化疗：由于小细胞肺癌所具有的生物学特点，目前公认除少数充分证据表明无胸内淋巴结转移者外，应首选化学治疗。

1）适应证：

①经病理或细胞学确诊的小细胞肺癌患者。

②KS记分在50～60分以上者。

③预期生存时间在1个月以上者。

④年龄≤70岁者。

2）禁忌证：

①年老体衰或恶病质者。

②心肝肾功能严重障碍者。

③骨髓功能不佳，白细胞在3×10^9／L以下，血小板在80×10^9／L（直接计数）以下者。

④有并发症和感染发热、出血倾向等。

（2）非小细胞肺癌的化疗：对非小细胞肺癌虽然有效药物不少，但有效率低且很少能达到完全缓解。

1）适应证：

①经病理学或细胞学证实为鳞癌、腺癌或大细胞癌但不能手术的Ⅲ期患者，以及术后复发转移者，或其他原因不宜手术的Ⅲ期患者。

②经手术探查、病理检查有以下情况者：有残留灶；胸内有淋巴结转移；淋巴管或血栓中有癌栓；低分化癌。

③有胸腔或心包积液者需采用局部化疗。

2）禁忌证：同小细胞癌。

2. 放射治疗

（1）治疗原则：放疗对小细胞癌最佳，鳞状细胞癌次之，腺癌最差。但小细胞癌容易发生转移，故多采用大面积不规则野照射，照射区应包括原发灶、纵隔双侧锁骨上区、甚至肝脑等部位，同时要辅以药物治疗。鳞状细胞癌对射线有中等度的敏感性，病变以局部侵犯为主，转移相对较慢，故多用根治治疗。腺癌对射线敏感性差，且容易血道转移，故较少采用单纯放射治疗。

（2）放射并发症：并发症较多，甚至引起部分功能丧失；对于晚期肿瘤患者，放射治疗效果并不完好。同时患者体质较差，年龄偏大不适合放疗。

（3）放疗的适应证：根据治疗的目的分为根治治疗、姑息治疗、术前放疗、术后放疗及腔内放疗等。

3. 根治治疗

（1）一般治疗：

1）有手术禁忌或拒做手术的早期病例，或病变范围局限在150cm的Ⅲa病例。

2）心、肺、肝、肾功能基本正常，血象白细胞计数大于3×10^9／L，血红蛋白大于

100g／L者。

3）KS≥60分，事前要周密地制订计划，严格执行，不要轻易变动治疗计划，即使有放射反应亦应以根治肿瘤为目标。

（2）姑息治疗：其目的差异甚大。有接近根治治疗的姑息治疗，以减轻患者痛苦、延长生命、提高生活质量；亦有仅为减轻晚期患者症状，甚至起安慰作用的减症治疗，如疼痛、瘫痪、昏迷、气急及出血。姑息治疗的照射次数可自数次至数十次，应根据具体情况和设备条件等而定。但必须以不增加患者的痛苦为原则，治疗中遇有较大的放射反应或KS分值下降时，可酌情修改治疗方案。

（3）手术前放疗：旨在提高手术切除率、减少术中造成肿瘤播散的危险，对估计手术切除无困难的患者可术前大剂量、少分割放疗；如肿瘤巨大或有外侵，估计手术切除有困难可采用常规分隔放疗。放疗距手术时间一般以50天左右为宜，最长不得超过3个月。

（4）手术后放疗：用于术前估计不足、手术切除肿瘤不彻底的病例。应于局部残留灶放置银夹标记，以便放疗时能准确定位。

（5）腔内短距离放疗：适用于局限在大支气管的癌灶，可采用后装技术通过纤维支气管镜将导管置于支气管病灶处，用铱（^{192}Ir）做近距离放疗与体外照射配合，能提高治疗效果。

4. 外科治疗　肺癌的治疗方法中除Ⅲb及Ⅳ期外应以手术治疗或争取手术治疗为主，依据不同期别和病理组织类型酌加放射治疗、化学治疗和免疫治疗的综合治疗。

关于肺癌手术术后的生存期，国内有报道3年生存率为40%～60%；5年生存率为22%～44%；手术死亡率在3%以下。

（1）手术指征：具有下列条件者一般可做外科手术治疗。

1）无远处转移者，包括实质脏器如肝、脑、肾上腺、骨骼、胸腔外淋巴结等。

2）癌组织未向胸内邻近脏器或组织侵犯扩散者，如主动脉、上腔静脉、食管和癌性胸液等。

3）无严重心肺功能低下或近期内心绞痛发作者。

4）无重症肝肾疾患及严重糖尿病者。

具有以下条件者一般应该慎做手术或需做进一步检查治疗。

1）年迈体衰心肺功能欠佳者。

2）小细胞肺癌除Ⅰ期外宜先行化疗或放疗，而后再确定能否手术治疗。

3）X线所见除原发灶外，纵隔亦有几处可疑转移者。

目前，学术界对于肺癌外科手术治疗的指征有所放宽，对于一些侵犯到胸内大血管以及远处孤立转移的患者，只要身体条件许可，有学者也认为可以手术，并进行了相关的探索和研究。

（2）剖胸探查术指征：凡无手术禁忌，明确诊断为肺癌或高度怀疑为肺癌者可根据具体情况选择术式，若术中发现病变已超出可切除的范围但原发癌仍可切除者宜切除原发灶手术，这称为减量手术，但原则上不做全肺切除以便术后辅助其他治疗。

（3）肺癌式式的选择：根据1985年肺癌国际分期法对Ⅰ、Ⅱ和Ⅲ期的肺癌病例，凡无手术禁忌证者皆可采用手术治疗。手术切除的原则为：彻底切除原发灶和胸腔内有可能转移的淋巴结，且尽可能保留正常的肺组织，全肺切除术宜慎重。

1）局部切除术：是指楔形癌块切除和肺段切除，即对于体积很小的原发癌，年老体弱、肺功能差或癌分化好恶性度较低者等均可考虑做肺局部切除术。

2）肺叶切除术：对于孤立性周围型肺癌、局限于一个肺叶内无明显淋巴结肿大可行肺叶切除术。若癌肿累及两叶或中间支气管可行上中叶或下中叶两叶切除术。

3）袖状肺叶切除：这种术式多应用于右肺上中叶肺癌，如癌肿位于叶支气管且累及叶支气管开口者可行袖状肺叶切除。

4）全肺切除：凡病变广泛用上述方法不能切除病灶时可慎重考虑行全肺切除。

5）隆突切除和重建术：肺瘤超过主支气管，累及隆突或气管侧壁但超过2cm时：①可做隆突切除重建术或袖式全肺切除；②若还保留一叶肺时，则力争保留。术式可根据当时情况而定。

（4）再发或复发性肺癌的外科治疗：

1）手术固然能切除癌肿，但还有残癌、区域淋巴结转移、血管中癌栓存在等，复发转移概率非常高。多原发性肺癌的处理，凡诊断为多原发性肺癌者其处理原则按第二个原发灶处理。

2）复发性肺癌的处理：复发性肺癌是指原手术瘢痕范围内发生的癌灶或是与原发灶相关的胸内癌灶复发，称为复发性肺癌。其处理原则应根据患者的心肺功能和能否切除来决定手术范围。

（六）预防

根据肺癌的发病成因，提出以下几点肺癌预防方法。

（1）禁止和控制吸烟。

（2）控制大气污染。

（3）职业防护。

（4）防治慢性支气管炎、哮喘、肺气肿和肺结核。

（七）护理

1. 控制疼痛　一般不提倡西医止痛，其作用大多是通过麻醉神经实现，治标不治本，有些西药如哌替啶容易上瘾及产生耐药性，建议采取中药治疗，通过切断癌细胞的复制功能达到止痛的目的。疼痛是晚期肺癌患者的主要症状，对患者的影响很大。对于癌性疼痛的控制应该正确理解和应用三阶梯止痛方案。

（1）体表止痛法：可通过刺激疼痛部位周围的皮肤或相对应的健侧达到止痛目

的。刺激方法可采用按摩、涂清凉止痛药等，也可采用各种温度的刺激，或用65℃热水袋放在湿毛巾上做局部热敷，每次20分钟，可取得一定的止痛效果。

（2）注意力转移止痛法：可根据患者的爱好，放一些快声调的音乐，让患者边欣赏边随节奏做拍手动作；或可让患者看一些笑话、幽默小说，说一段相声取乐。还可以让患者坐在舒适的椅子上，闭上双眼，回想自己童年有趣的乐事，或者想自己愿意想的任何事，每次15分钟，一般在进食后2小时进行，事后闭目静坐2分钟，这些都可以达到转移止痛的目的。

（3）放松止痛法：全身放松可有轻快感，肌肉松弛可阻断疼痛反应。让患者闭上双眼，做叹气、打呵气等动作，随后屈髋屈膝平卧，放松腹肌、背肌，缓慢做腹式呼吸。或让患者在幽静的环境里闭目进行慢而深的吸气与呼气，使清新空气进入肺部，达到止痛目的。

2. 肺癌患者的护理

（1）日常护理：

1）褥疮预防：肺癌晚期患者营养状况一般较差，有时合并全身水肿，极易产生褥疮，且迅速扩展，难以治愈，预防褥疮发生尤为重要。减轻局部压力，按时更换体位，身体易受压部位用气圈、软枕等垫起，避免长期受压。保持皮肤清洁，尤其对于大小便失禁的患者，保持床铺清洁、平整，对已破溃皮肤应用烤灯照射，保持局部干燥。

2）缓解症状：发热为肺癌的主要症状之一，应嘱患者注意保暖，预防感冒，以免发生肺炎；对于刺激性咳嗽，可给予镇咳剂；夜间患者持续性咳嗽时，可饮热水，以减轻咽喉部的刺激；如有咳血应给止血药，大量咳血时，立即通知医师，同时使患者头偏向一侧，及时清除口腔内积血防止窒息，并协助医师抢救。

3）病情观察及护理：肺癌晚期患者常有肿瘤不同部位的转移，引起不同症状，应注意观察给予相应的护理。如肝、脑转移，可出现突然昏迷、抽搐、视物不清，护理人员应及时发现并给予对症处理。骨转移者应加强肢体保护，腹部转移常发生肠梗阻，应注意观察患者有无腹胀、腹痛等症状，由于衰弱、乏力、活动减少等原因，患者常出现便秘，应及时给予开塞露或缓泻药通便。因营养不良、血浆蛋白低下均可出现水肿，应通过增加营养、抬高患肢等措施以减轻水肿。

4）心理护理：肺癌晚期的患者会有焦虑、恐惧、悲伤等心理，也常出现冷漠、孤独，我们要有高度的同情心和责任心，努力为患者创造一个温暖和谐的修养环境，安置于单人病房，语言亲切，态度诚恳，鼓励患者说出自己的心理感受，及时开导，主动向患者介绍病情好转的信息。

对于肺癌晚期患者的护理主要是控制症状、减轻患者的痛苦，为其营造一个舒适的休养环境，给患者以最大的精神支持和心理安慰。此外还可用抗癌中药进行调理，虽然西药效果快，但极不稳定，容易复发，而且副作用大，易产生耐药性，只治标不治本。

（2）术后护理：肺癌手术后，要禁止患者吸烟，以免促进复发。有肺功能减退的，要指导患者逐步增加运动量。

术后要经常注意患者恢复情况，若有复发，应立即到医院请医师会诊，决定是否行放射治疗或化疗。

肺鳞癌手术后易侵犯局部造成胸腔内复发。

肺腺癌或未分化癌容易远处转移，如转移到淋巴结、骨、肝、脑及对侧肺。

要经常注意患者有无发热、剧咳、痰血、气急、胸痛、头痛、视力改变、肝痛、骨痛、锁骨上淋巴结肿大、肝大等，发现上述症状，应及时去医院就诊。同时，患者应定期去医院做胸透视检查，并留新鲜痰液查癌细胞。

（3）心理护理：

1）心理疏导：晚期肺癌患者心理生理较脆弱，刚刚确诊时，患者及家属难以接受，入院时护士应主动关心安慰患者，向其介绍病室环境，介绍主管医师、主管护士，消除患者的生疏感和紧张感，减轻患者对住院的惧怕心理，帮助患者结识病友，指导家属在精神上和生活上给予大力支持，及时把握患者的心理变化采取各种形式做好患者心理疏导。

①运用语言艺术安慰患者：护士对患者要真诚相待，交谈时要自然，时时表露出对患者的关心、同情，征求患者所需要的帮助，使患者对护士产生信任感，并能向护士倾诉内心变化。护士可通过与患者交谈及时捕捉信息，择时给予恰如其分的心理护理以消除患者的顾虑，稳定情绪，激发患者增长治疗的信心，主动乐观地与医务人员合作。

②建立良好的护患关系：建立良好的护患关系是采取及时有效的心理疏导的前提，因此护士应经常与患者进行沟通。通过聊天的方式拉进与患者之间的距离，耐心倾听患者的陈诉，并运用所学知识适当地解释病情，通过谈话去体会隐藏在患者语言中的感情和情绪变化，及时采取有效的心理护理。

2）满足患者需求心理：晚期癌症患者有很多需求受到限制，进而影响到情绪和行为，因此必须要认真观察患者的需求，满足患者的各种需要。

生存的需求：求生是癌症患者最强烈的需要，他们渴望继续感受生命的价值，需要人们的理解和支持。因此要与患者和家属建立良好的护患关系，鼓励家属和亲友对患者体贴和照顾，经常看望患者，使患者感到温暖。作为医务人员的科室主任和护士长也要经常看望患者，给患者以鼓励，使患者感到在医院这个非凡的大家庭里，处处有温馨和关爱，使他坚定战胜疾病的信心，积极主动地配合治疗。

3）生理的需求：晚期肺癌患者，最大的特点是呼吸困难，憋喘加重，导致患者生活质量低下。很多患者出现烦躁、易怒、悲观失望、失眠，甚至出现自杀倾向，护士应及时了解患者思想动态变化，及时发现问题，并给予相应的处理。例如：一女性患者，64岁，入院诊断为小细胞肺癌，经反复治疗后，病情未见好转，出现一侧肺实变，另一侧也仅剩2／3肺功能，并伴心包积水，患者咳嗽、憋喘加重、烦躁、睡眠差、情绪极不稳定，生活质量得不到保证。当与患者聊天时，发现患者因病情反复，加之病情的发展影响睡眠而导致生活质量极度低下，患者失去了治疗的信心并暴露出自杀倾向，护士及时开导患者，向患者介绍与其患同样疾病的病友乐观对待人生的态度，鼓励患者尽可能放弃任何顾忌，寻求精神上的支持；及时对因施护，教会患者掌握几种催眠术，如数念珠、听轻音乐等，并给予对症治疗，使患者摆脱了失眠痛苦，重新又振作精神积极配合治疗。

（4）饮食护理：

1）肺癌患者无吞咽困难时，应自由择食：在不影响治疗的情况下，应多吃一些含蛋白质，碳水化合物丰富的食品，提高膳食质量，为手术创造良好的条件。如果营养状况较差，很难耐受手术的创伤，术后愈合慢，易感染，对手术康复不利。

2）要求饮食含有人体必需的各种营养素：在足够热量供应时，可以补充蛋白质营养，促进肌肉蛋白的合成，在热量供应不足时，支链氨基酸也能提供更多的热能。要素膳的种类很多，应用时，要从低浓度开始。若口服应注意慢饮，由于要素膳为高渗液，引用过快易产生腹泻和呕吐。

3）术后饮食调配：术后根据病情来调配饮食。因为手术创伤会引起消化系统的功能障碍，所以在食物选择与进补时，不要急于求成。都要多吃新鲜蔬菜和水果，果蔬中含有丰富的维生素C，是抑癌物质，能够阻断癌细胞的生成，另外大蒜也含有抗癌物质。养成良好的生活和饮食习惯，定期体格检查，及时诊断和治疗。

（5）肺癌患者家庭护理常识：除观察患者有无咳嗽、咳痰、咯血、胸痛、胸闷、呼吸困难、发热等异常状况外，还要特别留意有无吞咽困难、声音嘶哑、头颈部和上肢水肿或上眼睑下垂。如出现吞咽困难，则提示肿瘤侵犯或压迫食管；如出现声音嘶哑，则提示肿瘤直接或间接压迫喉返神经；如出现头颈部和上肢水肿以及胸前部淤血和静脉曲张，又伴有头痛、头昏、眩晕，则提示发生了上腔静脉压迫综合征；如出现与肺肿瘤同侧的上眼睑下垂、眼球内陷、瞳孔缩小、前额和上胸部不出汗，则提示发生了霍纳综合征。

十、肺气肿

肺气肿是指终末细支气管远端（呼吸细支气管、肺泡管、肺泡囊和肺泡）的气道弹性减退，过度膨胀、充气和肺容积增大或同时伴有气道壁破坏的病理状态。按其发病原因肺气肿有如下几种类型：老年性肺气肿、代偿性肺气肿、间质性肺气肿、灶性肺气肿、旁间隔性肺气肿、阻塞性肺气肿。

（一）病因

阻塞性肺气肿的发病机制尚未完全清楚。一般认为与支气管阻塞以及蛋白酶-抗蛋白酶失衡有关。吸烟、感染和大气污染等引起细支气管炎症，管腔狭窄或阻塞。吸气时细支气管管腔扩张，空气进入肺泡；呼气时管腔缩小，空气滞留，肺泡内压不断增高，导致肺泡过度膨胀甚至破裂。细支气管周围的辐射状牵引力损失，使细支气管收缩，致管腔变狭。肺血管内膜增厚，肺泡壁血供减少，肺泡弹性减弱等，助长膨胀的肺泡破裂。在感染等情况下，体内蛋白酶活性增高，正常人抗蛋白酶系统的活性也相应增高，以保护肺组织免遭破坏。α1抗胰蛋白酶缺乏者对蛋白酶的抑制能力减弱，故更易发生肺气肿。吸烟对蛋白酶-抗蛋白酶平衡也有不良影响。

导致患肺气肿的危险因素如下。

1. 个体因素

（1）遗传因素例如抗胰蛋白酶缺乏。

（2）气道高反应。

（3）肺发育不良。

2. 环境因素

（1）吸烟。

（2）职业粉尘和化学物质。

（3）呼吸道感染。

（4）环境污染。

（5）社会经济地位落后。

（二）病理

1. 慢性支气管炎症使细支气管管腔狭窄，形成不完全阻塞，呼气时气道过早闭合，肺泡残气量增加，使肺泡过度充气。

2. 慢性炎症破坏小支气管壁软骨，失去其支架作用，致使呼气时支气管过度缩小或陷闭，导致肺泡内残气量增加。

3. 反复肺部感染和慢性炎症，使白细胞和巨噬细胞释放的蛋白分解酶增加，损害肺组织和肺泡壁，导致多个肺泡融合成肺大疱。

4. 肺泡壁毛细血管受压，肺组织供血减少致营养障碍而使肺泡壁弹性减退。

5. 弹性蛋白酶及其抑制因子失衡：人体内存在弹性蛋白酶和弹性蛋白酶抑制因子（主要为α1-抗胰蛋白酶），吸烟可使中性粒细胞释放弹性蛋白酶，烟雾中的过氧化物还使α1-抗胰蛋白酶的活性降低，导致肺组织弹力纤维分解，造成肺气肿。此外，先天性遗传缺乏α1-抗胰蛋白酶者易于发生肺气肿。

患者除咳嗽、咳痰等慢性支气管炎症状外，常因阻塞性通气障碍而出现呼气性呼吸困难，气促、胸闷、发绀等缺氧症状。严重者因长期处于过度吸气状态使肋骨上抬，肋间隙增宽，胸廓前后径加大，形成肺气肿患者特有的体征"桶状胸"。因肺容积增大，X线检查见肺野扩大、横膈下降、透明度增加。后期由于肺泡间隔毛细血管床受压迫及数量减少，使肺循环阻力增加，肺动脉压升高，最终导致慢性肺源性心脏病。

（三）临床表现

临床表现症状轻重视肺气肿程度而定。早期可无症状或仅在劳动、运动时感到气短，逐渐难以胜任原来的工作。随着肺气肿的进展，呼吸困难程度随之加重，以至于轻微活动或完全休息时仍感气短。此外尚可感到乏力、体重下降、食欲减退、上腹胀满。引起肺气肿的主要原因是慢性支气管炎，因此除气短外还有咳嗽、咳痰等症状，早期仅有呼气相延长或无异常。典型肺气肿者胸廓前后径增大，呈桶状胸，呼吸运动减弱，语音震颤减弱，叩诊过清音，心脏浊音界缩小，肝浊音界下移，呼吸音减低，有时可听到干、湿啰音，心率增快，心音低远，肺动脉第二心音亢进。

（四）诊断

1. 临床检查

（1）X线检查：胸廓扩张，肋间隙增宽，肋骨平行，活动减弱，膈降低且变平，两肺野的透亮度增加。

（2）心电图检查：一般无异常，有时可呈低电压。

（3）呼吸功能检查：对诊断阻塞性肺气肿有重要意义，残气量／肺总量比＞40%。

（4）血液气体分析：出现明显缺氧二氧化碳滞留时，则动脉血氧分压（PaO_2）降低，二氧化碳分压（$PaCO_2$）升高，并可出现失代偿性呼吸性酸中毒，pH降低。

（5）血液和痰液检查：一般无异常，继发感染时似慢性支气管炎急性发作表现。

根据病史、体检、X射线检查和肺功能测定可以诊断肺气肿。X射线检查表现为胸腔前后径增大，胸骨前突，胸骨后间隙增宽，横膈低平，肺纹理减少，肺野透光度增加，悬垂型心脏，肺动脉及主要分支增宽，外周血管细小。肺功能测定表现为残气、肺总量增加、残气／肺总量比值增高、1秒率显著降低、弥散功能减低。

2. 鉴别诊断　应注意与肺结核、肺部肿瘤和职业性肺病的鉴别诊断。此外，慢性支气管炎、支气管哮喘和阻塞性肺气肿均属慢性阻塞性肺病，且慢性支气管炎和支气管哮喘均可并发阻塞性肺气肿。但三者既有联系又有区别，不可等同。慢性支气管炎在并发肺气肿时病变主要限于支气管，可有阻塞性通气障碍，但程度较轻，弥散功能一般正常。支气管哮喘发作期表现为阻塞性通气障碍和肺过度充气，气体分布可严重不匀，但上述变化可逆性较大，对吸入支气管扩张剂反应较好，弥散功能障碍也不明显。而且支气管哮喘气道反应性明显增高，肺功能昼夜波动也大，为其特点。

（五）治疗

1. 应用舒张支气管药物，如氨茶碱，β_2受体兴奋剂。如有过敏因素存在，可适当选用皮质激素。

2. 应用有效抗生素，如青霉素、庆大霉素、环丙沙星、头孢菌素等。

3. 呼吸功能锻炼　做腹式呼吸，缩唇深慢呼吸，以加强呼吸肌的活动，增加膈的活动能力。

4. 家庭氧疗　每天12～15小时的低流量吸氧能延长寿命，若能达到每天24小时的持续氧疗，效果更好。

5. 物理治疗　视病情制定方案，如气功、太极拳、呼吸操、定量行走或登梯练习。

（六）并发症

1. 自发性气胸　自发性气胸并发于阻塞性肺气肿者并不少见，多因胸膜下肺大疱破裂，空气泄入胸膜腔所致。若患者基础肺功能较差，气胸为张力性，即使气体量不多，临床表现也较重，必须积极抢救不可掉以轻心。肺气肿患者肺野透亮度较高，且富有肺大疱存在，体征不够典型，给局限性气胸的诊断带来一定困难。

2. 呼吸衰竭　阻塞性肺气肿往往呼吸功能严重受损，在某些诱因如呼吸道感染、分泌物干结潴留、不适当氧疗、应用静脉剂过量、外科手术等的影响下，通气和换气功能障碍进一步加重，可诱发呼吸衰竭。

3. 慢性肺源性心脏病和右心衰竭　低氧血症和二氧化碳潴留以及肺泡毛细血管床破坏等，均可引起肺动脉高压。在心功能代偿期，并无右心衰竭表现。当呼吸系病变进一步加重，动脉血气恶化时，肺动脉压显著增高，心脏负荷加重，加上心肌缺氧和代谢障碍等因素，可诱发右心衰竭。

4. 胃溃疡　尸检证实阻塞性肺气肿患者有18%～30%并发胃溃疡，其发病机理尚未完全明确。

5. 睡眠呼吸障碍　正常人睡眠中通气可以稍有降低，而阻塞性肺气肿患者睡眠时通气降低较为明显。尤其是患者清醒状态下动脉血氧分压已经低达8.00kPa（60mmHg）左右时，睡眠中进一步降低就更为危险。患者睡眠质量降低，可出现心律失常和肺动脉高压等。

（七）护理

1. 评估

（1）听诊肺部呼吸音，注意并记录呼吸音的异常改变。

（2）痰的颜色、性质、黏稠度、气味及量的改变。

（3）有无脱水状况：皮肤饱满度、弹性，黏膜的干燥程度。

（4）出入量是否平衡。

（5）评估患者的体力状况，包括能否咳出痰液。

2. 症状护理

（1）呼吸困难的护理：

1）可取坐位或半坐卧位。

2）保持室内适宜温湿度，空气洁净清新。

3）应及时给予合理氧疗。

4）观察呼吸的次数、比例、深浅度和节律的变化，以及水、电解质、酸碱平衡情况，准确记录出入量。

5）根据病情备好抢救仪器、物品、药品等。

（2）咳嗽咳痰的护理：

1）鼓励患者有效的咳嗽，必要时用吸引器吸痰，保持呼吸道通畅。

2）嘱患者多饮温开水，以湿润气道。

3）指导患者深呼吸和有效咳嗽，协助翻身、拍背，鼓励患者咳出痰液。

4）遵医嘱给予雾化吸入。

3. 一般护理

（1）提供安静、整洁舒适的环境。

（2）注意观察咳痰的量及性质，呼吸困难的类型。

（3）给予高蛋白、高热量、高维生素、易消化的饮食。

（4）做好心理护理，消除患者烦躁、焦虑、恐惧的情绪。

4. 健康指导

（1）积极宣传预防和治疗呼吸系统疾病的知识。

（2）避免受凉、过度劳累，天气变化时及时增减衣服，感冒流行时少去公共场所。

（3）指导患者戒烟。

（4）进行适当的体育锻炼，提高机体的抵抗力。

十一、恶性胸腔积液

肿瘤性胸腔积液，大多数病例可以在胸腔积液中找到恶性细胞，如果胸腔积液伴纵隔或胸膜表面转移性结节，无论在胸腔积液中能否找到恶性细胞，均可以诊断恶性胸腔积液。临床所见的大量胸腔积液大约40%是由恶性肿瘤引起，最常见的为肺癌、乳腺癌和淋巴瘤。肿瘤类型在男性和女性之间有一定差异，男性常见为肺癌、淋巴瘤、胃肠道肿瘤；女性常见为乳腺癌、女性生殖道肿瘤、肺癌、淋巴瘤。

（一）病因

恶性胸腔积液占全部胸腔积液的38%～53%，其中胸膜转移性肿瘤和胸膜弥漫性恶性间皮瘤是产生恶性胸腔积液的主要原因。

（二）病理

壁层胸膜的间皮细胞间有很多2～12nm的小孔，该孔隙直接与淋巴网相通，正常情况下，成人胸膜腔24小时能产生100～200mL胸液，由壁层胸膜滤出，再经壁层胸膜的小孔重吸收，而脏层胸膜对胸液的形成和重吸收作用很小，胸腔内液体不断产生不断被重吸收保持动态平衡。胸腔积液循环主要推动力为胸膜毛细血管内和胸膜腔内的静水压、胶体渗透压、胸膜腔内的负压和淋巴回流的通畅性。正常人胸膜腔内负压平均为−0.49kPa（−5cmH$_2$O）胸液蛋白含量很少，约为1.7%，所具有的胶体渗透压为0.78kPa（8cmH$_2$O）。壁层胸膜有体循环供血，其毛细血管静水压为1.078kPa（11cmH$_2$O）壁层和脏层胸膜毛细血管内胶体渗透压均为3.33kPa（34cmH$_2$O）。正常人胸膜腔内仅含少量（5～15mL）液体，以减少呼吸时壁层胸膜和脏层胸膜之间的相互摩擦。当上述调节胸液动力学的主要驱动力发生异常均可引起胸腔积液。恶性胸腔积液产生的机制复杂多样，归纳起来有以下几个方面。

1. 最常见的致病因素　是壁层或（和）脏层胸膜肿瘤转移。这些转移瘤破坏毛细血管从而导致液体或血漏出，常引起血性胸腔积液。

2. 淋巴系统引流障碍　是恶性胸腔积液产生的主要机制。累及胸膜的肿瘤无论是原发于胸膜还是转移至胸膜的肿瘤，均可堵塞胸膜表面的淋巴管，使正常的胸液循环被破坏，从而产生胸腔积液；另外，壁层胸膜的淋巴引流主要进入纵隔淋巴结恶性肿瘤细胞，在胸膜小孔和纵隔淋巴结之间的任何部位引起阻塞，包括在淋巴管内形成肿瘤细胞栓塞、纵隔淋巴结转移，均可引起胸腔内液体的重吸收障碍，导致胸腔积液。

3. 肿瘤细胞内蛋白大量进入胸腔　胸膜上的肿瘤组织生长过快，细胞容易脱落，进入胸膜腔的肿瘤细胞由于缺乏血运而坏死、分解，肿瘤细胞内蛋白进入胸腔，使胸膜腔内的胶体渗透压增高，产生胸腔积液。

4. 胸膜的渗透性增加　恶性肿瘤侵袭脏层和壁层胸膜、肿瘤细胞种植在胸膜腔内均能引起胸膜的炎症反应，毛细血管的通透性增加，液体渗入胸膜腔，原发性肺癌或肺转移性肿瘤引起阻塞性肺炎，产生类似肺炎旁胸腔积液。

5. 胸膜腔内压降低、胸膜毛细血管静水压增高　肺癌引起支气管阻塞，出现远端肺不张，导致胸膜腔内压降低，当胸膜腔内压由−1.176kPa（−12cmH$_2$O）降至−4.7kPa（−48cmH$_2$O），将会有大约200mL的液体积聚在胸膜腔内。肺部的恶性肿瘤可以侵袭腔静脉或心包，引起静脉回流障碍，胸膜表面的毛细血管静水压增高，胸腔积液产生。

6. 其他　肿瘤细胞侵入血管形成瘤栓继而产生肺栓塞，胸膜渗出；恶性肿瘤消耗引起低蛋白血症，血浆胶体渗透压降低，导致胸腔积液；胸腔或纵隔放射治疗后可产生胸膜腔渗出性积液。

（三）临床表现

大部分患者多为肿瘤晚期的恶病质表现，如体重下降、消瘦乏力、贫血等。大约1/3的肿瘤性胸腔积液患者临床上无明显症状，仅在查体时发现胸腔积液，其余2/3的患者主要表现为进行性加重的呼吸困难、胸痛和干咳。呼吸困难的程度与胸腔积液量的多少、胸液形成的速度和患者本身的肺功能状态有关。当积液量少或形成速度缓慢，临床上呼吸困难较轻，仅有胸闷、气短等。若积液量大，肺脏受压明显，临床上呼吸困难，甚至出现端坐呼吸、发绀等；积液量虽然不是很大，但在短期内迅速形成，亦可在临床上表现为较重的呼吸困难，尤其在肺功能代偿能力较差的情况下更是如此。大量胸腔积液的患者喜取患侧卧位，这样可以减轻患侧的呼吸运动，有利于健侧肺的代偿呼吸，缓解呼吸困难。肿瘤侵袭胸膜、胸膜炎症和大量胸腔积液引起壁层胸膜牵张，均可引起胸痛。壁层胸膜被侵袭时多是持续性胸痛；膈面胸膜受侵时疼痛向患侧肩胛放射；大量胸液牵张壁层胸膜引起的往往是胀满和隐痛。咳嗽多为刺激性干咳，由胸腔积液刺激压迫支气管壁所致。在体格检查时可发现患侧呼吸运动减弱，肋间隙饱满，气管向健侧移位，积液区叩诊为浊音，呼吸音消失。

（四）诊断

1. 一般诊断　明确有转移癌的患者病程中出现胸腔积液时，对积液的诊断往往不是很重要。以治疗原发肿瘤为主，在没有出现呼吸道症状之前，应采取系统的全身治疗。当积液引起患者呼吸窘迫而需要局部治疗时，在治疗开始前对胸腔积液应有明确诊断。

没有恶性肿瘤的患者新出现胸腔积液时，应首先寻找引起漏出液的潜在病因。彻底排除心力衰竭、结核等原因引起的特发性胸腔积液，胸腔穿刺并对胸腔积液进行生化分析及瘤细胞检查，或进行闭式胸膜活检，一般均能确诊恶性胸腔积液。

（1）症状和体征：少量积液无症状。中等及大量积液时有逐渐加重的气促、心悸。体检见患侧肋间饱满，呼吸动度减弱，语颤减弱或消失，气管、纵隔移向对侧，叩诊呈实音，呼吸音减低或消失。

（2）辅助检查：

1）胸部X线检查：少量积液时肋膈角变钝；中等量积液肺野中下部呈均匀致密影，呈上缘外高内低的凹陷影；大量积液患侧呈致密影，纵隔向健侧移位。肺下积液出现膈升高假象，侧卧位或水平卧位投照可确定。叶间包裹积液时，在胸膜腔或叶间不同部位有近似圆形、椭圆形的阴影，侧位片可确定部位。

2）胸液检查：依色泽、性状、比重、黏蛋白定性试验、细胞计数分类、涂片查病原菌，糖、蛋白测定等可初步判断是渗出液还是漏出液。比重 > 1.018，白细胞 > 100×10^6，蛋白定量30g／L，胸液蛋白定量／血清蛋白定量 > 0.5，胸液乳酸脱氢酶／血清乳酸脱氢酶 > 0.6，胸液乳酸脱氢酶量 > 200U／L为渗出液，反之为漏出液。

3）超声波探查：能较准确地选定穿刺部位，对诊断、鉴别诊断有帮助。

4）胸膜活检：经上述各种检查难以明确诊断时可行胸膜活检。

5）CT、MRI检查：对胸膜间皮瘤引起的胸腔积液有诊断价值。

（3）常见疾病胸腔积液的特点：

1）心力衰竭、肝硬化、肾病综合征等合并的胸腔积液为漏出液。

2）结核性胸膜炎的胸腔积液为渗出液，白细胞增多，以淋巴细胞为主，乳酸脱氢酶增高，溶菌酶增高。

3）肺炎伴随的胸腔积液为渗出液，量不多，白细胞增多以中性粒细胞为主，涂片或培养可能查见病原菌。

4）癌性胸腔积液增长迅速，多为血性，积液性质常介于渗出液与漏出液之间，胸液多次送检常可查到瘤细胞，癌胚抗原常增高。

2. 检查

（1）胸液性质的检查：

1）常规检查：恶性胸腔积液一般为渗出液。渗出性胸腔积液的特点是，蛋白含量超过3g／100mL或比重超过1.016，在一些长期胸膜腔漏出液患者，由于胸腔内液体吸收的速率大于蛋白吸收的速率，胸液内蛋白浓度也会增高，易与渗出液相混淆，所以检查胸腔积液和血清中蛋白质和乳酸脱氢酶（lactate dehydrogenase，LDH）水平，对于区分渗出液与漏出液有99%的正确性。胸腔积液具有下列一个或多个特征即为渗出液：①胸腔液体蛋白／血清蛋白＞0.5；②胸腔积液LDH／血清LDH＞0.6；③胸腔积液LDH＞血清LDH上限的2／3。

大部分胸腔渗出液因含白细胞而呈雾状。渗出性胸腔积液的细胞学检查，白细胞计数在（1～10）×10^9／L，白细胞计数＜1×10^9／L为漏出液，而＞1×10^9／L为脓胸。胸液中以中性粒细胞为主时提示炎性疾病，以淋巴细胞为主时则多见于进展性结核病、淋巴瘤和癌症。红细胞计数超过1×10^{12}／L的全血性胸液见于创伤、肺梗死或癌症。

胸液中葡萄糖水平低于血糖水平，见于结核病、类风湿关节炎、脓胸及癌症。胸液pH值通常与动脉血pH值平行，但在类风湿关节炎、结核病和癌性胸液中通常低于7.20。

2）细胞学检查：在癌性胸腔积液患者中，大约60%的患者第1次送检标本中就能查到癌细胞，如果连续3次分别取样，则阳性率可达90%。在分次取样时抽取几个标本有助于提高诊断率，因为在重复抽取的标本中含有较新鲜的细胞，早期退变的细胞在前面的胸腔穿刺中被去除。癌症导致的胸腔积液的机制，除直接侵袭胸膜外，还包括淋巴管或支气管阻塞、低蛋白血症。应当注意的是，淋巴瘤患者的胸腔积液细胞学检查不可靠。

（2）胸膜活检：癌肿常累及局部胸膜，其胸膜活检阳性率约为46%，胸液细胞学联合胸膜活检可使阳性率达到60%～90%。

（五）治疗

是否进行积极的治疗，取决于恶性胸腔积液所产生的呼吸道症状的程度。如果患者没有呼吸症状，或已经到终末期，不需要进行特殊的局部治疗。当临床情况不明朗时，适合进行单纯胸穿，如果去除胸腔内一定量的胸腔积液后，呼吸道症状不能得到改善，患者的病情可能是由潜在的肺部疾病引起，如肺气肿、原发或继发的肺部恶性肿瘤。在这种情况下，也不宜进行局部治疗。对引起胸腔积液的肿瘤的化疗和放疗有助于消除胸腔积液，并改善呼吸道症状。由淋巴瘤、肺癌及乳腺癌阻塞淋巴管产生的胸腔积液，放射治疗可以去除阻塞病因，重建并改善胸液动力学，效果显著。对于影响呼吸动力学、威胁生命的胸腔积液，在找到其他有效治疗方法之前胸腔穿刺有助于控制症状。

1. 病因治疗　积极治疗原发病。

2. 排除积液　少量积液可不处理待自行吸收，中等量以上积液有压迫症状，应行胸腔穿刺抽出积液，每周2～3次。抽液量不宜过多过快，防止发生胸膜性休克及同侧扩张性肺水肿。

3. 药物注入　结核性胸膜炎穿刺后可注入地塞米松，化脓性胸膜炎注入抗生素，癌性胸膜炎可注入抗癌药物，或在彻底引流后注入四环素，产生化学性刺激造成粘连以减轻癌性胸腔积液增长过速造成的压迫症状。

4. 胸膜腔插管引流　癌性积液反复抽吸效果不佳时，可插入细导管行闭式引流，约72小时内争取彻底引流后，再注入上述药物。

5. 手术　慢性脓胸内科治疗不彻底时，可考虑外科手术治疗。

（六）预防

1. 预防措施

（1）积极防治原发病：恶性胸腔积液为胸部或全身疾患的一部分，因此积极防治原发病是预防本病的关键。

（2）增强体质，提高抗病能力：积极参加各种适宜的体育锻炼，如太极拳、太极剑、气功等，以增强体质，提高抗病能力。

（3）注意生活调摄：居住地要保持干燥，避免湿邪侵袭，不应恣食生冷，不暴饮暴食，保持脾胃功能的正常。生病后，及时治疗，避风寒，慎起居，怡情志，以臻早日康复。

2. 预防常识　恶性胸腔积液可由多种疾病引起，治疗上主要针对原发病。漏出液常在病因纠正后可自行吸收，渗出性胸膜炎中以结核性多见，其次为炎症性和癌性胸膜炎，应针对其病因进行抗结核、抗炎等治疗，并可行胸腔穿刺抽液。其预后与原发病有关，肿瘤所致者预后较差。

（七）护理

1. 术前护理

（1）心理护理：恶性胸腔积液是恶性肿瘤侵及胸膜的晚期表现。病程长，经反复胸腔穿刺抽液等处理后胸腔积液仍不能得到控制，并且影响呼吸功能，伴有不同程度呼吸困难，影响患者生活质量。因而患者大多悲观绝望，失去了治疗信心，虽然愿意接受电视胸腔镜外科（video-assisted thoracic surgery，VATS）手术治疗，但顾虑较多，担心手术治疗效果不佳。针对其心理特点，我们制定出相应的护理措施，在建立良好的信赖关系的基础上，给予患者诚挚的安慰和鼓励。向患者讲清胸腔镜手术的机理、优点以及本科近来开展VATS的情况和效果。同时介绍同类手术患者与其认识，谈体会，消除顾虑，坚定信心，使其愉快地接受手术治疗。

在术前向患者和家属做好宣教，将胸膜固定术基本原理、术前术后注意事项，向患者及家属细致讲解，认真解释患者提出的各种问题，消除不安情绪，以取得最佳配合。

（2）呼吸困难护理：本组有16例患者术前因中、大量胸腔积液影响呼吸功能，伴有不同程度呼吸困难，取半卧位。呼吸困难严重者，给予氧气吸入，注意观察患者的呼吸情况，必要时协助医师行胸腔穿刺抽液（本组有12例），以改善呼吸困难。穿刺前根据穿刺部位协助患者取一合适、舒服的体位，胸腔穿刺应严格无菌技术操作，穿刺过程中密切注意患者面色、脉搏、呼吸情况，如有异常立即停止操作。每次抽液不超过1000mL。穿刺后注意有无复张性肺水肿的出现，本组12例无1例发生这种并发症。

（3）改善营养状况：因患者属晚期恶性肿瘤，病程长，经反复胸膜腔穿刺术，大量蛋白质丢失，消瘦，全身情况差。术前进行三大常规和心、肝、肺、肾等重要脏器检查；常规血气分析；肺功能测定；评估患者对手术的耐受性。指导患者尽可能多进高蛋白、高热量、富有维生素、易消化的食物。改善营养状况，提高对手术耐受性。对消瘦明显、低蛋白血症、血红蛋白 < 90g／L的患者，给予静脉补充脂肪乳剂、氨基酸、白蛋白等营养物质或输入红细胞。本组有12例经过静脉营养支持治疗。准备：为使患者术后能顺利恢复，预防肺部并发症发生，术前我们向患者讲解术后有效咳嗽及深呼吸的重要性，教会他们掌握有效咳嗽、深呼吸的方法。对有呼吸道感染者，给予雾化吸入，选用合理抗生素治疗，积极控制感染。并在术前教会患者术后早期活动的方法。术前其他准备工作方法同全麻开胸术，如常规备皮、皮试、配血、床上排便练习等。

2. 术后护理

（1）生命体征观察：VATS手术采用双腔气管插管全身麻醉，术中健侧肺通气，因术中持续健侧肺通气，非通气肺的持续灌流，使肺内分流增加，导致术后低氧血症。所以术后给予吸氧，持续血氧饱和度监测，定期取动脉血进行血气分析，了解患者氧合状态，有助于及时发现低氧血症倾向。如出现低氧血症，立即进行处理。术后心电监护和血压监测，特别是对高龄和有心血管疾病的患者，应视为重点监护对象，并做好预防性护理。

（2）胸腔引流管护理：全麻清醒后血压、脉搏、呼吸平稳6小时后取半卧位，有利于呼吸和引流，保持胸腔引流管通畅，定时挤压引流管，观察和记录引流液的量和颜色。恶性胸腔积液行胸膜固定术后引流量通常较多，引流液多者，经胸引管注入顺铂100mg，夹管12～24小时，必要时重复。待胸腔积液消退，每天少于100mL后拔除引流管。

（3）呼吸道管理：由于恶性胸腔积液，使患侧肺膨胀不全，VATS手术中双腔气管插管全身麻醉，术中健肺通气，使术侧肺萎陷，因此为使术后患侧肺尽快膨胀，全麻清醒后即开始鼓励患者自行深呼吸、咳嗽排痰，待生命体征稳定6小时后取半卧位，并在止痛的基础上，每2小时协助患者坐起、拍背，并雾化吸入，每日3次，利于气道湿化排痰，帮助呼吸道通畅。同时保证胸引管充分引流，及时排出胸腔内积液。每日检查两肺呼吸音，判断肺膨胀，观察患者呼吸困难改善情况。根据观察，胸腔镜手术由于对组织损伤少，切口小，术后疼痛较轻，多数患者可采用口服止痛药，不需要肌注止痛药。患者积极配合深呼吸、有效咳嗽，使肺膨胀良好，术后3天内呼吸困难得到明显改善。

（4）关于滑石粉反应的观察和护理：用滑石粉喷洒做胸膜固定术后，本组5例（27%）发热38.5℃左右，伴轻度胸痛，均于1周内消退和缓解。这种发热是否因机体对滑石粉反应，由于病例少，尚需进一步观察。若体温在38.5℃以上，给予物理或药物降温。降温期间做好保暖，防止感冒，注意水电解质平衡。据报道，术后偶有肺炎、呼吸窘迫综合征、急性肺水肿等并发症发生。

十二、气胸

胸膜腔由胸膜壁层和脏层构成，是不含空气的密闭的潜在性腔隙。任何原因使膜破损，空气进入胸膜腔，称为气胸。此时胸膜腔内压力升高，甚至负压变成正压，使肺脏压缩，静脉回心血流受阻，产生不同程度的肺、心功能障碍。用人工方法将滤过的空气注入胸膜腔，以便在X线下识别胸内疾病，称为人工气胸。由胸外伤、针刺治疗等所引起的气胸，称为外伤性气胸。最常见的气胸是因肺部疾病使肺组织和脏层胸膜破裂，或者靠近肺表面的肺大疱、细小气肿泡自行破裂，肺和支气管内空气逸入胸膜腔，称为自发性气胸。

（一）病因

1. 外伤气胸　常见各种胸部外伤，包括锐器刺伤及枪弹穿透伤，肋骨骨折端错位刺伤肺，以及诊断治疗性医疗操作过程中的肺损伤，如针灸刺破肺活检、人工气胸等。

2. 继发性气胸　为支气管肺疾患破入胸腔形成气胸。如慢性支气管炎、尘肺支气管哮喘等引起的阻塞性肺性疾患，肺间质纤维化、蜂窝肺和支气管肺癌部分闭塞气道产生的泡性肺气肿和肺大疱，以及靠近胸膜的化脓性肺炎、肺脓肿结核性空洞、肺真菌病、先天性肺囊肿等。

3. 特发性气胸　平时无呼吸道疾病病史，但胸膜下可有肺大疱，一旦破裂形成气胸称为特发性气胸，多见于瘦长体型的青壮年男性。

4. 慢性气胸　气胸经2个月尚无全复张者。其原因为：吸收困难的包裹性液气胸、不易愈合的支气管胸膜瘘、肺大疱或先天性支气管囊肿形成的气胸，以及与气胸相通的气道梗阻或萎缩肺覆以较厚的机理化包膜阻碍肺复张。

5. 创伤性气胸　胸膜腔内积气称为气胸。创伤性气胸的发生率在钝性伤中占15%～50%，在穿透性伤中占30%～87.6%。气胸中空气在绝大多数病例来源于肺，被肋骨骨折断端刺破（表浅者称肺破裂，深达细支气管者称肺裂伤），亦可由于暴力作用引起的支气管或肺组织挫裂伤，或因气道内压力急剧升高而引起的支气管或肺破裂。锐器伤或火器伤穿通胸壁，伤及肺、支气管和气管或食管，亦可引起气胸，且多为血气胸或脓气胸。偶尔在闭合性或穿透性膈肌破裂时伴有胃破裂而引起脓气胸。

（二）病理

胸膜下气肿泡可为先天性，也可为后天性；前者系先天性弹力纤维发育不良，肺泡壁弹性减退，扩张后形成肺大疱，多见于瘦高体型男性，肺部X线检查无明显疾病；后者较常见于阻塞性肺气肿，或在炎症后纤维病灶的基础上，细支气管半阻塞扭曲，产生活瓣机制而形成气肿泡，胀大的气肿泡因营养循环障碍而退行变性，以致在咳嗽或肺内压增高时破裂。

常规X线检查，肺部无明显病变，但胸膜下（多在肺尖部）可有肺大疱，一旦破裂所形成的气胸称为特发性气胸，多见于瘦高体型的青壮年男性。非特异性炎症瘢痕或弹力纤维先天发育不良，可能是形成这种胸膜下肺大疱的原因。

自发性气胸常继发于基础肺部病变，如肺结核（病灶组织坏死或者在愈合过程中，瘢痕使细支气管半阻塞形成的肺大疱破裂）、慢性阻塞性肺疾患（肺气肿泡内高压、破裂）、肺癌（细支气半阻塞，或是癌肿侵犯胸膜、阻塞性肺炎，继而脏层胸膜破裂）、肺脓肿、尘肺等。有时胸膜上具有异位子宫内膜，在月经期可以破裂而发生气胸（月经性气胸）。

自发性气胸以继发于慢性阻塞性肺疾病和肺结核最为常见，其次为特发性气胸。脏层胸膜破裂或胸膜粘连带撕裂，其中血管破裂可以形成自发性血气胸。航空、潜水作业而无适当防护措施时，从高压环境突然进入低压环境，以及持续正压人工呼吸加压过高等，均可发生气胸。抬举重物等用力动作，咳嗽、打喷嚏、屏气或高喊、大笑等常为气胸的诱因。

（三）临床表现

患者常有持重物、屏气、剧烈运动等诱发因素，但也有在睡眠中发生气胸者，患者突感一侧胸痛、气急、憋气，可有咳嗽，但痰少，小量闭合性气胸先有气急，但数小时后逐渐平稳，X线也不一定能显示肺压缩。若积气量较大或者原来已有广泛肺部疾患，患者常不能平卧。如果侧卧，则被迫使气胸患侧在上，以减轻气急。患者呼吸困难程度与积气量的多寡及原来肺内病变范围有关。当有胸膜粘连和肺功能减损时，即使小量局限性气胸也可能明显胸痛和气急。

张力性气胸由于胸腔内压骤然升高，肺被压缩，纵隔移位，出现严重呼吸循环障碍，患者表情紧张、胸闷，甚至有心律失常，常挣扎坐起，烦躁不安，有发绀、冷汗、脉快、虚脱，甚至有呼吸衰竭、意识不清。

在原有严重哮喘或肺气肿基础上并发气胸时，气急、胸闷等症状有时不易觉察，要与原先症状仔细比较，并做胸部X线检查。体格显示，气管多移向健侧，胸部有积气体征。

体征：少量胸腔积气者，常无明显体征。积气量多时，患者胸廓饱满，肋间隙变宽，呼吸度减弱；语音震颤及语音共振减弱或消失。气管、心脏移向健侧。叩诊患侧呈鼓音。右侧气胸时可致肝浊音界下移。听诊患侧呼吸音减弱或消失。有液气胸时，则可闻及胸内振水音。血气胸如果失血过多，血压下降，甚至发生失血性休克。

（四）诊断

1. 诊断方法　突发一侧胸痛，伴有呼吸困难并有气胸体征，即可做出初步诊断。X线显示气胸征是确诊依据。在无条件或病情危重不允许做X线检查时，可在患侧胸腔积气体征最明确处试穿，抽气测压，若为正压且抽出气体，说明有气胸存在，即应抽出气体以缓解症状，并观察抽气后胸腔内压力的变化以判断气胸类型。在原有严重哮喘或肺气肿基础上并发气胸时，气急、胸闷等症状有时不易觉察，要与原先症状仔细比较。

（1）病史及症状：可有或无用力增加胸腔压力等诱因，多突然发病，主要症状为呼吸困难、患侧胸痛、刺激性干咳，张力性气胸者症状严重，烦躁不安，可出现发绀、多汗甚至休克。

（2）查体：发现少量或局限性气胸多无阳性体征。典型者气管向健侧移位，患侧胸廓饱满，呼吸动度减弱，叩诊呈过清音，呼吸音减弱或消失。左侧气胸并发纵隔气肿者，有时心首区可听到与心跳一致的噼啪音（Hamman征）。

（3）辅助检查：

1）X线胸部检查：为最可靠的诊断方法，可判断气胸程度、肺被压缩情况，有无纵隔气肿、胸腔积液等并发症。气胸程度、肺被压缩情况测量方法，被压缩肺组织边缘在锁骨部为25%；气胸宽度占总宽度的1/4时（外带压缩），压缩35%；气胸宽度占总宽度的1/3时（外带压缩），压缩50%；气胸宽度占总宽度的1/2时（外中带压缩），压缩65%；压缩至肺门部为90%以上（外中内带压缩），而非100%。

2）其他检查：

①血气分析：肺压缩>20%者可出现低氧血症。

②胸腔穿刺测压：有助于判断气胸的类型。

③胸腔镜检查：对慢性、反复发作的气胸，有助于弄清肺表面及胸膜病变情况。

④血液学检查：无并发症时无阳性发现。

2. 鉴别诊断　自发性气胸有时酷似其他心、肺疾患应予以鉴别。

（1）支气管哮喘和阻塞性肺气肿：有气急和呼吸困难，体征也与自发性气胸相似，但肺气肿呼吸困难是长期缓慢加重的，支气管哮喘患者有多年哮喘反复发作史。当哮喘和肺气肿患者呼吸困难突然加重且有胸痛时，应考虑并发气胸的可能，X线检查可以做出鉴别。

（2）急性心肌梗死：患者亦有急起胸痛、胸闷甚至呼吸困难、休克等临床表现，但常有高血压、动脉粥样硬化、冠心病史。体征、心电图和X线胸透有助于诊断。

（3）肺栓塞：有胸痛、呼吸困难和发绀等酷似自发性气胸的临床表现，但患者往往有咯血和低热，并常有下肢或盆腔栓塞性静脉炎、骨折、严重心脏病、心房颤动等病史，或发生在长期卧床的老年患者。体检和X线检查有助于鉴别。

（4）肺大疱：位于肺周边部位的肺大疱有时在X线下被误诊为气胸。肺大疱可因先天发育形成，也可因支气管内活瓣阻塞而形成张力性囊腔或巨型空腔，起病缓慢，气急不剧烈，从不同角度做胸部透视，可见肺大疱或支气管源囊肿为圆形或卵圆形透光区，在大疱的边缘看不到发状气胸线，疱内有细小的条纹理，为肺小叶或血管的残遗物。肺大疱向周围膨胀，将肺压向肺尖区、肋膈角及心膈角，而气胸则呈胸外侧的透光带，其中无肺纹理可见。肺大疱内压力与大气压相仿，抽气后，大疱容积无显著改变。

（五）治疗

1. 治疗原则　在于根据气胸的不同类型适当进行排气，以解除胸腔积气对呼吸、循环所造成的障碍，使肺尽早复张，恢复功能，同时要治疗并发症和原发病。

（1）对症治疗：应卧床休息，给予吸氧、镇痛、止咳，有感染时给予抗生素治疗。

（2）胸腔减压：

1）闭合性气胸：肺压缩＜20%者，单纯卧床休息，气胸即可自行吸收，肺压缩＞20%且症状明显者，应胸腔穿刺抽气1～2次／天，每次600～800mL为宜。

2）开放性气胸：应用胸腔闭式引流排气，肺仍不能复张者，可加用负压持续吸引。

3）张力性气胸：病情较危急须尽快排气减压，同时准备立即行胸腔闭式引流或负压持续吸引。

（3）手术治疗：对内科积极治疗肺仍不能复张、慢性气胸或有支气管胸膜瘘者可考虑手术治疗。反复发作性气胸可采用胸膜粘连术治疗。

（4）积极治疗原发病和并发症。

2. 排气疗法　根据症状、体征、X线所见，结合胸内测压结果，判断是何种类型气胸，是否需要即刻排气治疗，如需排气，采用何种方法适宜。

（1）闭合性气胸：积气量少于该侧胸腔容积的20%时，气体可在2～3周内自行吸收，不需抽气，但应动态观察积气量变化。气量较多时，可每日或隔日抽气1次，每次抽气不超过1L，直至肺大部分复张，余下积气任其自行吸收。

（2）高压性气胸：病情急重，危及生命，必须尽快排气。可用气胸箱一面测压，一面进行排气。紧急时将消毒针头从患侧肋间隙插入胸膜腔，使高度正压胸内积气得以由此自行排出，症状缓解。紧急时，还可用大注射器接连三路开关抽气，或者经胸壁插针，尾端用胶管连接水封瓶引流，使高压气体得以单向排出。亦可用一粗注射针，在其尾部扎上橡皮指套，指套末端剪一小裂缝，插入气胸腔做临时简易排气，高压气体从小裂缝排出，待胸腔内压减至负压时，套囊即行塌陷，小裂缝关闭，外间空气不能进入胸膜腔。

为有效地持续排气，通常安装胸腔闭式水封瓶引流。插管部位一般取锁骨中线外侧第2肋间，或腋前线第4~5肋间。如果是局限性气胸，或是为了引流胸腔积液，则须在X线透视下选择适当部位进行插管排气引流。安装前，在选定部位先用气胸箱测压以了解气胸类型，然后在局麻下沿肋骨上缘平行做1.5~2.0cm皮肤切口，用套管针穿刺进入胸膜腔，拔去针芯，通过套管将灭菌胶管插入胸腔。一般选用大号导尿管或硅胶管，在其前端剪成鸭嘴状开口，并剪一两个侧孔，以利于引流。亦可在切开皮肤后，经钝性分离肋间组织达胸膜，再穿破胸膜将导管直接送入胸膜腔内，导管固定后，另一端置于水封瓶的水面下1~2 cm，使胸膜腔内压力保持在1~2cmH$_2$O以下，若胸腔内积气超过此正压，气体便会通过导管从水面逸出。

未见继续冒出气泡1~2天后，患者并不感气急，经透视或摄片见肺已全部复张时，可以拔除导管。有时虽见气泡冒出水面，但患者气急未能缓解，可能是由于导管不够通畅，或部分滑出胸膜腔，如果导管阻塞则应更换。

若这种水封瓶引流仍不能使胸膜破口愈合，透视见肺脏持久不能复张，可选胸壁另处插管，或在原先通畅的引流管端加用负压吸引闭式引流装置。由于吸引机可能形成负压过大，用调压瓶可使负压控制在-1.2~-0.8kPa（-12~-8cmH$_2$O），如果负压超过此限，则室内空气即由压力调节管进入调压瓶，因此患者胸腔所承受的吸引负压不会比-1.2~-0.8kPakPa（-12~-8cmH$_2$O）更大，以免过大的负压吸引对肺造成损伤。

使用闭式负压吸引宜连续开动吸引机，如12小时以上肺仍不复张时，应查找原因。若无气泡冒出，肺已完全复张，可夹闭引流管，停止负压吸引，观察2~3天，如果透视证明气胸未再复发，便可拔除引流管，立即用凡士林纱布覆盖手术切口，以免外界空气进入。

水封瓶要放在低于患者胸部的地方（如患者床下），以免瓶内的水反流入胸腔，在用各式插管引流排气的过程中，注意严格消毒，以免发生感染。

（3）交通性气胸：积气量小且无明显呼吸困难者，应卧床休息并限制活动，或者安装水封瓶引流后，有时胸膜破口可能自行封闭而转变为闭合性气胸。如果呼吸困难明显，或慢阻肺患者肺功能不全，可试用负压吸引，在肺复张过程中，破口也随之关闭，若是破口较大，或者因胸膜粘连牵扯而持续开启，患者症状明显，单纯排气措施不能奏效者，可经胸腔镜窥察，行胸膜粘连烙断术，促使破口关闭。若无禁忌，亦可考虑开胸修补破口。手术时用纱布擦拭壁层胸膜，可以促进术后胸膜粘连。若肺内原有明显病变，可考虑将受累肺脏做肺叶或肺段切除。

3. **手术治疗** 经内科治疗无效的气胸可为手术的适应证，主要适用于长期气胸、血气胸、双侧气胸、复发性气胸、张力性气胸引流失败者，胸膜增厚致肺膨胀不全或影像学有多发性肺大疱者。手术治疗成功率高，复发率低。

（1）胸腔镜直视下粘连带烙断术促使破口关闭：对肺大疱或破裂口喷涂纤维蛋白胶或医用ZT胶；或用Nd-YAG激光或二氧化碳激光烧灼＜20mm的肺大疱。VATS可行肺大疱结扎、肺段或肺叶切除，具有微创、安全等优点。

（2）开胸手术如无禁忌，亦可考虑开胸修补破口，肺大疱结扎。手术过程中用纱布擦拭胸腔上部壁层胸膜，有助于促进术后胸膜粘连。若肺内原有病变明显，可考虑将肺叶或肺段切除。

（六）预防

去除病因才是最好的预防，按照气胸治疗现状来看，肺大疱切除术及胸膜粘连术，前者最大限度地去除肺漏气的可能，后者在再次肺漏气时保证大部分肺组织不至于萎缩，所以最好的预防在于正确的治疗。

天气寒冷会刺激呼吸道炎症加重，多个肺泡破裂形成肺大疱，肺大疱再破裂就容易把肺冲出一个洞，导致气体逸入胸腔，形成气胸。长期患严重呼吸道疾病的老年患者，在冬天应特别注意。

（七）护理

1. 主要护理措施

（1）病情监测：

1）密切监测患者生命体征，特别是呼吸频率、节律及深度变化。

2）观察胸痛、干咳、呼吸困难等症状变化，如患者突然出现烦躁不安、呼吸困难及发绀加重，应立即通知医师。

3）监测肺部体征的变化。

（2）休息：应绝对卧床休息，血压平稳者可取半卧位，以利于呼吸、咳嗽及胸腔引流。

（3）排气治疗的护理：

1）应用人工气胸箱排气者，协助医师做好准备工作及协助进行排气治疗。术前向患者说明治疗目的、过程及注意事项，并观察抽气过程中及抽气后的反应。

2）胸腔闭式引流的护理：

①协助医师做好胸腔闭式引流的准备工作，装配并检查引流装置，水封瓶内注入适量无菌蒸馏水或生理盐水。妥善放置、固定引流装置，水封瓶的位置必须低于患者胸腔，常放于患者床下，以免瓶内水反流进入胸腔，也应防止水封瓶被踢倒或打破。连接胸腔引流管的玻璃管一端应置于水面下1.0～2.0cm，以确保引流装置和患者胸腔之间为一密封系统。如应用负压吸引闭式引流，压力应保持在-12～-8cmH$_2$O为宜，以避免过大的负压吸引对肺的损伤。

②保持引流通畅：密切观察患者排气、引流情况，如有气泡从水封瓶液面逸出或长玻璃管内液面随呼吸上下波动，提示引流通畅。必要时让患者做深呼吸或咳嗽，如长

玻璃管内液面波动，表明引流通畅。为防止管道堵塞需定期挤压引流管，先用一手握住近胸端引流管，另一手向引流瓶方向挤压（从近胸端开始逐渐向下进行）。将引流管固定于床旁，防止引流管滑脱，并保持适宜长度，既应便于患者活动，又应避免引流管过长造成扭曲、受压。胸壁引流管下方放置一小毛巾，可防止引流管受压引起引流不畅，也可减少患者的不适。

③鼓励患者定时翻身，定时进行深呼吸和咳嗽，以加速胸腔内气体排出，促进肺尽早复张。

④观察放置胸腔闭式引流后患者的反应，如患者呼吸困难、胸闷好转，说明肺已复张，若患者呼吸困难加重，出现发绀、大汗、血压下降等情况时，应立即通知医师并协助处理。

⑤准确记录引流液外观及量。

⑥处理伤口、引流管、水封瓶时应注意无菌操作。

⑦若发生水封瓶破损，应迅速用血管钳夹住引流管，并及时更换水封瓶。若发生引流管滑脱出胸腔，应嘱患者呼气，并迅速用消毒凡士林纱布将伤口覆盖，立即通知医师进行处理。

⑧当水封瓶内无气泡逸出1~2天后，患侧呼吸音恢复，胸部X线检查确认肺已复张时，可用血管钳夹闭引流管观察24小时，如病情仍稳定方可拔管。

2. 健康教育

（1）使患者认识到慢性肺部疾病是气胸发生的基础，指导患者积极治疗原发病，以防发生气胸。

（2）教育患者避免发生气胸的诱因，如抬举重物、剧烈运动、剧烈咳嗽等。

（3）向患者说明排气治疗是气胸的主要治疗方法，并说明胸腔闭式引流的注意事项，使患者能配合治疗。

（4）气胸多可治愈，但复发率较高（尤其是原发性气胸），气胸复发时不要紧张，应及时去医院诊治。

第三节　循环系统疾病护理常规

一、循环系统疾病一般护理

（一）休息与体位

1. 因病情不能平卧者取半卧位，避免用力和不良刺激，以免发生心力衰竭或猝死。

2. 如发生心搏骤停，应立即进行复苏抢救。

（二）饮食护理

1. 低脂、清淡饮食，禁烟酒。

2. 有心力衰竭者限制钠盐及入水量。

3. 多食新鲜水果及蔬菜，保持大便通畅。

（三）病情观察

1. 测脉搏应数30秒，当脉搏不规则时连续测1分钟，同时注意心率、心律、呼吸、血压等变化。

2. 呼吸困难者给予氧吸入，如有肺水肿则按急性心力衰竭护理。

3. 如出现呼吸困难加重、发绀、脉搏骤变，剧烈胸痛、腹痛，晕厥或意识障碍等立即通知医师并配合抢救。

（四）药物治疗护理

应用洋地黄类或抗心律失常药物时，应按时按量给予，静脉注射时间不应小于10分钟，每次给药前及给药后30分钟必须监测心率，并注意观察有无耳鸣、恶心、呕吐、头晕、眼花、黄视等，脉搏小于60次／分钟或节律发生改变，应及时告知医师做相应的处理。

（五）皮肤护理

全身水肿或长期卧床者，应加强皮肤护理，防止压疮发生。

（六）心理护理

关心体贴患者，及时询问患者需要，适时进行心理护理，缓解患者恐惧、忧虑等不良情绪。

二、慢性心力衰竭

慢性心力衰竭（chronic heart failure，CHF）是指由各种心脏疾病引起的心肌收缩力下降，使心排血量不能满足机体代谢的需要，器官、组织血液灌注不足，同时出现肺循环和（或）体循环淤血的一种临床综合征。

心功能分级：

Ⅰ级：体力活动不受限制。日常活动不引起疲乏、心悸、呼吸困难、心绞痛等症状。

Ⅱ级：体力活动轻度受限。休息时无自觉症状，但平时一般的活动可出现上述症状，休息后很快缓解。

Ⅲ级：体力活动明显受限。休息时无症状，日常活动即可出现上述症状，休息较长时间后症状方可缓解。

Ⅳ级：不能从事任何体力活动，休息时亦有心力衰竭的症状，体力活动后加重。

（一）休息与体位

根据心功能分级合理安排休息及活动，尽量减少活动中的疲劳，根据心功能不全程度，协助患者采取半卧位或端坐卧位，使患者舒适。

（二）饮食护理

1. 遵医嘱给予少盐（3～5g／d）、易消化、高维生素饮食。
2. 少量多餐，忌饱餐。

（三）病情观察

1. 观察早期心力衰竭及心力衰竭加重的临床表现，若出现乏力、呼吸困难加重应通知医师处理。
2. 加强护理观察，一旦发生急性肺水肿应立即抢救。

（四）药物治疗的护理

1. 输液速度不超过40滴／分钟，血管扩张药物一般为8～12滴／分钟，不超过20滴／分钟。
2. 使用洋地黄时，剂量准确，经稀释后缓慢注射（10～15分钟），使用前测脉搏或心率，若心率或脉搏小于60次／分钟，或节律异常，或出现恶心、呕吐、视物模糊等，应及时告知医师处理。
3. 应用扩血管药时，应观察血压变化及有无头痛；应用硝普钠时，应现配现用并注意避光；应用ACEI类药物时，应注意肾功能改变。
4. 应用利尿药时应观察用药效果，准确记录出入液量，定期复查电解质，观察有无水、电解质紊乱。
5. 保持大便通畅，便秘者给予缓泻药，防止大便用力而加重心脏负荷。

（五）健康指导

1. 指导患者积极治疗原发病，避免心力衰竭的诱发因素。
2. 注意保暖，防止受凉。合理安排活动与休息，适当进行身体锻炼，增强体质。
3. 饮食宜清淡、易消化，多食蔬菜、水果，防止便秘。
4. 育龄妇女应注意避孕。
5. 严格按医嘱服药，不能随意增减或中断药物治疗，坚持定期门诊随访。

三、心律失常

心律失常（arrhythmia）是指心尖冲动的频率、节律、起源部位、传导速度与激动次序的异常，导致心脏活动的规律发生异常。

分类：激动起源异常：窦性心律失常（窦性心动过速、窦性心动过缓、窦性心律不齐、窦性停搏）、房性心律失常（房性期前收缩、房颤、房扑、房性逸搏）、室性心律失常（室性期前收缩、室颤、室扑、室性逸搏）和交界性心律失常（结性期前收缩、结性逸搏）。传导异常：窦房传导阻滞、房室传导阻滞和预激综合征。

（一）饮食

给予低盐、低脂、易消化饮食。

（二）心理护理

消除患者恐惧心理，避免情绪激动，必要时吸氧。

（三）病情观察

1. 持续心电监护，观察心率、心律的变化。

2. 快速房颤患者要监护心率、脉搏变化，同时测量心率、脉搏1分钟以上。

3. 发现患者频发室性早搏、多源性室性早搏、室速或心率＜40次／分钟、＞120次／分钟等应通知医师，并做好紧急电除颤或进行临时起搏器置入术的准备。

4. 心搏骤停者按心肺复苏抢救。

（四）药物治疗护理

1. 用抗心律失常药物，根据心率（律）调整速度。静脉注射时，需在严密心电、血压监测下进行。

2. 应用抗心律失常药物及强心药时注意不良反应，强心药剂量准确，混合均匀，缓慢静脉注射，观察洋地黄中毒表现，如出现脉搏＜60次／分钟、恶心、呕吐等表现，应立即停药，同时告知医师。

（五）健康指导

1. 指导患者自测脉搏，进行自我病情监测；对反复发生严重心律失常危及生命者，教会家属心肺复苏术以备急用。

2. 如果有明显的心悸、头晕或一过性晕厥要及时就医。

3. 服药要及时，剂量要准确。

4. 定期复查。

5. 要劳逸结合，避免劳累。

6. 避免进食刺激性食物，忌烟、浓茶等。

四、感染性心内膜炎

感染性心内膜炎（infective endocarditis，IE）是指病原微生物经血流侵犯心内膜、心瓣膜或大动脉内膜所引起的感染性炎症。致病菌以细菌、真菌较为多见。临床特点：发热、心脏杂音、脾大、瘀点、周围血管栓塞、血培养阳性。按病程可分为急性和亚急性（多见）。

（一）休息与体位

1. 保持病室安静，嘱患者卧床休息，取舒适卧位。

2. 高热者及时更换内衣及床单、被套，保持皮肤及床单的清洁、干燥，使患者舒适。

（二）饮食护理

1. 给予高蛋白、高热量、高维生素、易消化的流质或半流质。

2. 鼓励多饮水，补充因发热引起的能量消耗，做好口腔护理。

（三）病情观察

1. 如发热，每4小时测体温1次，并采取物理或化学降温，观察体温的变化，并做好记录。配合医师做好实验室检查，尤其是正确采集血培养标本。

2. 注意观察心率、心律、心脏杂音的变化，注意有无心力衰竭、脏器梗死的症状体征，及时与医师联系，做好急救准备。

（四）用药护理

使用抗生素时注意要现配现用，使用青霉素前必须严格询问过敏史，并观察药物疗效。

（五）心理护理

讲解疾病的有关知识及注意事项，解除其焦虑心理。

（六）健康指导

1. 教会患者正确测量体温的方法。

2. 告知患者坚持足够疗程抗生素治疗的意义。

3. 告知患者实施特殊检查或术前应预防性使用抗生素。

4. 注意防寒保暖，保持口腔和皮肤清洁。

5. 定期门诊随访。

五、病毒性心肌炎

病毒性心肌炎是指人体感染嗜心性病毒，引起心肌非特异间质性炎症。可呈局限性或弥漫性；病程可以是急性、亚急性或慢性。急性病毒性心肌炎患者多数可完全恢复正常，很少发生猝死，一些慢性发展的病毒性心肌炎可以演变为心肌病。部分患者在心肌瘢痕明显形成后，留有后遗症表现：一定程度的心脏扩大、心功能减退、心律失常或心电图持续异常。

（一）病因

各种病毒都可引起心肌炎，其中以引起肠道和上呼吸道感染的柯萨奇病毒感染最多见。肠道病毒为微小核糖核酸病毒，其中柯萨奇、埃可、脊髓灰质炎病毒为致心肌炎的主要病毒；黏病毒如流感、副流感、呼吸道合胞病毒等引起的心肌炎也不少见；腺病毒也时有引起心肌炎。此外，麻疹、腮腺炎、乙型脑炎、肝炎、巨细胞病毒等也可引起心肌炎。临床上绝大多数病毒性心肌炎由柯萨奇病毒和埃可病毒引起。柯萨奇病毒的B组为人体心肌炎的首位病原体，按其分型以2、4二型最多见，5、3、1型次之；A组的1、4、9、16、23各型易侵犯婴儿，偶尔侵入成人心肌。

（二）病理

从动物实验、临床与病毒学、病理观察，发现有以下两种原理。

1. 病毒直接作用　实验中将病毒注入血循环后可引起心肌炎。在急性期，主要在起病9天以内，患者或动物的心肌中可分离出病毒，病毒荧光抗体检查结果阳性，或在电镜检查时发现病毒颗粒。病毒感染心肌细胞后产生溶细胞物质，使细胞溶解。

2. 免疫反应　人体病毒性心肌炎起病9天后，心肌内已不能再找到病毒，但心肌炎病变仍继续；有些患者病毒感染的其他症状轻微而心肌炎表现颇为严重；有些患者心肌炎的症状在病毒感染其他症状开始一段时间后方出现；还有些患者的心肌中可能发现抗原抗体复合体，以上都提示免疫机制的存在。实验中小鼠心肌细胞感染少量柯萨奇B病毒，测得其细胞毒性不显著；如加用同种免疫脾细胞，则细胞毒性增强；如预先用抗胸腺抗体及补体处理免疫脾细胞，则细胞毒性不增强；若预先以柯萨奇B抗体及补体处理免疫脾细胞，则细胞毒性增加；实验说明病毒性心肌炎有细胞介导的免疫机制存在。研究还提示细胞毒性主要由T淋巴细胞所介导。临床上，病毒性心肌炎迁延不愈者，E花环、淋巴细胞转化率、补体C均较正常人低，抗核抗体、抗心肌抗体、抗补体抗体均较正常人的检出率高，说明病毒性心肌炎时免疫机能低下。最近发现病毒性心肌炎时，自然杀伤细胞的活力与α-干扰素也显著低于正常，γ-干扰素则高于正常，亦反映有细胞免疫失控。小鼠实验性心肌炎给予免疫抑制剂环孢霉素A后，感染早期使病情加重和死亡率增高，感染1周后给药则使死亡率降低。

以上资料提示，病毒性心肌炎早期以病毒直接作用为主，以后则以免疫反应为主。

（三）分类

1. 感染性疾病病程中发生的心肌炎　其致病病原体可为细菌、病毒、霉菌、立克次体、螺旋体或寄生虫。细菌感染以白喉为著，成为该病最严重的并发症之一；伤寒时心肌炎不少见；细菌感染时心肌受细菌毒素的损害。细菌性心内膜炎或心肌炎可以延及心肌，伴发心肌炎，致病菌以葡萄球菌、链球菌或肺炎球菌为主，脑膜炎球菌血症、脓毒血症等偶尔可侵犯心肌而引起炎症。多种霉菌如放线菌、白色念珠菌、曲菌、组织胞浆菌、隐球菌等都可引起心肌炎症，但均少见。原虫性心肌炎主要见于南美洲锥虫病。立克次体病如斑疹、伤寒也可有心肌炎症。螺旋体感染中钩端螺旋体病的心肌炎不少见，梅毒时心肌中可发生树胶样肿。近年来，病毒性心肌炎的发病率显著增多，受到高度重视，是当前我国最常见的心肌炎，霉菌、寄生虫、立克次体或螺旋体引起的心肌炎则远比病毒和细菌性心肌炎少见。

2. 过敏或变态反应所致的心肌炎　就目前所知，风湿热的发病以变态反应可能最大，风湿性心肌炎属于此类。

3. 化学、物理或药物所致的心肌炎　化学品或药物如依米丁、三价锑、阿霉素等，或电解质平衡失调如缺钾或钾过多时，均可造成心肌损害，病理上有炎性变化。心脏区过度放射，也可引起类似的炎性变化。

（四）临床表现

症状和体征取决于病变的广泛程度与部位。重者可猝死，轻者几乎无症状。老幼均可发病，但以年轻人较易发病，男多于女。

1. 症状　心肌炎的症状可能出现于原发病的症状期或恢复期。如在原发病的症状期出现，其表现可被原发病掩盖。多数患者在发病前有发热、全身酸痛、咽痛、腹泻等症状，反映全身性病毒感染，但也有部分患者原发病症状轻而不显著，须仔细追问方被注意到，心肌炎症状则比较显著。心肌炎患者常诉胸闷、心前区隐痛、心悸、乏力、恶心、头晕。临床上诊断的心肌炎中，90%左右以心律失常为主诉或首见症状，其中少数患者可由此而发生晕厥或阿-斯综合征。极少数患者起病后发展迅速，出现心力衰竭或心源性休克。

2. 体征

（1）心脏扩大：轻者心脏不扩大，一般有暂时性扩大，不久即恢复。心脏扩大显著反映心肌炎广泛而严重。

（2）心率改变：心率增速与体温不相称，或心率异常缓慢，均为心肌炎的可疑征象。

（3）心音改变：心尖区第一心音可减低或分裂。心音可呈胎心样。心包摩擦音的出现反映有心包炎存在。

（4）杂音：心尖区可能有收缩期吹风样杂音或舒张期杂音，前者为发热、贫血、心腔扩大所致，后者因左室扩大造成的相对性二尖瓣狭窄。杂音响度都不超过三级。心肌炎好转后即消失。

（5）心律失常：极常见，各种心律失常都可出现，以房性与室性期前收缩最为常见，其次为房室传导阻滞，此外，心房颤动、病态窦房结综合征均可出现。心律失常是造成猝死的原因之一。

（6）心力衰竭：重症弥漫性心肌炎患者可出现急性心力衰竭，属于心脏泵血功能衰竭，左右心同时发生衰竭，引起心排血量过低，故除一般心力衰竭表现外，还易合并心源性休克。

3. 分期

（1）急性期：新发病，症状及检查阳性发现明显且多变，一般病程在半年以内。

（2）迁延期：临床症状反复出现，客观检查指标迁延不愈，病程多在半年以上。

（3）慢性期：进行性心脏增大，反复心力衰竭或心律失常，病情时轻时重，病程在1年以上。

（五）诊断

1. 临床特点　病毒性心肌炎的诊断，必须建立在有心肌炎和病毒感染的证据基础上。

胸闷、心悸常可提示心脏波及，心脏扩大、心律失常或心力衰竭为心脏明显受损的表现，心电图上ST-T改变与异位心律或传导障碍反映心肌病变的存在。病毒感染的证据有以下几个方面。

（1）有发热、腹泻或流感症状，发生后不久出现心脏症状或心电图变化。

（2）血清病毒中和抗体测定阳性结果，由于柯萨奇B病毒最为常见，通常检测此组病毒的中和抗体，在起病早期和2～4周各取血标本1次，如2次抗体效价示4倍上升或其中1次≥1：640，可作为近期感染该病毒的依据。

（3）咽、肛拭病毒分离，如阳性有辅助意义，有些正常人也可呈阳性，其意义须与阳性中和抗体测定结果相结合。

（4）用聚合酶链反应法从粪便、血清或心肌组织中检出病毒RNA。

（5）心肌活检：取得的活组织做病毒检测，病毒学检查对心肌炎的诊断有帮助。

2. 诊断要点

（1）病前1～3周，有消化道或呼吸道感染史。

（2）临床表现：有明显乏力、面色苍白、多汗头晕、心悸气短、胸闷或心前区疼痛、四肢发冷等。婴儿可见拒食、肢凉、凝视等。

（3）心脏听诊：心率加快，心音低钝，心尖部第一心音减弱，或呈胎音样，有奔马律、二联律或三联律，心尖部可有Ⅰ～Ⅱ级收缩期杂音。

（4）心电图检查：心律失常，主要导联ST段可降低T波低平或倒置。

（5）X线检查：提示心脏呈球形扩大，各房室增大。

（6）实验室检查：血沉增快，谷草转氨酶、肌酸磷酸激酶、乳酸脱氢酶及同工酶增高。早期可从鼻咽、粪便、血液、心包液中分离出病毒，恢复期血清中该病毒相应抗体增高。

3. 鉴别诊断　临床上病毒性心肌炎应与以下疾病进行鉴别。

（1）风湿性心肌炎。

（2）心内膜弹力纤维增生症。

（3）原发性心肌病。

（4）小儿皮肤黏膜淋巴结综合征。

（5）非病毒性心肌炎。

（六）治疗

1. **休息**　急性期至少应卧床休息至热退3～4周，有心功能不全或心脏扩大者更应强调绝对卧床休息，以减轻心脏负荷及减少心肌耗氧量。

2. **抗生素的应用**　细菌感染是病毒性心肌炎的重要条件之一，为防止细菌感染，急性期可加用抗生素。

3. **维生素C治疗**　大剂量、高浓度维生素C缓慢静脉推注，能促进心肌病变恢复。

4. **促进心肌能量代谢的药物**　多年来常用的如极化液、能量合剂及ATP等均难进入心肌细胞，促进缺血心肌细胞的能量合成，有效稳定受损心肌细胞膜，改善肌泵功能，显著减少脂质过氧化物生成，有效改善心肌缺血，有明显的保护心肌的作用，减轻心肌所致的组织损伤。瑞安吉口服溶液，2岁儿童每次10mL，每日2次；3～7岁，每次10mL，每日3次；>7岁，每次20mL，每日2次。

5. **抗病毒治疗**　有报道联合应用利巴韦林和干扰素可提高生存率。

6. **免疫治疗**

（1）丙种球蛋白：在美国波士顿及洛杉矶儿童医院，从1990年开始就已将静脉注射丙种球蛋白作为病毒性心肌炎治疗的常规用药。

（2）肾上腺皮质激素：仅限于抢救危重病例及其他治疗无效的病例，一般起病10天内尽可能不用。

（七）护理

1. **病情观察**

（1）有无病毒感染史及引起或加重不适的因素，如劳累、紧张等。

（2）目前的活动耐力。

（3）生命体征和尿量变化，以及有无心律失常。

（4）有无组织灌注不良的症状。

2. **症状护理**

（1）心悸、胸闷：保证患者休息，急性期需卧床。遵医嘱给药，并观察疗效。胸闷、心悸加重或持续不缓解时，遵医嘱给予氧气吸入。

（2）心律失常的护理：按心律失常护理常规执行。

（3）心力衰竭的护理：按心功能不全护理常规执行。

3. **一般护理**

（1）活动期或伴有严重心律失常、心力衰竭者应卧床休息，并给予吸氧。症状好转后，方能逐渐起床活动，病室内应保持新鲜空气，注意保暖。

（2）进高蛋白、高维生素、富于营养、易消化饮食；有心衰者，限制钠盐摄入，忌烟、酒和刺激性食物，宜少量多餐，避免过饱。

（3）遵医嘱及时准确地给药，观察用药后的效果及不良反应。

（4）多陪伴、关心患者，协助生活护理，减轻患者心理压力，主动配合治疗、护理。

4. 健康指导

（1）注意劳逸结合，避免过度劳累，可进行适量体育锻炼，增强机体抗病能力。对于转为慢性者，出现心功能减退、持久性心律失常时，应限制活动并充分休息。

（2）限制钠盐，不宜过饱，禁烟酒、咖啡等刺激性食物。

（3）避免诱发因素，加强饮食卫生，注意保暖，防止呼吸道和肠道感染。

（4）坚持药物治疗，定期复查，病情变化时应及时就医。

六、心肌病

心肌病（cardiomyopathy）是指伴有心肌功能障碍的心肌疾病。原因不明者称原发性心肌病（primary cardiomyopathy），已知原因或有相关因素者称特异性心肌病。按病理生理分为扩张型心肌病、肥厚型心肌病、限制型心肌病、致心律失常性右室心肌病和未分型性心肌病。其中扩张型心肌病最为多见。近年来，心肌病发病率明显增高，男性多见。

（一）休息与体位

1. 症状明显者，卧床休息，取舒适卧位，症状轻者可参加轻体力劳动，避免劳累。

2. 肥厚型心肌病患者体力劳动后有晕厥和猝死的危险，故应避免持重、屏气及剧烈体力活动。

3. 有晕厥病史者应避免独自外出活动，以免发生意外。

（二）饮食护理

1. 进食高蛋白质、高维生素、富含纤维素的清淡饮食，以促进心肌代谢，增强机体抵抗力。

2. 合并心力衰竭者进低盐饮食。

3. 戒烟、酒，防止诱发心绞痛。

（三）症状护理

1. 患者出现心力衰竭时按"心力衰竭"常规护理。严格控制输液量及输液速度，以免诱发急性肺水肿。

2. 观察心率、心律的变化，及时发现各种心律失常，按"心律失常"常规护理。

（四）疼痛发作时的护理

1. 观察疼痛的部位、性质、程度、持续时间、诱因及缓解方式，注意血压、心率、心律及心电图的变化。

2. 疼痛发作时应卧床休息，安慰患者，缓解其紧张情绪。

3. 持续吸氧，氧流量2~4L／min。

（五）健康指导

1. 保持室内空气流通，注意保暖，防止上呼吸道感染。

2. 坚持遵医嘱服药，定期复查，如有不适随时就诊，防止病情进展。

七、心肌梗死

心肌梗死是由冠状动脉粥样硬化引起血栓形成而形成的，冠状动脉的分支堵塞，使一部分心肌失去血液供应而坏死的病症。多发生于中年以后。发病时有剧烈而持久的性质，类似心绞痛的前胸痛、心悸、气喘、脉搏微弱、血压降低等症状，服用硝酸甘油无效，可产生严重后果。心电图和血清酶检查对诊断有重要价值。发病后应立即进行监护救治。

（一）病因

心肌梗死90%以上是在冠状动脉粥样硬化病变基础上血栓形成而引起的，较少见于冠状动脉痉挛，少数由栓塞、炎症、畸形等造成管腔狭窄闭塞，使心肌严重而持久缺血达1小时以上即可发生心肌梗死。心肌梗死发生常有一些诱因，包括过劳、情绪激动、大出血、休克、脱水、外科手术或严重心律失常等。

（二）病理

冠状动脉闭塞20~30分钟后，供血心肌即因严重缺血而发生坏死，称为急性心肌梗死。大块的心肌梗死累及心室壁全层称为透壁性心肌梗死，如仅累及心室壁内层，不到心室壁厚度的一半，称为心内膜下心肌梗死。在心腔内压力的作用下，坏死的心壁向外膨出，可产生心肌破裂，或逐渐形成室壁膨胀瘤。坏死组织1~2周后开始吸收，并逐渐纤维化，6~8周形成瘢痕而愈合，称为陈旧性心肌梗死。病理生理的改变与梗死的部位、程度和范围密切相关，可引起不同程度的心功能障碍和血流动力学改变。包括心肌收缩力减弱、顺应性减低、心肌收缩不协调、左心室舒张末期压力增高、心排血量下降、血压下降、心律增快或心律失常、心脏扩大，可导致心力衰竭及心源性休克。

（三）分类

根据梗死灶占心室壁的厚度将心肌梗死分为两型。

1. 区域性心肌梗死　也称透壁性心肌梗死，累及心室壁全层，梗死部位与闭塞的冠状动脉支供血区一致，梗死面积大小不一，多在2.5~10cm²。该型梗死远比心内膜下梗死常见。如梗死未累及全层而深达室壁2／3以上则称厚壁梗死。

2. 心内膜下心肌梗死　指梗死仅累及心室壁内层1／3的心肌，并波及肉柱及乳头肌。常为多发性、小灶状坏死，不规则地分布于左心室四周，严重者融合或累及整个左心室内膜下心肌引起环状梗死。

（四）临床表现

半数以上的急性心肌梗死患者，在起病前1~2天或1~2周有前驱症状，最常见的是原有的稳定型心绞痛变为不稳定型，或继往无心绞痛，突然出现长时间心绞痛。疼痛为典型的心肌梗死症状，包括突然发作、剧烈持久的胸骨后压榨性疼痛，休息和舌下含服硝酸甘油不能缓解，常伴烦躁不安、出汗、恐惧或濒死感；少数患者无疼痛，一开始即表现为休克或急性心力衰竭；部分患者疼痛位于上腹部，被误认为胃穿孔、急性胰腺炎等急腹症，脑卒中样发作可见于年龄大的患者。全身症状：发热、白细胞增高、血沉增快；胃肠道症状：多见于下壁梗死患者；心律失常：见于75%~95%患者，发生在起病的1~2周内，而以24小时内多见，前壁心肌梗死易发生室性心律失常，下壁心肌梗死易发生房室传导阻滞；心力衰竭：主要是急性左心衰竭，在起病的最初几小时内发生，发生率为32%~48%，表现为呼吸困难、咳嗽、发绀、烦躁等症状。

（五）诊断

1. 体征检查　心界可有轻到中度增大，心率增快或减慢，心音减弱，可出现第四心音或第三心音，10%~20%的患者在发病2~3天可出现心尖部收缩期杂音，提示乳头肌功能不全，但要除外室间隔穿孔，此时常伴有心包摩擦音，若合并心衰与休克会出现相应体征。

2. 实验室检查

（1）心电图特征性改变有Q波心梗的心电图特点。

1）坏死区出现病理Q波，在面向透壁心肌坏死区导联出现。

2）损伤区ST段弓背向上型抬高，在面向坏死区周围心肌损伤区导联出现。

3）缺血区T波倒置，在面向损伤区周围心肌缺血区导联出现。

4）背向心梗区R波增高，ST段压低和T波直立并增高。

（2）心肌酶CPK、GOT、LDH升高，最早（6小时内）增高为CPK。增高时间最长者为LDH，持续1~2周。其中，CPK的同工酶和LDH的同工酶LDH1的诊断特异性最高。

（3）目前针对心肌坏死标志物心肌肌钙蛋白Ⅰ、肌红蛋白、肌酸激酶同工酶，出现了快速诊断的金标诊断试剂，作为心肌梗死在突发时的一个最快速的辅助诊断，被越来越多地应用。

（4）血象：白细胞、中性粒细胞增多，嗜酸性粒细胞减少或消失，血沉加快，血清肌凝蛋白轻链增高。

3. 诊断依据　根据典型的临床表现、特征性心电图衍变以及血清心肌酶的动态演变，可做出正确诊断。非Q波梗死则依据心电图S-T衍变及血清酶的动态衍变来诊断。老年人突然心衰、休克或严重心律失常，要想到本病的可能。表现不典型的常需与急腹症、肺梗死、夹层动脉瘤等相鉴别。

（六）治疗

及早发现，及早住院，并加强入院前的就地处理。治疗原则为挽救濒死的心肌，缩小梗死面积，保护心脏功能，及时处理各种并发症。

1. 监护和一般治疗　急性期绝对卧床1～3天；吸氧；持续心电监护观察心率、心律变化，以及血压和呼吸，监护3～5日，必要时监测肺毛楔入压和静脉压；低盐、低脂、少量多餐、保持大便通畅，1周下床活动，2周在走廊内活动，3周出院，严重者适当延长卧床与住院时间。

2. 镇静止痛　用吗啡或哌替啶肌注，4～6小时可重复1次。烦躁不安者用哌替啶和异丙嗪肌注或静注。

3. 调整血容量　入院后尽快建立静脉通道，前3天缓慢补液，注意液体出入平衡。

4. 缩小梗死面积

（1）溶栓治疗：可使血运重建，心肌再灌注。发病6小时内，有持续胸痛，ST段抬高，且无溶栓禁忌证者，可选用尿激酶或链激酶加入生理盐水中30分钟内滴入，继用肝素抗凝治疗3～5天。如有条件也可采用冠状动脉内溶栓。

（2）药物治疗：硝酸甘油能直接扩张冠脉，解除冠脉痉挛，增加侧支循环，缩小梗死面积；发病最初几小时，β受体阻滞剂能使心肌耗氧量降低，缩小梗死面积；倍他乐克视病情调整用量。硫氮卓酮用于非Q波心肌梗死的早期治疗。

5. 抗心律失常　利多卡因预防性用于易产生室颤、发病6小时内的初发年轻患者；一旦发现室性期前收缩或室性心动过速（室速），立即用利多卡因静注，期前收缩消失后，可持续静点；发生室颤，尽快采用非同步直流电除颤。室速疗效不满意时，也应及早采用同步电复律；对缓慢心律失常，常可用阿托品肌注或静注；Ⅱ～Ⅲ度房室传导阻滞时，可安置临时起搏器；室上性快速心律失常，用洋地黄类、维拉帕米类药物不能控制时，可同步电复律。

6. 急性心肌梗死后合并心源性休克和泵衰竭的治疗　肺水肿时首选硝普钠静点，同时用吗啡、呋塞米、毛花苷C，并须监测血容量、血压、心排血量及肺毛楔入压；心源性休克可用多巴胺、多巴酚丁胺或间羟胺，如能维持血压，可加用硝普钠。有条件者用主动脉内气囊反搏术，可提高存活率。

7. 急性心肌梗死二期预防　出院前利用24小时动态心电监测、超声心动图、放射性同位素运动试验，发现有症状或无症状性心肌缺血和严重心律失常，了解心功能，从而估计预后，决定并实行冠状动脉造影，经皮腔内冠状动脉成形术或冠状动脉搭桥术，以预防再梗死或猝死。

8. 生活与工作安排　出院后2～3个月，酌情恢复部分工作或轻工作，部分患者可恢复全天工作，但要避免过劳或过度紧张。

（七）并发症

1. 心脏破裂　占致死病例的3%～13%，常发生在心肌梗死后1～2周内，好发于左心室前壁下1／3处。原因是梗死灶失去弹性，心肌坏死，中性粒细胞和单核细胞释放水解酶所致的酶性溶解作用，导致心壁破裂，心室内血液进入心包，造成心包填塞而引起急性心肌梗死。另外，室间隔破裂，左心室血液流入右心室，可引起右心功能不全。左心室乳头肌断裂，可以引起急性二尖瓣关闭不全，导致急性左心衰竭。

2. 室壁瘤　占梗死病例的10%～38%。可发生在梗死早期或梗死灶已纤维化的愈合期。由梗死心肌或瘢痕组织在心室内压力作用下，局限性地向外膨隆而形成室壁瘤。室壁瘤可继发附壁血栓、心律不齐及心功能不全。

3. 附壁血栓形成　多见于左心室。由于梗死区内膜粗糙，室壁瘤处及心室纤维性颤动时出现涡流等原因而诱发血栓形成。较小的血栓可发生机化，但多数血栓因心脏舒缩而脱落，引起动脉系统栓塞。

4. 急性心包炎透壁性梗死　常在心肌梗死后发生浆液性或浆液纤维素性心包炎。约占心肌梗死的15%，常发生在心肌梗死后2～4天。

5. 心律失常　占心肌梗死的75%～95%。心肌梗死累及传导系统，引起传导紊乱，有些可导致心脏急停、猝死。梗死区心肌收缩力丧失，引起左心、右心或全心衰竭，是患者死亡的最常见原因，约占心肌梗死的60%。

6. 心源性休克　占心肌梗死的10%～20%。心肌梗死面积＞40%时，心肌收缩力极度减弱，心排血量显著减少，可引起心源性休克，导致患者死亡。

（八）预防

积极治疗高血压、高血脂、糖尿病，以防止动脉粥样硬化和冠心病的发生，冠心病者可长期口服阿司匹林或双嘧达莫，对抗血小板聚积，有预防心肌梗死的作用。普及有关心肌梗死的知识，早期诊断，及时治疗，严格监护和积极治疗并发症，是改善预后的关键。

有了冠心病、心绞痛或者有冠心病危险因素的人，要尽力预防心肌梗死的发生，在日常生活中要注意以下几点。

1. 绝对不搬抬过重的物品　搬抬重物时必然弯腰屏气，这对呼吸、循环系统的影响与用力屏气大便类似，是老年冠心病患者诱发心梗的常见原因。

2. 放松精神，愉快生活，对任何事情要能泰然处之。

3. 洗澡　要特别注意不要在饱餐或饥饿的情况下洗澡。水温最好与体温相当，水温太热可使皮肤血管明显扩张，大量血液流向体表，可造成心脑缺血。洗澡时间不宜过长，洗澡间一般闷热且不通风，在这样环境中人的代谢水平较高，极易缺氧、疲劳，老年冠心病患者更是如此。冠心病程度较严重的患者洗澡时，应在他人帮助下进行。

4. 气候变化　要当心在严寒或强冷空气影响下，冠状动脉可发生痉挛并继发血栓而引起急性心肌梗死。气候急剧变化，气压低时，冠心病患者会感到明显的不适。有资料表明，持续低温、大风、阴雨是急性心肌梗死的诱因之一。所以每遇气候恶劣时，冠心病患者要注意保暖或适当加服硝酸甘油类扩冠药物进行保护。

（九）护理

1. 护理评估

（1）护理病史及心理社会资料：急性心肌梗死发生时，患者极度不适，护士应重点收集有关患者疼痛的情况，包括疼痛的部位、性质、剧烈程度、持续时间，以及是否出现恶心、呕吐、心衰、休克等表现。急性心肌梗死疼痛剧烈，使患者难以忍受，往往产生濒死感，使患者处于恐惧之中。此外，看到医务人员紧张的抢救工作以及身处陌生的、充满仪器设备的冠心病监护病房，也易使患者产生不安、担心、焦虑等情绪反应，护士应注意观察，及时给予护理。至于患者既往是否存在冠心病史、以往用药情况，以及是否有糖尿病、高血压、高脂血症、吸烟等病史，可通过患者家属或待患者疼痛稍有缓解后再进一步询问。

（2）身体评估：患者的神志、面色、脉搏、血压、呼吸、心尖部第一心音变化情况、肺部湿啰音应重点评估，这些资料有助于及时发现患者是否出现了心力衰竭或休克。

（3）有关检查：急性心肌梗死患者的心电图和血清心肌酶是最重要的两项检查，其结果不仅为诊断提供依据，也有助于了解病情进展及对溶栓治疗效果做出评价。

2. 主要护理诊断

（1）疼痛：胸痛与心肌缺血坏死有关。

（2）恐惧：与剧烈胸痛导致的濒死感有关。

（3）焦虑：与对自身疾病不了解、担心梗死再次发作有关。

（4）便秘：与急性心肌梗死后绝对卧床及进食减少、不习惯床上排便有关。

（5）活动无耐力：与心肌坏死致心脏功能下降有关。

（6）潜在并发症：心律失常、心源性休克、猝死。

3. 护理计划及评价

疼痛：心前区痛与心肌缺血坏死有关。

（1）目标：主诉疼痛减轻或消失。

（2）护理措施：

1）卧床休息：发病后1～3天内应绝对卧床休息，自理活动如洗漱、进食、排便、翻身等由护士协助完成。向患者、家属说明绝对卧床休息目的是减少心肌耗氧量，减轻心脏负荷，随着病情好转可逐渐增加活动量。

2）疼痛护理：疼痛使患者烦躁不安，可加重心脏负担，易引起并发症发生，需要尽快止痛，遵医嘱给予吗啡或哌替啶皮下或肌肉注射，可同时使用硝酸甘油持续静脉滴注或口服硝酸异山梨酯，并随时询问患者疼痛变化。

3）吸氧：给予2~4L／min持续吸氧。

4）保持情绪稳定：患者心前区疼痛剧烈时，保证有一名护士陪伴在患者身边，便于询问疼痛变化情况及安慰患者，向患者说明应用多种治疗措施，疼痛会逐渐缓解。

5）饮食护理：最初2~3天以流食为主，随着病情好转逐渐改为半流食、软食及普食。饮食应低脂、易消化，需少量多餐。

6）心电监护：在监护室行连续心电图、血压、呼吸监测3~5天，若发现频发室性早搏＞5个／分钟，或多源室性早搏、RonT现象或严重房室传导阻滞时，应警惕室颤或心脏骤停可能发生，必须立即通知医师，并准备好除颤器。

7）排便护理：急性心肌梗死患者，排便用力可增加心脏负荷，易诱发其并发症，嘱患者排便时严禁用力。由于急性期卧床期间活动少，肠蠕动减慢，进食减少，又不习惯床上排便，故易发生便秘，对急性心肌梗死患者应常规给予缓泻剂。

8）溶栓护理：心肌梗死发生在6小时之内者，可遵医嘱进行溶栓治疗，其目的是使闭塞冠脉再通，心肌得到再灌注。护理工作包括：①询问患者有无近期大手术或创口未愈、活动性溃疡病、严重肝肾功能不全、出血倾向或出血史等溶栓禁忌证，了解后及时与医师沟通。②遵医嘱迅速配制并输注溶栓药物，使用链激酶需做皮试。③注意观察用药后有无过敏反应，如发热、皮疹等；用药期间是否发生皮肤、黏膜及内脏出血，尤应注意消化道出血。④用药后定期做心电图、心肌酶检查，且询问患者胸痛情况，均为判断溶栓是否成功做准备。

（3）评价：患者主诉心前区疼痛消失。

八、冠心病

冠状动脉粥样硬化性心脏病（coronary atherosclerotic heart disease，CAHD）简称冠心病，是由于冠状动脉粥样硬化，血管腔狭窄、阻塞，导致心肌缺血、缺氧，甚至坏死而引起的心脏病，因此也称缺血性心脏病。常见因素有年龄，多见于40岁以上人群，目前有提前发病趋势；男性多见，女性绝经后发病率增高；高血压；血脂异常；吸烟；糖尿病；肥胖、遗传、体力活动过少等。

近年趋于将本病分为急性冠状动脉综合征和慢性心肌缺血综合征两大类。前者包括不稳定型心绞痛、非ST段抬高性心肌梗死和ST段抬高性心肌梗死，也有将冠心病猝死包括在内；后者包括稳定型心绞痛、冠脉正常的心绞痛、无症状性心肌缺血和缺血性心肌病。

1. 休息与体位

（1）确诊冠心病患者，可适当减少体力活动，当心绞痛发作时则应卧床休息，取舒适体位。

（2）发生急性心肌梗死时，应绝对卧床休息1周，有并发症时相对延长卧床时间。

2. 饮食护理

（1）进食低胆固醇、低动物脂肪、低盐饮食。

（2）进食不宜过饱，少食多餐，禁烟、酒。

3. 病情观察

（1）注意心率、节律变化，心律失常时测脉搏应数1分钟。

（2）心绞痛发作时，注意观察疼痛的部位、持续时间、面色、表情及用药疗效，行床边心电监护，注意ST段的变化，如疼痛性质发生变化或心绞痛发作频繁、加剧，立即告知医师做床边心电图，注意急性心肌梗死的发生，并配合医师做好急救处理。

4. 健康指导

（1）注意劳逸结合，避免受凉、情绪激动等。

（2）指导患者掌握自我防护及自救知识。

（一）心绞痛

心绞痛（angina pectoris）是一种以冠状动脉供血不足，心肌暂时缺血、缺氧所引起的，以发作性胸痛或胸部不适为主要表现的临床综合征。

典型心绞痛特点如下：

诱发因素：发生于体力活动、情绪激动、饱餐后，也可发生在休息时。

疼痛部位：胸骨后、心前区，手掌大小。

疼痛性质：胸骨后压迫感或紧缩感，压榨堵塞感，也有烧灼感，放射至左肩、左上肢内侧。

持续时间：1～5分钟，很少超过15分钟。

缓解方式：休息或含服硝酸甘油1～5分钟缓解。

临床分型：劳累性心绞痛、自发性心绞痛和混合性心绞痛。

1. 休息与活动

（1）心绞痛发作时，嘱患者停止活动，立即卧床休息，协助患者取舒适的体位，解开衣领。

（2）避免重体力劳动以免诱发心绞痛。

2. 病情观察

（1）观察疼痛的部位、性质、程度、持续时间，严密监测血压、心率、心律和有无面色改变、大汗、恶心、呕吐等。

（2）嘱患者疼痛发作或加重时告诉护士，警惕心肌梗死。

（3）必要时给予氧气吸入。

3. 用药护理

（1）遵医嘱给予硝酸甘油，或硝酸异山梨酯舌下含服，若3~5分钟仍不缓解，再服1片。

（2）静脉滴注硝酸甘油应监测血压及心率的变化，注意滴速的调节。部分患者出现面部潮红、头痛、头晕、心悸、心动过速是药物扩张血管造成的。

（3）应用血管扩张药时，患者宜先平卧片刻；青光眼、低血压患者忌用血管扩张药。

4. 心理护理　安慰患者，缓解紧张不安情绪，以减少心肌耗氧量。

5. 健康指导

（1）指导患者摄入低热量、低脂、低胆固醇、低盐、高纤维素饮食，保持大便通畅，戒烟、限酒，肥胖者控制体重，适当参加体力劳动和体育锻炼。

（2）指导患者避免诱发心绞痛的因素及发作时应采取的方法。

（3）坚持按医嘱服药，自我监测药物不良反应。硝酸甘油应放在易取处，且棕色瓶中保存。

（4）定期进行心电图、血糖、血脂检查。

（5）告诉患者洗澡不易在饱餐或饥饿时进行，水温适宜，以免发生意外。

（6）如疼痛较以往频繁、程度加重，服用硝酸甘油不易缓解，伴出冷汗等，立刻由家属护送至医院就诊，警惕心肌梗死的发生。

（二）心肌梗死

心肌梗死（myocardial infarction）是指因冠状动脉供血急剧减少或中断，使相应心肌持久而严重的缺血导致心肌坏死。临床上表现为胸骨后剧烈疼痛，心肌酶增高，特异性的心肌缺血性损害的心电图改变。

心电图改变：①急性期可见异常深而宽的Q波（反映心肌坏死）；②ST段呈弓背向上明显抬高（反映心肌损伤）；③T波倒置（反映心肌缺血）。

1. 休息与体位

（1）绝对卧床休息3~5天，取卧位或半卧位，有并发症时延长卧床时间。

（2）给予镇静药或镇痛药，稳定患者情绪，限制探视。

2. 饮食护理　进低盐、低脂半流质或软食，忌饱餐。

3. 病情观察

（1）将患者护送入冠心病监护病房（cardiac care unit，CCU），持续心电监护3~5天。有血流动力学改变者可行漂浮导管进行监测。

（2）严密观察心率、节律变化，警惕发生室性心动过速、房室传导阻滞、心源性休克及心力衰竭，发现异常应及时报告医师并配合抢救护理。

4. 用药护理

（1）观察溶栓药物、抗凝血药物的效果及不良反应；观察胸痛缓解情况，注意有无皮肤黏膜及全身其他部位的出血。

（2）溶栓后须判断溶栓是否成功。

1）胸痛2小时内基本消失。

2）心电图抬高的ST段于2小时内回降＞50%。

3）2小时内出现再灌注性心律失常。

4）血清CK-MB酶峰值提前至14小时内出现。

5）冠状动脉造影直接判断冠状动脉是否再通。

5. 基础护理

（1）间断或持续吸氧2～3天，重者可以面罩给氧。

（2）准确记录出入液量。

（3）保持大便通畅，3天无大便者，可给予缓泻药。

（4）加强皮肤护理，可酌情使用气垫床。

6. 心理护理

（1）危重期间加强床边巡视，给予心理支持，减轻患者恐惧感。

（2）病情好转后，鼓励患者起床活动。

7. 健康指导　除参见"心绞痛"患者的健康指导外，还应注意以下几个方面。

（1）调整生活方式：低脂、低胆固醇饮食；避免饱餐；肥胖者限制热量摄入，控制体重；防止便秘；克服急躁、焦虑情绪，保持乐观、平和的心态；坚持服药，定期复查等。

（2）告知患者出院后定期到门诊复查，进行康复治疗。

（3）指导患者遵医嘱服用β受体阻滞药、血管扩张药、钙通道阻滞药、调脂药及抗血小板药物等。

（4）告知家属应给患者创造一个良好的身心休养环境。

九、心脏瓣膜病

心脏瓣膜病（valvular heart disease）是由于炎症、退行性改变、黏液样变性、先天畸形、缺血坏死、创伤等原因引起单个或多个瓣膜的结构异常，从而引起瓣膜口狭窄或关闭不全，导致血流动力学改变。

临床上最常见的瓣膜病为风湿热所致的风湿性心瓣膜病；其次为可见动脉硬化所致的瓣膜钙化、增厚；感染性心内膜炎、先天性畸形亦能见到。最常累及的瓣膜为二尖瓣，其次为主动脉瓣，三尖瓣较少累及。

（一）休息与体位

1. 患者处于心功能代偿期时，可做力所能及的工作。

2. 心功能不全程度加重时，应逐渐增加休息，限制活动，取舒适体位以减少机体消耗。

（二）饮食护理

给予高热量、高蛋白、高维生素、易消化饮食，以促进机体恢复。

（三）病情观察

1. 发热者每4小时测量体温1次，注意热型，协助诊断。体温超过38.5℃时行物理降温，30分钟后测量体温并记录降温效果。

2. 观察有无风湿活动的表现，如皮肤环状红斑、皮下结节、关节红肿及疼痛不适等。

（四）并发症的观察及护理

1. 观察有无心力衰竭的征象，积极预防和控制感染，纠正心律失常，避免劳累及情绪激动，以免诱发心力衰竭。

2. 并发栓塞的护理　左房有巨大附壁血栓者应绝对卧床休息，防止血栓脱落造成其他部位栓塞。病情允许时应鼓励并协助患者翻身、活动下肢、按摩及用温水泡脚或下床活动，防止下肢深静脉血栓形成。

（五）健康指导

1. 适当锻炼身体，加强营养，提高机体抵抗力。避免呼吸道感染，若感染应立即用药。

2. 保持室内空气流通、阳光充足、温暖、干燥，防止风湿活动。

3. 告知患者避免重体力劳动和剧烈运动，并教育家属理解患者病情并给予支持。

4. 在拔牙、内镜检查、导尿、分娩、人工流产等操作前应告知医师自己有风湿性心瓣膜病史。

5. 育龄妇女在医师指导下控制好妊娠和分娩时机。

6. 坚持服药　告诉患者坚持按医嘱服药的重要性，定期进行门诊随访。

7. 告诉患者及家属本病的病因和病程进展特点，鼓励患者树立信心。有手术适应证者劝其尽早择期手术。

十、慢性肺源性心脏病

慢性肺源性心脏病（chronic pulmonary heart disease）简称肺心病，是由于肺、胸廓或肺动脉的慢性病变所致的肺血管阻力增加、肺动脉高压，进而引起右心室肥厚、扩大，伴或不伴有右心衰竭的心脏病。

1. 按呼吸系统疾病患者的一般护理。

2. 休息与体位　心肺功能代偿期，无明显二氧化碳潴留者嘱其卧床休息；心肺功能失代偿期应绝对卧床休息并取半卧位。

3. 饮食护理　高蛋白、高热量、高维生素、低钠、易消化饮食。

4. 病情观察　密切观察病情变化，如有明显头痛、烦躁、恶心、呕吐、谵妄、性格改变或出现意识障碍，一般提示有发生肺性脑病或酸碱平衡失调、电解质紊乱的可能，应立即告知医师处理。

5. 低流量（1~2L／min）、低浓度（25%~30%）持续给氧，并观察给氧效果。

6. 保持呼吸道通畅，鼓励、帮助患者正确排痰。

7. 药物治疗护理

（1）静脉应用呼吸兴奋药时，应保持呼吸道通畅，注意有无皮肤潮红、出汗、血压升高、脉速、肌肉震颤、抽搐等不良反应。

（2）慎用镇静药、强心药、碱性药物、利尿药。

（3）长期应用抗生素的患者，应注意观察有无真菌感染。

8. 遵医嘱，准确记录24小时出入液量。

9. 注意口腔卫生，加强皮肤等基础护理，预防压疮等并发症的发生。

10. 健康指导　指导呼吸功能锻炼及长期氧疗，避免受凉，劝其戒烟。

十一、高血压

高血压是指在静息状态下动脉收缩压和（或）舒张压增高。高血压是一种以动脉压升高为特征，可伴有心脏、血管、脑和肾脏等器官功能性或器质性改变的全身性疾病，它有原发性高血压和继发性高血压之分。高血压发病的原因很多，主要包括遗传因素和环境因素两个方面。

（一）病因

1. 遗传因素　大约半数高血压患者有家族史。

2. 环境因素　科学研究表明，环境中缺乏负离子也是高血压发病的重要机制。空气负离子经呼吸道入肺，通过膜交换系统进入血液循环，随着血液循环到达全身各组织器官，以直接刺激、神经反射以及通过体液方式作用于机体各系统，产生良好的生理效应。当负离子进入血液后，释放出电荷，尽管微乎其微，但对于平衡状态下的血液电荷却很敏感。它会直接影响血液中带电粒子（蛋白质、血细胞）的组成与分布情况，使异常的血液形态与理化特征正常化；并通过促进机体组织的氧化还原过程，特别是通过加强肝、脑、肾等重要组织的氧化过程，激活多种酶系统，对机体的脂肪、蛋白质、碳水化合物及电解质代谢起到调整与优化作用。因此，空气中缺乏负离子也是导致高血压产生的一个重要原因。

3. 其他

（1）体重：肥胖者发病率高。

（2）避孕药。

（3）睡眠呼吸暂停低通气综合征。

（4）年龄：发病率有随着年龄增长而增高的趋势，40岁以上者发病率高。

（5）饮食：摄入食盐多者，高血压发病率高，有人认为食盐＜2g／d，几乎不发生高血压；3～4g／d，高血压发病率3%；4～15g／d，发病率33.15%；＞20g／d发病率30%。

（二）病理

1. 高血压形成原理　首先，我们先抛弃任何病理性及并发症因素，我们从物理学角度来看高血压，根据流体力学的原理及压缩动力学原理，我们把心脏和血管及毛细血管比喻成密封的压力循环系统，就是说，人体是一台机器，心脏和血管就是润滑系统。中医认为高血压形成原理是：血管内皮组织代谢不稳定、交感神经系统和副交感神经系统混乱造成血压的升高。

（1）从最常见的肥胖者高血压说起，太胖，脂肪过多，对血管造成一定的挤压，当血管被挤压以后，动力源需要加大动力才可能使原来的循环达到流通，血管压力也会随之加大，就形成了高压。

（2）内部血液及其他疾病引起的血栓造成的，血液的新陈代谢，血管内部形成污垢，对血管造成一定的堵塞，会使压力升高。

（3）老年性血管硬化及疾病性硬化，血管打折、硬化的话，会造成高血压。

（4）疾病性毛细血管堵塞和外伤性毛细血管堵塞，也是其中的因素之一。

（5）机体病变性引起的高血压，一部分高血糖患者，是因为消化系统太过亢奋，在肠胃里面有病变，在肠胃机体方面就会形成一定的血液循环堵塞，也会造成高血压。

（6）心脏方面的先天及后天的缺失。

（7）脑血管疾病引起的高血压。

（8）血液干涸造成的高血压。

以上因素受季节变化影响，容易发病。

2. 血压调控机制　多种因素都可以引起血压升高。心脏泵血能力加强（如心脏收缩力增加等），使每秒钟泵出血液增加。第二种因素是大动脉失去了正常弹性，变得僵硬，当心脏泵出血液时不能有效扩张，因此，每次心搏泵出的血流通过比正常狭小的空间，导致压力升高。这就是高血压多发生在动脉粥样硬化导致动脉壁增厚和变得僵硬的老年人的原因。由于神经和血液中激素的刺激，全身小动脉可暂时性收缩，同样也引起血压的增高。第三种因素是循环中液体容量增加，这常见于肾脏疾病时，肾脏不能充分从体内排出钠盐和水分，体内血容量增加，导致血压增高。

相反，如果心脏泵血能力受限、血管扩张或过多的体液丢失，都可导致血压下降。这些因素主要是通过肾脏功能和自主神经系统（神经系统中自动地调节身体许多功能的部分）的变化来调控。

（三）分类

从医学上说，高血压分为原发性和继发性两大类。高血压是常见的心血管疾病，以体循环动脉血压持续性增高为主要表现的临床综合征。继发性高血压是继发于肾、内分泌和神经系统疾病的高血压，多为暂时的，在原发疾病治愈以后，高血压就会慢慢消失。

按WHO的标准，人体正常血压为收缩压≥140mmHg和（或）舒张压≥90mmHg，即可诊断为高血压。收缩压在140～159mmHg和（或）舒张压在90～99mmHg为轻度高血压。正常人的收缩压随着年龄的增加而升高，故高血压的发病率也随着年龄的上升而升高。

（四）临床表现

1. 头疼　部位多在后脑，并伴有恶心、呕吐等症状。若经常感到头痛，而且很剧烈，同时又恶心作呕，就可能是向恶性高血压转化的信号。

2. 眩晕　女性患者出现较多，可能会在突然蹲下或起立时有所感觉。

3. 耳鸣　双耳耳鸣，持续时间较长。

4. 心悸气短　高血压会导致心肌肥厚、心脏扩大、心肌梗死、心功能不全，这些都是导致心悸气短的原因。

5. 失眠　多为入睡困难、早醒、睡眠不踏实、易做噩梦、易惊醒，这与大脑皮质功能紊乱及自主神经功能失调有关。

6. 肢体麻木　常见手指、脚趾麻木或皮肤如蚁行感，手指不灵活，身体其他部位也可能出现麻木，还可能感觉异常，甚至半身不遂。

（五）诊断

1. 诊断依据　高血压的诊断主要根据所测量的血压值，采用经核准的水银柱或电子血压计，测量安静休息坐位时上臂肱动脉部位血压。必要时，还应测量平卧位和站立位血压。

高血压的诊断必须以未服用降压药物情况下2次或2次以上非同日多次血压测定所得的平均值为依据。一旦诊断高血压，必须鉴别是原发性还是继发性。原发性高血压患者需做有关实验室检查，评估靶器官损害和相关危险因素。对于偶然血压超出正常范围者，宜定期复查测量以确诊。

高血压的诊断不仅与血压升高水平有关，而且与其他心血管危险因素存在以及靶器官损害程度等有关。因此，从指导治疗和判断预后的角度，现在主张对高血压患者做心血管危险分层，将高血压患者分为低危、中危、高危和极高危，分别表示10年内将发生心、脑血管病事件的概率为＜15%、15%～20%、20%～30%和＞30%。

具体分层标准根据血压升高水平、其他心血管危险因素、糖尿病、靶器官损害及并发症情况。

用于分层的其他心血管危险因素有：男性＞55岁，女性＞65岁；吸烟；血胆固醇

>5.72mmol／dL；超声或X线证实有动脉粥样斑块（颈、髂、股或主动脉）；视网膜动脉局灶或广泛狭窄。

2. 鉴别诊断　在确诊原发性高血压前必须与继发性高血压做鉴别诊断。

继发性高血压的常见病因包括：

（1）肾实性高血压。

（2）肾血管性高血压。

（3）原发性醛固酮增多症。

（4）皮质醇增多症。

（5）主动脉狭窄。

其他可以引起继发性高血压的疾病有甲状腺疾病、某些心脏疾病、妊娠高血压综合征等。

3. 有关检查　初次体检应包括的内容如下。

（1）血压：两侧血压对比核实，取较高侧的数值。如果两侧血压的差值大于20mmHg，较低的一侧有可能是肱动脉以上的大血管特别是锁骨下动脉发生了狭窄，狭窄的原因最常见的是动脉粥样硬化、阻塞。

（2）身高、体重及腰围：肥胖尤其是向心性肥胖是高血压的重要危险因素，正如俗话所说，腰带越长，寿命越短。

（3）用眼底镜观察视网膜病变：视网膜动脉的变化可以反映高血压外周小动脉的病变程度，外周小动脉硬化程度越重，心脏的负荷越重。

（4）有无颈部血管杂音、颈静脉怒张或甲状腺肿大、腹部血管杂音及肿块、周围动脉搏动等，以排除继发性高血压。

（5）心肺检查及神经系统检查等，了解有无高血压所致的心脑血管并发症。

常规检查应包括的内容如下：

（1）血尿常规：如果出现贫血、血尿、蛋白尿等，应考虑为肾性高血压，或者病毒性高血压导致严重的肾功能损伤。

（2）血生化：如血钾、血钠、肝肾功能、血糖、血脂等。血钾低有继发性高血压的可能。肝肾功能的检查有利于医师根据患者的情况选择降压药物，血糖血脂的检测可以了解有无心脑血管疾病的其他危险因素。

（3）心电图：有利于了解高血压患者有无高血压所致的心肌肥厚、心律失常或心肌缺血。

进一步检查应包括的内容：

（1）动态血压24小时监测：此检查不仅能真实地反映各时间点的血压状况，而且能揭示高血压患者血压波动特点及昼夜变化规律。

（2）超声心动图检查：该检查能帮助我们了解心脏结构和功能。

（六）治疗

1. 治疗理念　高血压实际上是以血压升高为首要特征的全身代谢性疾病和生活方式相关性疾病。目前，我国1／3的成年人血脂偏高，现有高血压患者1.3亿，其中有近一半的人并不知晓自己患有高血压，高血压的治疗率和控制率更低，分别为28.2%和2.9%。南京高血压研究院通过多种方式综合预防和控制，采取健康生活方式，可减少55%的高血压发病率，减少50%血压病的并发症。国内外经验表明，控制高血压最有效的方法是防治，对健康人群施以健康教育和健康促进为主导，提高整个人群的健康水平和生活质量。所有高血压患者必须改良生活方式，包括戒烟、限制食盐、多食绿叶蔬果和脱脂牛奶、减轻体重、减少酒精摄入量、减少饱和脂肪酸的摄入量和脂肪总量、减轻精神压力、保持心理平衡。

高血压患者应走出不愿意服药、不规律服药、不难受不吃药的误区，积极进行药物治疗。

2. 负离子疗法　高血压的治疗最好选用无毒副作用发生的自然疗法——负离子疗法。

空气负离子对高血压的作用机理：血液中的正常红细胞、胶体质点等带负电荷，它们之间相互排斥，保持一定的距离，而病变老化的红细胞由于电子被争夺，带正电荷，由于正负相吸，则将红细胞凝聚成团。负离子能有效修复老化的细胞膜电位，促使其变成正常带负电的细胞，负负相斥从而有效降低血液黏稠度，使血沉减慢，同时负离子加强血液中胶体质点本身负极性趋势，使血浆蛋白的胶体稳定性增加。

临床试验表明：负离子扩张冠状动脉增加冠状动脉血流量，对调整心率使血管反应和血流速度恢复正常，缓解心绞痛，恢复正常血压有较好效果，能有效预防和治疗高血压。采用负离子治疗高血压已被医学界大力推荐和推广。

3. 药物疗法　老年高血压患者，多伴有全身动脉硬化、肾功能不全、血压调节功能较差，常合并哮喘、慢性支气管炎、糖尿病等，应避免使用交感神经节阻滞剂，可选用利尿剂和钙拮抗剂，常用氢氯噻嗪12.5～25mg，每日1次，或硝苯地平5～10mg，每日3次，或者配以清脑降压胶囊，对大多数患者有效。

中青年高血压患者交感神经反应性及肾素水平一般较高些，且并发症少，可选用β受体阻滞剂或血管紧张素转换酶抑制剂，如美托洛尔或阿替洛尔50～100mg，1日1次，或卡托普利12.5～25mg，1日3次。

中药治疗见效慢，但是适合中老年人长期的治疗。

（七）并发症

1. 冠心病　长期的高血压可促进动脉粥样硬化的形成和发展。冠状动脉粥样硬化会阻塞血管或使血管腔变狭窄，或因冠状动脉功能性改变而导致心肌缺血、缺氧、坏死而引起冠心病。冠状动脉粥样硬化性心脏病是动脉粥样硬化导致器官病变的最常见类型，也是严重危害人类健康的常见病。

2. 脑血管病　包含脑出血、脑梗死、短暂性脑缺血发作。脑血管意外又称中风，其病势凶猛，且死亡率极高，即使不致死，大多数也会致残，是急性脑血管病中最凶猛的一种。高血压患者血压越高，中风的发生率也就越高。高血压患者的脑动脉如果硬化到一定程度时，再加上一时的激动或过度的兴奋，如愤怒、突然事故的发生、剧烈运动等，会使血压急骤升高，脑血管破裂出血，血液便溢入血管周围的脑组织，此时，患者会立即昏迷，倾倒在地，所以俗称中风。

3. 高血压心脏病　高血压患者的心脏改变主要是左心室肥厚和扩大，心肌细胞肥大和间质纤维化。高血压导致心脏肥厚和扩大，称为高血压心脏病。高血压心脏病是高血压长期得不到控制的一个必然趋势，最后可能会因心脏肥大、心律失常、心力衰竭而影响生命安全。

4. 高血压脑病　主要发生在重症高血压患者中。由于过高的血压超过了脑血流的自动调节范围，脑组织因血流灌注过多而引起脑水肿。临床上以脑病的症状和体征为特点，表现为弥漫性严重头痛、呕吐、意识障碍、精神错乱，严重的甚至会昏迷和抽搐。

5. 慢性肾功能衰竭　高血压对肾脏的损害是一个严重的并发症，其中高血压合并肾功能衰竭约占10%。高血压与肾脏损害可以相互影响，形成恶性循环。一方面，高血压引起肾脏损伤；另一方面，肾脏损伤会加重高血压。一般到高血压的中、后期，肾小动脉发生硬化，肾血流量减少，肾浓缩尿液的能力降低，此时会出现多尿和夜尿增多现象。急骤发展的高血压可引起广泛的肾小动脉弥漫性病变，导致恶性肾小动脉硬化，从而迅速发展成尿毒症。

6. 高血压危象　在高血压早期和晚期均可发生，紧张、疲劳、寒冷、突然停服降压药等诱因会导致小动脉发生强烈痉挛，导致血压急剧上升。高血压危象发生时，会出现头痛、烦躁、眩晕、恶心、呕吐、心悸、气急及视物模糊等严重障碍症状。

（八）预防

1. 中午小睡　工作了一上午的高血压患者在吃过午饭后稍稍活动，应小睡一会儿，一般以0.5~1小时为宜，老年人也可延长半小时。无条件平卧入睡时，可仰坐在沙发上闭目养神，使全身放松，这样有利于降压。

2. 晚餐宜少　有些中年高血压患者对晚餐并不在乎，有时毫无顾忌地大吃大喝，导致胃肠功能负担加重，影响睡眠，不利于血压下降。晚餐宜吃易消化食物，应配些汤类，不要怕夜间多尿而不敢饮水或进粥食。进水量不足，可使夜间血液黏稠，促使血栓形成。

3. 娱乐有节　睡前娱乐活动要有节制，这是高血压患者必须注意的一点，如下棋、打麻将、打扑克要限制时间，一般以1~2小时为宜，要学习控制情绪，坚持以娱乐、健身为目的，不可计较输赢，不可过于认真或激动，否则会导致血压升高。看电视也应控制好时间，不宜长时间坐在电视屏幕前，也不要看内容过于刺激的节目，否则会影响睡眠。

4. 睡前泡脚，按时就寝　养成上床前用温水泡脚的习惯，然后按摩双足心，促进血液循环，有利于解除一天的疲乏。尽量少用或不用安眠药，力争自然入睡，不依赖催眠药。

5. 缓慢起床　早晨醒来，不要急于起床，应先在床上仰卧，活动一下四肢和头颈部，伸一下懒腰，使肢体肌肉和血管平滑肌恢复适当张力，以适应起床时的体位变化，避免引起头晕。然后慢慢坐起，稍微活动几次上肢，再下床活动，这样血压不会有太大波动。

6. 选择舒缓的运动方式　高血压患者不宜剧烈运动，但是应选择舒缓的运动方式坚持锻炼，有助于高血压患者控制病情，改善血压起伏不定的状况。例如，气功和太极拳。

7. 正确而适宜的调养护理，不但能够提高和巩固降压效果，改善临床症状，控制病情的进一步发展，还能预防高血压的发生，是高血压防治工作中不可缺少的重要环节。例如，节制七情、生活规律、适当运动、调节饮食、戒烟、限酒等。

（九）护理

1. 保证合理的休息及睡眠，避免劳累　提倡适当的体育活动，尤其对心率偏快的轻度高血压患者，进行有氧代谢运动效果较好，如骑自行车、跑步、做体操及打太极拳等，但需注意劳逸结合，避免长时间的剧烈活动，对于自主神经功能紊乱者可适当使用镇静剂。严重的高血压患者应卧床休息，高血压危象者则应绝对卧床，并需在医院内进行观察。

2. 心理护理　患者常表现为易激动、焦虑及抑郁等心理特点，而精神紧张、情绪激动、不良刺激等因素均与本病密切相关。因此，对待患者应耐心、亲切、和蔼、周到。根据患者特点，有针对性地进行心理疏导。同时，让患者了解控制血压的重要性，帮助患者训练自我控制的能力，参与自身治疗护理方案的制定和实施，指导患者坚持服药，定期复查。

3. 饮食护理　应选用低盐、低热能、低脂、低胆固醇的清淡、易消化饮食。鼓励患者多食水果和蔬菜，戒烟，控制饮用酒、咖啡、浓茶等刺激性饮料。对服用排钾利尿剂的患者，应注意补充含钾高的食物，如蘑菇、香蕉、橘子等。肥胖者应限制热能摄入，控制体重在理想范围之内。

4. 病情观察　对血压持续增高的患者，应每日测量血压2~3次，并做好记录，必要时测立、坐、卧位血压，掌握血压变化规律。如血压波动过大，要警惕脑出血的发生。如在血压急剧增高的同时出现头痛、视物模糊、恶心、呕吐、抽搐等症状，应考虑高血压脑病的发生。如出现端坐呼吸、喘憋、发绀、咳粉红色泡沫痰等，应考虑急性左心衰竭的发生。出现上述各种表现时均应立即送医院进行紧急救治。

5. 用药护理　服用降压药应从小剂量开始，逐渐加量。同时，密切观察疗效，如血压下降过快，应调整药物剂量。在血压长期控制稳定后，可按医嘱逐渐减量，不得随意停药。某些降压药物可引起直立性低血压，在服药后应卧床2～3小时，必要时协助患者起床，待其坐起片刻，无异常后，方可下床活动。

另外，在变换体位时也应动作缓慢，以免发生意外。有些降压药可引起水钠潴留。因此，需每日测体重，准确记录液体出入量，观察水肿情况，注意保持液体出入量的平衡。

十二、多发性硬化

多发性硬化（multiple sclerosis，MS）是一种中枢神经系统炎性脱髓鞘疾病，好发于青、中年女性，临床特点是病灶播散广泛，病程中常有缓解复发的神经系统损害症状，该病的病变位于脑部或脊髓。神经细胞有许多树枝状的神经纤维，这些纤维就像错综复杂的电线一般。多发性硬化就是因为在中枢神经系统中产生大小不一的块状髓鞘脱失而产生症状。所谓"硬化"，指的是这些髓鞘脱失的区域因为组织修复的过程中产生的瘢痕组织而变硬。这些硬块可能会有好几个，随着时间的进展，新的硬块也可能出现，所以称作"多发性"。

（一）病因

多发性硬化的具体病因尚不明确，多数学者认为该病是一种自身免疫性疾病，病毒感染在发病过程中起一定作用，遗传因素和环境因素决定了个体易感性。

1. 自身免疫反应　MS的组织损伤及神经系统症状被认为是直接针对髓鞘抗原的免疫反应所致，认为是由T细胞所介导的自身免疫性疾病。

2. 病毒感染　流行病学资料显示，MS与儿童期接触的某种环境如病毒有关，曾高度怀疑为嗜神经病毒，如麻疹病毒、人类嗜T淋巴细胞病毒Ⅰ型，但从未在MS患者的病灶里证实或分离出病毒。

3. 遗传因素　MS有明显的家族倾向，约15%的MS患者有一个患病的亲属，患者的一级亲属患病概率比一般人群高12～15倍。

4. 环境因素　MS的发病率随着纬度的增高而增高。

（二）病理

中枢神经系统疾病白质内多发性脱髓鞘斑块为多发性硬化的特征性病理改变，多发生于侧脑室周围、视神经、脊髓、小脑和脑干的白质，尤其多见于侧脑室体及前角部位。

1. 大体病理　多发性硬化的急性期可见软脑膜轻度充血、水肿和脊髓节段性肿胀，慢性期可见软脑膜增厚、脑萎缩和脊髓节段性萎缩变细。大脑半球的冠状切面上可见白质内形态各异的灰色斑块。

2. 镜下所见病理　急性期新鲜病灶有充血、水肿或少量环状出血，血管周围可见淋巴细胞和浆细胞等炎性细胞呈袖套状浸润，以淋巴细胞为主，并可见格子细胞和吞噬细胞，髓鞘崩解，轴突相对保存。随着病情好转，充血、水肿消退，炎性改变代之以大量星形胶质细胞增生，病灶颜色变浅，构成晚期硬化斑或瘢痕。中国、日本与西方人之间多发性硬化的病理改变不尽相同，多表现为软化、坏死病灶，如同海绵体，硬化斑相对较少，而欧美以硬化斑多见。

（三）临床表现

在中枢神经系统中组织成绵密复杂的网络。大自然很巧妙地在神经纤维的外面包裹着一层叫"髓鞘"的物质，髓鞘不仅像电线的塑料皮一样让不同的电线不致短路，同时人体的髓鞘还可以加速神经信号的传导。

此病的症状视其所影响的神经组织而定，患者可能出现视力受损（视神经病变）、肢体无力、平衡失调、行动不便、麻木、感觉异常、口齿不清、晕眩、大小便机能失调等症状，这些症状因人而异，严重程度也不尽相同。这些症状可能会减轻或消失，消失后也可能再发作。是否会产生新的症状，或是产生新症状的时机，则无法加以预测。

多发性硬化初期不易被检查出来，如视物模糊或复视等。常见的症状有一定部位的肌肉僵硬、乏力，丧失控制能力，四肢异常疲劳、行走困难、头晕、膀胱控制失调，触觉、痛觉和温热感觉紊乱等，每个症状出现后又会消失。就这样一个接一个地相继发生，或继续恶化，最后可使患者吞咽困难、致残及卧床不起。目前还没有治疗这种疾病的特效药物。

（四）诊断

1. 病史及症状　临床症状复杂多变，病程呈自然缓解与复发的波动性进展，感染、过劳、外伤、情绪激动对该病的发生可能有一定的关系。因病损部位不同，临床征象多种多样。

（1）精神症状：可表现欣快、易激动或抑郁。

（2）言语障碍：小脑病损引起发音不清、言辞含混。

（3）颅神经及躯体感觉、运动、自主神经系统均可受损，依据受累部位的不同而出现相应的临床表现。

2. 体检发现

（1）颅神经损害：以视神经最为常见，视神经、视交叉受累而出现球后视神经炎。除视神经外，动眼神经、外展神经、听神经也可受累而出现相应的体征。

（2）感觉障碍：多由脊髓后索或脊丘系斑块引起。表现为麻木、束带感，后期可出现脊髓横贯性感觉障碍。

（3）运动系统功能障碍：锥体束损害出现痉挛性瘫痪，小脑或脊髓小脑束损害出现小脑性共济失调。

（4）少数患者出现尿潴留或尿失禁。

3. 辅助检查

（1）腰穿脑脊液检查：压力多正常，蛋白含量增高，以球蛋白为主。

（2）脑电图可异常。

（3）视、听神经诱发电位异常。

（4）头颅CT或MRI可见病损部位有斑块异常信号。

（五）治疗

1. 常规治疗

（1）皮质激素或免疫抑制剂：可缓解症状，甲泼尼龙1g／d静滴，5～7天后改为泼尼松30～40mg／d顿服，逐渐减量直至停药。硫唑嘌呤［2mg／（kg·d）］长期治疗（平均2年）对控制病情有效。

（2）神经营养药物：胞二磷胆碱（250mg肌注，1次／天）、成纤维细胞生长因子（DFGF 1600U肌注，1次／天）可酌情选用。

（3）对症治疗：对痛性强直发作、三叉神经痛、癫痫发作者可用卡马西平0.1mg，3次／天，痉挛者可给予地西泮等。

（4）蜂针疗法：美国蜂疗专家姆拉兹（1993年）报道，他用蜂针治疗两名患多发性硬化的妇女（年龄42岁），以后他又治疗了数例该病患者，疗效都很好。他指出疲劳是多发性硬化最常见的临床症状，经过蜂针治疗以后，这种最初的症状消失。其他症状有的随后很快消失，有的需要很长时间才治愈。

伦纳德等人（1986年）在肌强直畸形患者的肌肉中曾检测出蜂针液神经肽（蜂针液明肽）的受体，这可能是治疗多发性硬化的原因。蜂针液的一些成分，如肥大细胞脱颗粒肽及蜂针液神经肽，有与具有高度亲和力的神经及肌肉膜的受体结合的能力，这样的分子在药理上可做探针用，即这种物质可用于特殊蛋白质的定位。

2. 用药原则

（1）糖皮质激素：适用于复发缓解型多发性硬化，对进展型多发性硬化疗效则较差。

（2）大剂量免疫球蛋白：对复发缓解型多发性硬化有效，可明显改善患者的临床症状，降低复发率，MRI检查也显示脑内病灶体积减小和数量明显减少，但对复发进展型和原发进展型无效。

（3）β-干扰素：国家食品和药品管理总局批准3种β-干扰素用于多发性硬化的治疗，疗效已得到证实，可以减少1／3多发性硬化患者的复发，并被推荐为一线用药，或者用于复发缓解型多发性硬化，而又不能耐受格拉默的患者。在随机双盲安慰剂研究中，使用β-干扰素可以减少50%～80%的炎性损害；也获得了这些药有助于提高患者的生活质量和改善认知功能的证据。

（4）免疫抑制剂：对于激素不敏感或慢性进展型多发性硬化的患者，可选用硫唑嘌呤和环磷酰胺。有报道认为对复发缓解型多发性硬化，每月给予冲击剂量的环磷酰胺可降低恶化率。

1）甲氨蝶呤（MTX）：小剂量的MTX对继发进展型有一定作用。

2）硫唑嘌呤：对降低复发率和防止病情恶化起一定作用，不良反应轻到中度。用于激素不敏感或慢性进展型多发性硬化的患者，禁用于急性进展型的多发性硬化患者。

3）环磷酰胺（CTX），由于治疗作用有限而且不良反应大，用于复发缓解型急性期或慢性进展型多发性硬化患者，用其他治疗失败后可以作为保留药物使用。

4）环孢素A（CSA）：主要用在进展型多发性硬化中。

5）米托蒽醌：延缓劳动能力和步行指数丧失的进程。建议米托蒽醌作为各型多发性硬化重症用药。

（5）格拉默（GA）：得到国家食品和药品管理总局批准，用于活动性复发缓解型多发性硬化，临床可作为IFN-β的替代疗法。

（6）雷公藤多苷片：用于各型多发性硬化的补充治疗。

（六）预防

1. 预防感冒　感冒是MS患者病情反复的一大诱因，所以遇到天气变化时，及时加减衣物，避免接触流感人群尤为重要，另外，可选择适当食疗进行预防感冒。

2. 避免劳累　过度的劳累、超负荷的运动对MS患者都是不可取的。

3. 避免高温　避免极高温的热水浴，或过度温暖的环境，以免引发此症。

4. 水疗　游泳、伸展和肌肉活动均在许多MS患者的能力范围之内，可以做一定程度的训练。

（七）护理

1. 手术护理　进行全环境保护，预防感染的发生。40%的MS患者在首发病前1个月内有一定的诱因，其中多为感冒发热，复发时有诱因者占24.6%，其中感冒发热占很大比例。而感染也是导致移植失败最主要的原因之一。故在对患者整个治疗过程中要严格无菌操作，患者入住百级层流病房，进行全环境的保护隔离，预防感染。

2. 心理护理　患者经受了常年的病痛折磨，希望该疗法能根治疾病，当没有达到预期目的时很失望。患者刚入院时向其介绍疾病特点、治疗机制，治疗效果的个体差异，治疗过程中的不适等，并告知患者治疗中的不适会随着疾病的好转而减轻或消失，使其做好心理准备，配合治疗。治疗过程中，在保证遵循治疗护理原则的前提下，尽量满足患者的要求。

3. 大便护理　便秘采用开塞露或缓泻剂，如患者血小板低要慎用灌肠，以免发生肠道出血。预防处理后，患者出现腹泻，严重者每日大便20余次，大便培养正常。每次大便后用软纸轻轻擦净肛周，用0.05%氯己定溶液（38℃）清洗坐浴15分钟，再涂抹金霉素软膏保护肛周黏膜。饮食上注意禁食油腻食物，以免引起或加重腹泻。

4. 化疗时的病情观察 化疗时使用大剂量的CTX会造成心肌损害，引起出血性膀胱炎。使用护心通保护心肌，给患者进行心电监护。使用美安保护膀胱黏膜，水化、碱化及强迫利尿，保证尿量200mL／h，监测尿pH值、尿色，记录24小时出入液量，每日晨测体重，每日监测血电解质、尿常规，观察有无水、电解质、酸碱平衡紊乱的迹象。曾有报道，在化疗时出现了较严重的水、电解质、酸碱平衡紊乱，经及时发现、及时处理，恢复正常。

5. 康复护理 多发性硬化一旦确诊，就应立即开始康复训练。

（1）肢体完全无自主运动阶段：保持肢体功能位，防止痉挛性截瘫、肌肉挛缩畸形。在此阶段，康复的方法是推拿和被动活动，每个关节均要活动，每次5～10分钟，3～4次／天。

（2）肢体有轻度的自主活动阶段：方法同前，此时肌肉痉挛有所缓解，故推拿手法可加重，以患者能承受为度。此阶段可鼓励患者多活动肢体，充分发挥已恢复的肌力，促进肢体功能的恢复。

（3）肢体已能自主活动，但肌肉仍存在阻抗阶段：鼓励患者在体力允许的情况下主动运动。根据患者的自身情况和患者共同制订活动计划。开始先在护士的扶助下练习站立，然后逐步增加行走距离。指导患者行走训练中利用视觉保持平衡，以少量多次为原则。选择地面干燥、空间较大的地方进行锻炼，护士陪同在旁，防止患者摔倒。

（4）痛性痉挛的康复治疗：康复治疗从远端开始介入，进行跟腱、腘绳肌、趾屈肌腱、腕屈肌的徒手被动牵伸，1小时／d。随着病情的好转开始四肢近端关节的被动活动及助力运动，时间选择在抽搐发作较轻的时间段。康复运动为患者下地行走提供了条件。每次康复运动后，患者主诉肢体感觉轻。

第四节 消化系统疾病护理常规

消化系统的重要生理功能是将人体所摄取的食物进行消化、吸收，以供全身组织利用。消化系统疾病主要包括食管、胃、肠、肝、胆、胰等的病变，可为器质性或功能性疾病，病变可局限于消化系统或累及其他系统，其他系统或全身性疾病也可引起消化系统疾病或症状。引起消化系统疾病的病因复杂，常见的有感染、理化因素、大脑皮质功能失调、营养缺乏、代谢紊乱、吸收障碍、变态反应、自身免疫、遗传和医源性因素等。由于消化系统包含的器官较多，且消化道与外界相通，其黏膜直接接触病原体、毒性物质、致癌物质的机会较多，容易发生感染、炎症和损伤，消化系统肿瘤发病率较高可能与此有关。多数消化系统疾病是慢性病程，易造成严重的消化、吸收功能障碍，当病情发展也可因发生急性变化，如出血、穿孔、肝衰竭等而危及患者的生命。此外，消化系统疾病的发生常与患者的心理状态和行为方式关系密切，在护理过程中，尤应强调整体观念，关心患者的精神感情状况，调整不良情绪，指导患者建立良好的生活方式。

一、消化系统疾病患者常见症状和体征的护理

（一）恶心与呕吐

恶心为上腹部不适、紧迫欲吐的感觉，可伴有迷走神经兴奋的症状，如皮肤苍白、出汗、流涎、血压降低及心动过缓等；呕吐（vomit）是通过胃的强迫，使胃或部分小肠的内容物经食管、口腔而排出体外的现象。二者均为复杂的反射动作，可单独发生，但多数患者先有恶心，继而呕吐。

引起恶心与呕吐的消化系统常见疾病有：

（1）胃癌、胃炎、消化性溃疡并发幽门梗阻。

（2）肝、胆囊、胆管、胰腺、腹膜的急性炎症。

（3）胃肠功能紊乱引起的功能性呕吐。

（4）肠梗阻。

（5）消化系统以外的疾病也可引起呕吐，如脑部疾病（脑出血、脑炎、脑部肿瘤等）、前庭神经病变（梅尼埃病等）、代谢性疾病（甲亢、尿毒症等）。

1. 护理评估

（1）病史：恶心与呕吐发生的时间、频度、原因或诱因，与进食的关系；呕吐的特点及呕吐物的性质和量；呕吐伴随的症状，如是否伴有腹痛、腹泻、发热、头痛、眩晕等。呕吐出现的时间、频度、呕吐物的量与性状因病种而异。上消化道出血时呕吐物呈咖啡色甚至鲜红色；消化性溃疡并发幽门梗阻时呕吐常在餐后发生，呕吐量大，呕吐物含酸性发酵宿食；低位肠梗阻时呕吐物带粪臭味；急性胰腺炎可出现频繁剧烈的呕吐，吐出胃内容物甚至胆汁。呕吐频繁且量大者可引起水、电解质紊乱，代谢性碱中毒。长期呕吐伴厌食者可致营养不良。

（2）身体评估：患者的生命体征、神志、营养状况，有无失水表现。有无腹胀、腹肌紧张，有无压痛、反跳痛及其部位、程度，肠鸣音是否正常。

（3）心理-社会资料：长期反复恶心与呕吐，常使患者烦躁不安，甚至焦虑和恐惧，而不良的心理反应，又可使症状加重。应注意评估患者的精神状态，有无疲乏无力，有无焦虑、抑郁及其程度，呕吐是否与精神因素有关等。

（4）辅助检查：必要时做呕吐物毒物分析或细菌培养等检查，呕吐物量大者应注意有无水、电解质代谢和酸碱平衡失调。

2. 常见护理诊断

（1）有体液不足的危险：与大量呕吐导致失水有关。

（2）活动无耐力：与频繁呕吐导致脱水、电解质丢失有关。

（3）焦虑：与频繁呕吐、不能进食有关。

3. 护理目标　患者生命体征在正常范围内，不发生水、电解质代谢和酸碱平衡失调；呕吐减轻或停止，逐步恢复进食，活动耐力恢复或有所改善；焦虑程度减轻。

4. 护理措施

（1）体液不足的危险：

1）监测生命体征：定时测量和记录生命体征直至稳定。血容量不足时可发生心动过速、呼吸急促、血压降低，特别是直立性低血压。持续性呕吐致大量胃液丢失，发生代谢性碱中毒时，患者呼吸可浅、慢。

2）观察患者有无失水征象：准确测量和记录患者每日的液体出入量、尿比重和体重。依失水程度不同，患者可出现软弱无力、口渴，皮肤黏膜干燥、弹性减低，尿量减少、尿比重增高，并可有烦躁、神志不清以至于昏迷等表现。

3）严密观察患者呕吐：观察患者呕吐的特点，记录呕吐的次数，呕吐物的性质、量、颜色和气味。动态观察实验室检查结果，如血清电解质、酸碱平衡状态。

4）积极补充水分和电解质：剧烈呕吐不能进食或严重水、电解质失衡时，主要通过静脉输液给予纠正。口服补液时，应少量多次饮用，以免引起恶心、呕吐。如口服补液未能达到所需补液量时，仍需静脉输液以恢复和保持机体的液体平衡状态。

（2）活动无耐力：协助患者活动，患者呕吐时应帮助其坐起或侧卧，头偏向一侧，以免误吸。吐毕给予漱口，更换污染衣物、被褥，开窗通风以去除异味。告诉患者突然起身可能出现头晕、心悸等不适。故坐起时应动作缓慢，以免发生直立性低血压。及时遵医嘱应用止吐药及其他治疗，促使患者逐步恢复正常饮食和体力。

（3）焦虑：

1）评估患者的心理状态：关心患者，通过与患者及家属交流，了解其心理状态。

2）缓解患者焦虑：耐心解答患者及家属提出的问题，向患者解释精神紧张不利于呕吐的缓解，特别是有的呕吐与精神因素有关，紧张、焦虑还会影响食欲和消化功能，而治病的信心及情绪稳定则有利于呕吐症状的缓解。

3）指导患者减轻焦虑的方法：常用深呼吸、转移注意力等放松方法，减少呕吐的发生。①深呼吸法：用鼻吸气，然后张口慢慢呼气，反复进行。②转移注意力：通过与患者交谈，或倾听轻快的音乐，或阅读喜爱的文章等方法转移患者注意力。

5. 护理评价　患者生命体征稳定在正常范围，无口渴、尿少、皮肤干燥、弹性减退等失水表现，血生化指标正常；呕吐及其引起的不适减轻或消失，逐步耐受及增加进食量；活动耐量增加，活动后无头晕、心悸、气促或直立性低血压出现；能认识自己的焦虑状态并运用适当的应对方法。

（二）腹痛

腹痛（abdominal pain）在临床上一般按起病急缓、病程长短分为急性腹痛和慢性腹痛。急性腹痛多由腹腔器官急性炎症、空腔脏器阻塞或扩张、腹膜炎症、腹腔内血管阻塞等引起；慢性腹痛的原因常为腹腔脏器的慢性炎症，空腔脏器的张力变化，胃、十二指肠溃疡，腹腔脏器的扭转或梗阻，脏器包膜的牵张等。此外，某些全身性疾病、泌尿生殖系统疾病、腹外脏器疾病，如急性心肌梗死和下叶肺炎等亦可引起腹痛。

1. 护理评估

（1）病史：腹痛发生的原因或诱因，腹痛的部位、性质和程度；腹痛的时间，特别是与进食、活动、体位的关系；腹痛发生时的伴随症状，有无恶心与呕吐、腹泻、发热等；有无缓解的方法。

腹痛可表现为隐痛、钝痛、灼痛、胀痛、刀割样痛、钻痛或绞痛等，可为持续性或阵发性疼痛，其部位、性质和程度常与疾病有关。如胃、十二指肠疾病引起的腹痛多为中上腹部隐痛、灼痛或不适感，伴厌食、恶心、呕吐、嗳气、反酸等。小肠疾病疼痛多在脐部或脐周，并有腹泻、腹胀等表现。大肠病变所致的腹痛为下腹部一侧或双侧疼痛。急性胰腺炎常出现上腹部剧烈疼痛，为持续性钝痛、钻痛或绞痛，并向腰背部呈带状放射。急性腹膜炎时疼痛弥漫全腹，腹肌紧张，有压痛、反跳痛。

（2）身体评估：患者的生命体征、神态、神志、营养状况。有无腹胀、腹肌紧张、压痛、反跳痛及其部位、程度，肠鸣音是否正常。

（3）心理–社会资料：疼痛可使患者精神紧张及焦虑，而紧张、焦虑又可加重疼痛，因此应注意评估患者有无因疼痛或其他因素而产生的精神紧张、焦虑不安等。

（4）辅助检查：根据病种不同行相应的实验室检查，必要时需做X线钡餐检查、消化道内镜检查等。

2. 常见护理诊断　腹痛与胃肠道炎症、溃疡、肿瘤有关。

3. 护理目标　患者的疼痛逐渐减轻或消失。

4. 护理措施

（1）疼痛监测：严密观察患者腹痛的部位、性质及程度，如果疼痛性质突然发生改变，且经一般对症处理，疼痛不仅不能减轻，反而加重，需警惕某些并发症的出现，如溃疡穿孔、弥漫性腹膜炎等。应立即请医师进行必要的检查，严禁随意使用镇痛药物，以免掩盖症状，延误病情。

（2）非药物性缓解疼痛的方法：对疼痛特别是有慢性疼痛的患者，采用非药物性止痛方法，可减轻其焦虑、紧张，提高其疼痛阈值和对疼痛的控制感。常用方法包括以下几种。

1）指导式想象：利用一个人对某特定事物的想象而达到特定的正向效果，如回忆一些有趣的往事可转移患者注意力，从而减轻疼痛。

2）局部热疗法：除急腹症外，对疼痛局部可应用热水袋进行热敷，从而解除痉挛达到止痛效果。

3）气功疗法：指导患者通过自我意识，集中注意力，使全身各部分肌肉放松，进而增强对疼痛的耐受力。

4）其他：指导患者应用深呼吸法和转移注意力有助于其减轻疼痛。

（3）针灸止痛：根据不同疾病、不同疼痛部位采取不同穴位针灸。

（4）药物止痛：镇痛药物的种类甚多，应根据病情、疼痛性质和程度选择性给药。癌性疼痛应遵循按需给药的原则，有效控制患者的疼痛，疼痛缓解或消失后及时停药，防止药物不良反应及患者对药物的耐药性和成瘾性。急性剧烈腹痛诊断未明时，不可随意使用镇痛药物，以免掩盖症状，延误病情。

5. 护理评价　患者疼痛减轻或消失。

（三）腹泻

腹泻（diarrhea）是指排便的次数多于平日习惯的频率，粪质稀薄。腹泻多由于肠道疾病引起，其他原因有药物、全身性疾病、过敏和心理因素等。发生机制为肠蠕动亢进、肠分泌增多或吸收障碍。

1. 护理评估

（1）病史：腹泻发生的时间、起病原因或诱因、病程长短；粪便的性状、次数和量、气味和颜色；有无腹痛及疼痛的部位，有无里急后重、恶心与呕吐、发热等伴随症状；有无口渴、疲乏无力等失水表现。

（2）身体评估：急性严重腹泻时，应注意评估患者的生命体征、神志、尿量、皮肤弹性等，注意患者有无水、电解质紊乱，酸碱失衡、血容量减少。慢性腹泻时应注意患者的营养状况，有无消瘦、贫血的体征。评估患者有无腹胀、腹部包块、压痛，肠鸣音有无异常。有无因排便频繁及粪便刺激，引起肛周皮肤糜烂。

小肠病变引起的腹泻粪便呈糊状或水样，可含有未完全消化的食物成分，大量水泻易导致脱水和电解质丢失，部分慢性腹泻患者可发生营养不良。大肠病变引起的腹泻粪便可含脓、血、黏液，病变累及直肠时可出现里急后重。

（3）心理-社会资料：频繁腹泻常影响患者正常的工作和社会活动，使患者产生自卑心理。应注意评估患者有无自卑、忧虑、紧张等心理反应，患者的腹泻是否与其心理精神反应有关。

（4）辅助检查：正确采集新鲜粪便标本做显微镜检查，必要时做细菌学检查。急性腹泻者应注意监测血清电解质、酸碱平衡状况。

2. 常见护理诊断

（1）腹泻：与肠道疾病或全身性疾病有关。

（2）营养失调，低于机体需要量：与严重腹泻导致水、电解质紊乱有关。

（3）有体液不足的危险：与大量腹泻引起失水有关。

3. 护理目标　患者的腹泻及其不适减轻或消失，能保证机体所需水分、电解质和营养素的摄入，生命体征、尿量、血生化指标在正常范围。

4. 护理措施

（1）腹泻：

1）病情监测：包括排便情况、伴随症状、全身情况及血生化指标的监测。

2）饮食选择：饮食以少渣、易消化食物为主，避免生冷、多纤维、味道浓烈的刺激性食物。急性腹泻者应根据病情和医嘱，给予流质、半流质或软食。

3）指导患者活动和减轻腹泻：急性起病，全身症状明显的患者应卧床休息，注意腹部保暖。可用暖水袋热敷腹部，以减弱肠道运动，减少排便次数，而且有利于减轻腹痛等症状。慢性、轻症者可适当活动。

4）加强肛周皮肤的护理：排便频繁时，因粪便的刺激，可使肛周皮肤损伤，引起糜烂及感染。排便后应用温水清洗肛周，保持清洁、干燥，涂无菌凡士林或抗生素软膏以保护肛周皮肤，促进损伤处愈合。

5）心理护理：慢性腹泻治疗效果不明显时，患者往往对预后感到担忧，纤维结肠内镜等检查有一定痛苦，某些腹泻如肠易激综合征与精神因素有关，故应注意患者心理状况的评估和护理，通过解释、鼓励来提高患者对配合检查和对治疗的认识，稳定患者情绪。

（2）营养失调：

1）饮食护理：可经口服者，注意饮食选择，以少渣、易消化食物为主，避免生冷、多纤维、味道浓烈的刺激性食物。严重腹泻，伴恶心与呕吐者，应积极静脉补充营养。老年人易因腹泻发生脱水，也易因输液速度过快引起循环衰竭，故尤应及时补液，并注意输液速度。

2）营养评价：观察并记录患者每日进餐次数、量和品种，以了解其摄入营养能否满足机体需要。定期测量体重，监测有关营养指标的变化，如血红蛋白浓度、人血白蛋白等。

（3）有体液不足的危险：动态观察患者的液体平衡状态，按医嘱补充水分和电解质。具体措施见本节恶心与呕吐的相关护理措施。

5. 护理评价　患者的腹泻及其伴随症状减轻或消失；机体获得足够的热量、水、电解质和各种营养物质，营养状态改善；生命体征正常，无失水、电解质平衡紊乱的表现。

二、胃炎

胃炎（gastritis）是指不同病因所致的胃黏膜炎性病变，常伴有上皮损伤和细胞再生，是最常见的消化道疾病之一。按临床发病的缓急和病程的长短，一般将胃炎分为急性和慢性两大类型。

（一）急性胃炎

急性胃炎（acute gastritis）是指由多种病因引起的急性胃黏膜炎症。临床上急性发病，常表现为上腹部症状。其主要病理改变为胃黏膜充血、水肿、糜烂和出血，病变可局限于胃窦、胃体或弥漫分布于全胃。

（1）幽门螺杆菌（Helicobacter pylori，Hp）感染引起的急性胃炎：健康志愿者吞服幽门螺杆菌后的临床表现、胃镜所见及胃黏膜活检组织病理学均显示急性胃炎的特征。但临床很难诊断幽门螺杆菌感染引起的急性胃炎，因为一过性的上腹部症状多不为患者所注意，如不给予抗菌治疗，幽门螺杆菌可长期存在并发展为慢性胃炎。

（2）除幽门螺杆菌外的病原体急性感染引起的急性胃炎：由于胃酸的强力抑菌作用，除幽门螺杆菌外的细菌很难在胃内存活而感染胃黏膜，但在机体抵抗力下降时，可发生各种细菌、真菌、病毒所引起的急性感染性胃炎。

（3）急性糜烂出血性胃炎：本病是由各种病因引起的，以胃黏膜多发性糜烂为特征的急性胃黏膜病变，常伴有胃黏膜出血，可伴有一过性浅溃疡形成。本病临床常见。

1. 病因及发病机制

（1）药物：最常引起胃黏膜炎症的药物有非甾体抗炎药（non-steroidal anti-inflammatory drug，NSAID），如阿司匹林、吲哚美辛等，某些抗生素、铁剂、氯化钾口服液及抗肿瘤药等，这些药物可直接损伤胃黏膜上皮层。其中，NSAID是通过抑制前列腺素的合成，削弱后者对胃黏膜的保护作用。

（2）急性应激：可由各种严重的脏器疾病、严重创伤、大面积烧伤、大手术、颅脑病变和休克，甚至精神心理因素引起。如烧伤所致者称Curling溃疡，中枢神经系统病变所致者称Cushing溃疡。虽然急性应激引起的急性胃炎发病机制尚未完全明确，但多数认为在上述情况下，应激的生理性代偿功能不足以维持胃黏膜微循环正常运行，使胃黏膜缺血、缺氧，黏液分泌减少和局部前列腺素合成不足，导致胃黏膜屏障破坏，引起胃黏膜糜烂和出血。

（3）乙醇：主要由于其亲脂和溶脂性能，破坏胃黏膜屏障，引起上皮细胞损害、黏膜出血和糜烂。

2. 临床表现　由于病因不同，临床表现不尽一致。轻者大多无明显症状，或仅有上腹部不适、隐痛，以及腹胀、食欲减退等表现。上消化道出血一般为少量、间歇性，可自行停止。临床上，急性糜烂出血性胃炎患者，多以突发的呕血和（或）黑便就诊，占上消化道出血的10%~25%，是上消化道出血的常见病因之一。持续少量出血可导致贫血。体检时上腹部可有不同程度的压痛。

3. 辅助检查

（1）粪便检查：大便隐血试验阳性。

（2）纤维胃镜检查：一般应在大出血后24~48小时内进行，因病变（特别是NSAID或乙醇引起者）可在短期内消失。镜下可见胃黏膜多发性糜烂、出血和水肿，表面附有黏液和炎性渗出物。本病的确诊有赖于纤维胃镜检查。

4. 处理要点　针对病因和原发疾病采取防治措施。药物引起者应立即停止用药，并服用抑酸剂如H_2受体拮抗剂以抑制胃酸分泌，硫糖铝和米索前列醇等胃黏膜保护剂亦有效。有急性应激者在积极治疗原发病的同时可使用抑制胃酸分泌的药物，以预防急性胃黏膜损害的发生。若发生大出血时，应积极进行处理。

5. 常见护理诊断

（1）知识缺乏：缺乏有关本病的病因及防治知识。

（2）潜在并发症：上消化道大量出血。

6. 护理措施

（1）一般护理：

1）休息与活动：患者应注意休息，减少活动，避免紧张、劳累，保证充足的睡眠。急性应激造成者应卧床休息。

2）饮食：注意饮食卫生，进食应有规律，不可暴饮暴食。一般进少渣、温凉、半流质饮食，少量多餐，每日5~7次。如有少量出血可给牛奶、米汤等流质饮食以中和胃酸，有利于胃黏膜的修复。急性大出血或呕吐频繁时应禁食。

（2）病情观察：观察有无上腹部不适、腹胀、食欲减退等消化不良的表现。密切注意上消化道出血的征象，如有无呕血和（或）黑便等，同时做粪便隐血检查，以便及时发现病情变化。

（3）用药护理：禁用或慎用阿司匹林、吲哚美辛等对胃黏膜有刺激的药物。指导患者正确服用抑酸剂、胃黏膜保护剂等药物，用药护理见本章"消化性溃疡患者的护理"。

（4）心理护理：患者常因起病急，且有上腹部不适，或有呕血和（或）黑便，使其及家属紧张不安，尤其是严重疾病引起的急性应激导致出血的患者，常出现焦虑、恐惧的心理反应，而患者的消极情绪反应又可加重病情，不利于疾病的康复。护理人员应向患者解释有关急性胃炎的基本知识，说明及时治疗和护理能获得满意的疗效。同时，应向患者说明紧张、焦虑可使血管收缩，血压增高，诱发和加重病情，使其认识到消除紧张、焦虑心理，保持轻松、愉快心情对疾病康复的重要性。此外，护理人员应经常巡视、关心、安慰患者，及时清除血迹、污物，以减少对患者的不良刺激，增加其安全感，从而安心配合治疗，减轻紧张、焦虑心理，有利于疾病的康复。

（5）健康指导：

1）疾病知识指导：向患者及家属介绍急性胃炎的有关知识、预防方法和自我护理措施。

2）生活指导：根据患者的病因、具体情况进行指导，如避免使用对胃黏膜有刺激的药物，必须使用时，应同时服用抑酸剂；进食要有规律，避免过冷、过热、辛辣等刺激性食物及浓茶、咖啡等饮料；嗜酒者应戒酒，防止乙醇损伤胃黏膜；注意饮食卫生，生活要有规律，保持轻松、愉快的心情，积极配合治疗。

（二）慢性胃炎

慢性胃炎（chronicgastritis）是由多种病因引起的胃黏膜慢性炎症。慢性胃炎的分类方法很多，我国目前采用的分类方法将慢性胃炎分为浅表性（又称非萎缩性）、萎缩性和特殊类型三大类。慢性萎缩性胃炎又可再分为多灶萎缩性胃炎和自身免疫性胃炎两类。特殊类型胃炎种类很多，由不同病因所致，临床上较少见。以下重点介绍前两大类胃炎。

1. 病因及发病机制

（1）幽门螺杆菌感染：目前认为幽门螺杆菌感染是慢性浅表性胃炎最主要的病因。其机制是：幽门螺杆菌具有鞭毛结构，可在胃内黏液层中自由活动，并依靠其黏附素与胃黏膜上皮细胞紧密接触；幽门螺杆菌分泌高活性的尿素酶，可分解尿素产生NH_3，而中和胃酸，既形成了有利于幽门螺杆菌定居和繁殖的中性环境，又损伤了上皮细胞膜；幽门螺杆菌分泌的空泡毒素蛋白可使上皮细胞受损，细胞毒素相关基因蛋白能引起强烈的炎症反应；幽门螺杆菌菌体胞壁可作为抗原产生免疫反应。这些因素的长期存在导致胃黏膜的慢性炎症。

长期的幽门螺杆菌感染，在部分患者可发展为慢性多灶萎缩性胃炎。但幽门螺杆菌感染者慢性胃炎的发生率存在很大的地区差异，如印度、非洲、东南亚等地人群幽门螺杆菌感染率与日本、韩国、哥伦比亚等国相当，甚至更高，但前者慢性胃炎的发生率却远低于后者。这说明幽门螺杆菌感染本身可能不足以导致慢性浅表性胃炎发展为慢性萎缩性胃炎，但却增加了胃黏膜对环境因素的易感性。

（2）饮食：流行病学资料显示，饮食中高盐和缺乏新鲜蔬菜和水果与慢性胃炎的发生密切相关。

（3）自身免疫：自身免疫性胃炎患者血液中存在壁细胞抗体和内因子抗体，可破坏壁细胞，使胃酸分泌减少乃至缺失，还可影响维生素B_{12}的吸收而导致恶性贫血。

（4）物理及化学因素：长期饮浓茶、酒、咖啡，食用过热、过冷、过于粗糙的食物，服用大量NSAID，以及各种原因引起的十二指肠液反流等，均会削弱胃黏膜的屏障功能而损伤胃黏膜。

2. 临床表现　慢性胃炎进展缓慢，病程迁延，多数患者无明显症状。部分患者有腹痛或不适、食欲不振、饱胀、嗳气、反酸、恶心和呕吐等消化不良的表现，症状常与进食或食物种类有关，而与慢性胃炎的内镜所见及组织病理学改变无肯定的相关性。少数患者可有少量上消化道出血。自身免疫性胃炎患者可出现明显厌食、贫血和体重减轻。体征多不明显，可有上腹部轻压痛。

3. 辅助检查

（1）纤维胃镜及胃黏膜活组织检查：是最可靠的诊断方法。通过胃镜在直视下观察黏膜病损，在充分活组织检查基础上，以组织病理学诊断明确病变类型，并可检测幽门螺杆菌。

（2）幽门螺杆菌检测：见本章第三节相关内容。

（3）血清学检查：自身免疫性胃炎时，抗壁细胞抗体和抗内因子抗体可呈阳性，血清促胃泌素水平明显升高。多灶萎缩性胃炎时，血清促胃泌素水平正常或偏低。

（4）胃液分析：自身免疫性胃炎时，胃酸缺乏；多灶萎缩性胃炎时，胃酸分泌正常或偏低。

4. 处理要点

（1）根除幽门螺杆菌感染：对于有明显异常、有胃癌家族史、伴有糜烂性十二指肠炎、消化不良症状，经常规治疗效果差的幽门螺杆菌感染的慢性胃炎患者，可采取根除幽门螺杆菌的治疗，见本章"消化性溃疡患者的护理"。

（2）对因治疗：若因NSAID引起者，应停药并给予抗酸剂或硫糖铝；若因十二指肠液反流，可应用吸附胆汁药物，如硫糖铝、碳酸镁或考来烯胺等；若是自身免疫性胃炎，尚无特异治疗，有恶性贫血者可肌内注射维生素B_{12}。

（3）对症处理：有胃动力学改变者，可应用促胃肠动力药如多潘立酮、莫沙必利等；对于胃酸缺乏者，可应用胃蛋白酶合剂；对于胃酸增高者，可应用抑酸剂。

（4）手术治疗：对于肯定的重度异型增生，宜给予预防性手术治疗，目前多采用纤维胃镜下胃黏膜切除术。

5. 常见护理诊断

（1）疼痛：腹痛与胃黏膜炎性病变有关。

（2）营养失调，低于机体需要量：与厌食、消化吸收不良等有关。

（3）焦虑：与病情反复、病程迁延有关。

6. 护理措施

（1）一般护理：

1）休息与活动：指导患者日常生活要有规律，急性发作时应卧床休息，病情缓解后可参加正常活动，进行适当的锻炼，但应避免过度劳累。

2）饮食护理：

①饮食原则：鼓励患者养成良好的饮食习惯，少量多餐，细嚼慢咽，给予高热量、高蛋白、高维生素、易消化的饮食，避免摄入过冷、过热、粗糙和辛辣的刺激性食物和饮料，戒除烟酒。

②食物选择：向患者及家属说明饮食对促进慢性胃炎康复的重要性，与其共同制订饮食计划。指导患者及家属根据病情选择易消化的食物种类，如胃酸高者，应禁食浓缩肉汤及酸性食品，以免引起胃酸分泌过多，可食用牛奶、菜泥、面包等，口味要清淡，少盐。胃酸低者可用刺激胃酸分泌的食物，如浓缩肉汤、肉汁等，或酌情食用酸性食物，如山楂、食醋等。指导患者及家属注意改进烹调技巧，粗粮细做，软硬适中，注意食物的色、香、味的搭配，以增进患者食欲。

③进餐环境：提供舒适的进餐环境，保持环境清洁、空气新鲜、温度适宜，避免环境中的不良刺激，如噪声、不良气味等，以利于患者进餐。鼓励患者晨起、睡前、进

餐前后刷牙或漱口，保持口腔清洁、舒适，促进食欲。

④营养状况评估：观察并记录患者每日进餐次数、量和品种，定期测量体重，监测血红蛋白浓度、人血白蛋白等有关营养指标的变化，将营养状况的改善转告患者，以增强患者的信心。

（2）病情观察：密切观察腹痛的部位和性质，呕吐物与大便的颜色、量和性质，用药前后患者症状是否改善，以便及时发现病情变化。

（3）腹痛护理：指导患者避免精神紧张，采用转移注意力、做深呼吸等方法缓解疼痛，也可用热水袋热敷胃部，以解除痉挛，减轻腹痛。

（4）用药护理：遵医嘱给患者应用根除幽门螺杆菌感染药物以及应用抑酸剂、胃黏膜保护剂时，注意观察药物的疗效及不良反应。多潘立酮的不良反应较少，偶可引起惊厥、肌肉震颤等锥体外系症状，口服用药时应饭前给药，栓剂最好在直肠排空后插入肛门。莫沙必利可有腹泻、腹痛、口干等不良反应，在应用2周后，如果消化道症状无改善，应停止服用。

（5）心理护理：常因病情反复、病程迁延，表现出烦躁、焦虑等负性情绪，而有异型增生的患者，常因担心恶变而恐惧。护理人员应主动安慰患者，说明本病经过正规治疗是可以逆转的。对于异型增生，经严密随访，即使有恶变，及时手术也可获得满意的疗效，使其树立治疗信心，配合治疗，消除焦虑、恐惧心理。

（6）健康指导：

1）疾病知识指导：向患者及家属讲解有关病因和预后，指导患者避免诱发因素，定期门诊复查。

2）生活指导：教育患者平时生活要有规律，保持良好的心理状态，合理安排工作和休息时间，保证充足的睡眠，避免过劳。向患者及家属说明饮食治疗的意义，切实遵循饮食治疗的计划和原则。

3）用药指导：指导患者遵医嘱按时服药，并向患者介绍药物可能的不良反应，如有异常应及时复诊。

三、消化性溃疡

消化性溃疡（peptic ulcer）主要指发生于胃和十二指肠黏膜的慢性溃疡，即胃溃疡（gastric ulcer, GU）和十二指肠溃疡（duodepal ulcer, DU），因溃疡的形成与胃酸／胃蛋白酶的消化作用有关而得名。消化性溃疡是全球性常见病，约有10%的人一生中患过此病。本病可发生于任何年龄，以中年最为常见，DU好发于青壮年，GU的发病年龄一般较DU约迟10年。临床上DU较GU多见，两者之比约为3：1，但有地区差异，在胃癌高发区，GU所占的比例有所增加。秋冬和冬春之交是本病的好发季节。

（一）病因及发病机制

消化性溃疡是一种多因素疾病，其中幽门螺杆菌感染和服用非甾体抗炎药是已知的主要病因。溃疡发生的基本原理是黏膜侵袭因素和黏膜自身防御、修复因素失平衡的结果，胃酸在溃疡形成中起关键作用。对胃、十二指肠黏膜有损伤的侵袭因素，包括胃酸和胃蛋白酶的消化作用、幽门螺杆菌感染、服用NSAID等。胃、十二指肠黏膜的自身防御、修复因素，包括黏液、碳酸氢盐屏障、黏膜屏障、黏膜血流量、细胞更新、前列腺素和表皮生长因子等。

1. 幽门螺杆菌感染　大量研究表明，幽门螺杆菌感染是消化性溃疡的主要病因。幽门螺杆菌感染导致消化性溃疡的机制如下。

（1）幽门螺杆菌-胃泌素-胃酸学说：幽门螺杆菌感染通过直接或间接作用于G、D细胞和壁细胞，导致胃酸分泌增加，从而导致十二指肠的酸负荷增加。

（2）十二指肠胃上皮化生学说：十二指肠胃上皮化生为幽门螺杆菌在十二指肠定植提供了条件，幽门螺杆菌感染导致十二指肠炎症，黏膜屏障破坏，从而导致DU发生。

（3）十二指肠碳酸氢盐分泌减少：幽门螺杆菌感染减少十二指肠碳酸氢盐分泌，导致黏膜屏障削弱，从而导致DU发生。

（4）幽门螺杆菌感染削弱胃黏膜的屏障功能：幽门螺杆菌感染引起的胃黏膜炎症削弱了胃黏膜的屏障功能，导致GU的发生。

2. NSAID　传统的NSAID如阿司匹林、吲哚美辛等，是引起消化性溃疡的另一重要原因。NSAID除直接作用于胃十二指肠黏膜导致其损伤外，主要通过抑制前列腺素合成，削弱后者对黏膜的保护作用。

3. 胃酸和胃蛋白酶　消化性溃疡的最终形成是由于胃酸和胃蛋白酶对黏膜的自身消化所致。因胃蛋白酶的活性取决于胃液pH，当胃液pH上升到4以上时，胃蛋白酶就失去活性，因此胃酸的存在是溃疡发生的决定因素。胃酸分泌过多在DU的发病机制中起主要作用。

4. 胃十二指肠运动异常　胃排空延缓，可引起十二指肠液反流入胃而损伤胃黏膜；胃排空增快，可使十二指肠酸负荷增加。上述原发病因，能加重幽门螺杆菌感染或NSAID对胃黏膜的损伤。

5. 其他

（1）遗传：消化性溃疡有家庭聚集现象，O型血者易得DU，但遗传因素的作用仍不能肯定。

（2）应激：急性应激可引起应激性溃疡，长期精神紧张、焦虑或情绪容易波动的人或过度劳累，可能通过神经内分泌途径影响胃十二指肠分泌、运动和黏膜血流调节，从而使溃疡发作或加重。

（3）吸烟：引起消化性溃疡的机制可能与吸烟增加胃酸分泌、降低幽门括约肌张力和影响胃黏膜前列腺素合成有关。

（二）临床表现

典型的消化性溃疡有周期性发作和节律性疼痛的特点。

1. 症状

（1）腹痛：上腹痛是消化性溃疡的主要症状，疼痛多位于上腹中部、偏右或偏左。多数患者疼痛有典型的节律性，与进食有关，但少数患者可无症状，而仅表现为无规律性的上腹隐痛不适，或以出血、穿孔等并发症为首发症状。其发作常与不良精神刺激、情绪波动、饮食失调等有关。GU和DU上腹疼痛特点的比较见表1-1。

表1-1 GU和DU上腹疼痛特点的比较

		GU	DU
相同点	慢性周期性疼痛性质	病程可达6~7年，有的长达20年或更长，发作与缓解呈周期性交替，以春、秋季发作多见，多呈钝痛、灼痛、胀痛，或饥饿样不适，一般为轻至中度持续性痛，可耐受	
不同点	疼痛部位	中上腹或在剑突下和剑突下偏左	中上腹或在中上腹偏右
	疼痛时间	常在餐后1小时内发生，经1~2小时后逐渐缓解，至下次餐前自行消失	常发生在两餐之间，持续至下餐进食后缓解，故又称空腹痛、饥饿痛；部分患者于午夜出现疼痛，称夜间痛
	疼痛规律	进食—疼痛—缓解	疼痛—进食—缓解

（2）其他：常有反酸、嗳气、恶心、呕吐、食欲减退等消化不良症状，也可有失眠、多汗、缓脉等自主神经功能失调的表现。

2. 体征　溃疡活动期可有剑突下固定而局限的轻压痛，缓解期则无明显体征。

3. 并发症

（1）出血：是消化性溃疡最常见的并发症，也是上消化道大量出血的最常见病因，DU比GU容易发生。常因服用NSAID而诱发。出血引起的临床表现取决于出血的速度和量，轻者表现为呕血、黑便，重者可出现周围循环衰竭，甚至低血容量性休克，应积极抢救。

（2）穿孔：是消化性溃疡最严重的并发症，临床上可分为急性、亚急性和慢性三种类型，以急性穿孔最常见。饮酒、劳累、服用NSAID等可诱发急性穿孔，表现为突发的剧烈腹痛、大汗淋漓、烦躁不安，服用抑酸剂不能缓解。疼痛多自上腹开始迅速蔓延至全腹，腹肌呈板样僵直，有明显压痛和反跳痛，肝浊音区消失，肠鸣音减弱或消失，部分患者出现休克。十二指肠或胃后壁的溃疡深至浆膜层时已与邻近的组织或器官发生粘连，穿孔时胃肠内容物不流入腹腔，称为慢性穿孔，又称为穿透性溃疡。穿透性溃疡时腹痛规律发生改变，腹痛顽固而持久，常向背部放射。邻近后壁的穿孔或游离穿孔较小时，只引起局限性腹膜炎时称亚急性穿孔，症状较急性穿孔轻且体征较局限。

（3）幽门梗阻：大多由DU或幽门管溃疡引起。急性梗阻多为暂时性，随炎症好转而缓解；慢性梗阻主要由于瘢痕收缩而呈持久性。幽门梗阻患者可感上腹饱胀不适，疼痛于餐后加重，且反复大量呕吐，呕吐物为呈酸腐味的宿食，呕吐后疼痛可暂缓解。严重频繁呕吐可致失水和低钾、低氯性碱中毒，常继发营养不良。上腹饱胀、逆蠕动的胃型以及空腹时检查胃内有振水音、插胃管抽出胃液量＞200mL，是幽门梗阻的特征性表现。

（4）癌变：少数GU可发生癌变，DU则否。对长期GU病史、年龄在45岁以上、溃疡顽固不愈者，应怀疑是否癌变，需进一步检查和定期随访。

（三）辅助检查

1. 纤维胃镜和胃黏膜活组织检查　是确诊消化性溃疡的首选检查方法。胃镜检查可直接观察溃疡部位、病变大小、性质，并可在直视下取活组织做组织病理学检查和幽门螺杆菌检测。

2. X线钡餐检查　溃疡的X线直接征象是龛影，适用于对胃镜检查有禁忌或不愿接受胃镜检查者。

3. 幽门螺杆菌检测　可通过侵入性（如快呋塞米素酶测定、组织学检查和幽门螺杆菌培养等）和非侵入性（如^{13}C或^{14}C尿素呼气试验、粪便幽门螺杆菌抗原检测和血清学检测等）方法检测出幽门螺杆菌。其中^{13}C或^{14}C尿素呼气试验检测幽门螺杆菌感染的敏感性及特异性均较高而无须胃镜检查，常作为根除治疗后复查的首选方法。

4. 大便隐血试验　隐血试验阳性提示溃疡有活动，如GU患者持续阳性，应怀疑有癌变的可能。

（四）处理要点

治疗的目的是消除病因、缓解症状、促进溃疡愈合、防止复发和防治并发症。针对病因的治疗如根除幽门螺杆菌，有可能彻底治愈溃疡病，是近年来消化性溃疡治疗的一大进展。

1. 消化性溃疡的药物治疗　治疗消化性溃疡的药物可分为抑制胃酸分泌的药物和保护胃黏膜的药物两大类，主要起缓解症状和促进溃疡愈合的作用，常与根除幽门螺杆菌治疗配合使用。

（1）抑制胃酸的药物治疗：溃疡的愈合与抑酸治疗的强度和时间成正比。碱性抗酸药可中和胃酸，迅速缓解疼痛症状，但促进溃疡愈合需长期、大量应用，不良反应较大，故很少单一应用。

（2）保护胃黏膜的药物治疗：常用的胃黏膜保护剂包括硫糖铝、枸橼酸铋钾和前列腺素类药物。硫糖铝和枸橼酸铋钾能黏附覆盖在溃疡面上形成一层保护膜，从而阻止胃酸和胃蛋白酶侵袭溃疡面，还可促进内源性前列腺素合成和刺激表皮生长因子分泌，疗程为4~8周。前列腺素类药物如米索前列醇，具有增加胃黏膜防御能力的作用。

2. 根除幽门螺杆菌治疗

（1）根除幽门螺杆菌的治疗方案：对于幽门螺杆菌阳性的消化性溃疡患者，根除幽门螺杆菌不但可以促进溃疡愈合，而且可以预防溃疡复发，从而彻底治愈溃疡。

（2）根除幽门螺杆菌治疗结束后的抗溃疡治疗：在根除幽门螺杆菌治疗疗程结束后，继续给予该根除方案中所含抗溃疡药物常规剂量，完成1个疗程较理想。

（3）根除幽门螺杆菌治疗后复查：在根除幽门螺杆菌治疗疗程结束后至少4周，应进行幽门螺杆菌复查，以保证幽门螺杆菌已被根除。

3. NSIAD溃疡的治疗　对服用NSIAD后出现的溃疡，如条件允许应立即停用NSIAD，或者应立即换用对黏膜损伤轻的NSIAD，如塞来昔布。对停用NSIAD者，可给予常规剂量、常规疗程的H_2受体拮抗剂或质子泵抑制剂（proton pump inhibitor，PPI）治疗；对不能停用NSIAD者，应选用PPI治疗。

4. 溃疡复发的预防　维持治疗一般以H_2受体拮抗剂常规剂量的半量睡前顿服，NSIAD溃疡复发的预防应常规采用PPI或米索前列醇。

5. 外科手术治疗　对于大量出血经内科紧急处理无效、急性穿孔、瘢痕性幽门梗阻、内科治疗无效的顽固性溃疡及胃溃疡疑有癌变者，可行手术治疗。

（五）护理评估

询问有关疾病的诱因和病因，例如：有无暴饮暴食、喜食酸辣等刺激性食物的习惯；有无慢性胃炎病史；是否经常服用阿司匹林等药物；家族中有无患溃疡病者；是否嗜烟酒；发病是否与天气变化、饮食不当或情绪激动等有关。询问患者有关临床表现，例如：询问疼痛发作的过程，首次发作的时间，疼痛与进食的关系，有无规律，部位及性质如何，如何能缓解疼痛；是否伴有恶心、呕吐、反酸、嗳气等消化道症状；有无呕血、黑便、频繁呕吐等并发症的征象。此次发病与既往有无不同。注意观察患者有无痛苦表情，有无消瘦、贫血貌，生命体征是否正常，上腹部有无固定压痛点，有无胃蠕动波，全腹有无压痛、反跳痛、腹肌紧张，肠鸣音是否减弱或消失等。注意评估实验室及其他检查结果，例如：血常规、大便隐血试验、幽门螺杆菌检测、胃液分析、X线钡餐检查及胃镜检查等是否异常。此外，还应评估患者及家属对疾病的认识程度，患者有无焦虑或恐惧等心理，了解患者家庭经济状况和社会支持情况。

（六）常见护理诊断

1. 疼痛　腹痛与胃、十二指肠溃疡有关。

2. 知识缺乏　缺乏病因及防治知识。

3. 潜在并发症　上消化道大量出血、穿孔、幽门梗阻、溃疡癌变。

4. 焦虑与疾病　与反复发作、病程迁延有关。

（七）护理目标

患者能描述导致和加重疼痛的因素并能够避免，能应用缓解疼痛的方法和技巧，疼痛减轻或消失；能够描述正确的溃疡防治知识，主动参与，积极配合防治；不发生上消化道出血、穿孔、幽门梗阻、溃疡癌变等并发症，或上述征象被及时发现和处理；焦虑程度减轻或消失。

（八）护理措施

1. 一般护理

（1）休息和活动：对溃疡活动期患者，症状较重或有上消化道出血等并发症时，应卧床休息，可使疼痛等症状缓解。溃疡缓解期，应鼓励适当活动，根据病情严格掌握活动量，工作宜劳逸结合，以不感到劳累和诱发疼痛为原则，餐后避免剧烈活动。有夜间疼痛时，指导患者遵医嘱夜间加服1次抑酸剂，以保证夜间睡眠。

（2）饮食护理：

1）饮食原则：患者饮食应定时定量、少食多餐、细嚼慢咽，食物选择应营养丰富、搭配合理、清淡、易于消化，以避免食物对溃疡病灶的刺激。

2）进餐方式：在溃疡活动期，应做到：①定时定量，以维持正常消化活动的节律，避免餐间零食和睡前进食，使胃酸分泌有规律。②少食多餐，少食可避免胃窦部过强扩张引起的促胃液素分泌增加，以减少胃酸对病灶的刺激，多餐可使胃中经常保持适量的食物以中和胃酸，利于溃疡面的愈合。③细嚼慢咽，以减少对消化道过强的机械刺激，同时咀嚼可增加唾液分泌，后者具有稀释和中和胃酸的作用。

3）食物选择：应选择营养丰富、搭配合理、清淡、易于消化的食物，以促进胃黏膜的修复和提高机体抵抗力。①选择营养丰富、刺激性小的食物，如牛奶、鸡蛋、鱼等。在溃疡活动期的患者，以柔软的面食、稍加碱的软米饭或米粥等偏碱性食物为宜。脱脂牛奶有中和胃酸的作用，但牛奶中的钙质反过来刺激胃酸分泌，故可适量摄取，应安排在两餐间饮用。脂肪能刺激小肠黏膜分泌肠抑胃蛋白酶从而抑制胃酸分泌，但同时可引起胃排空减慢，胃窦扩张，致胃酸分泌增多，故脂肪摄取也应适量。②避免刺激性食物：避免食用对胃黏膜有较强机械刺激的生、冷、硬、粗纤维的蔬菜、水果，忌用强刺激胃酸分泌的食品和调味品，如油炸食物以及浓咖啡、浓茶和辣椒、酸醋等。适当控制一般调味品的使用，食物不宜过酸、过甜、过咸。忌用生姜、生蒜、生萝卜等，以免产生气体，扩张胃肠道而致腹胀。③烹调方法：以蒸、煮、炖、烩、氽等为主，各种食物应切细、煮软。

4）注意进餐情绪：应注意调节患者进餐时的情绪，避免精神紧张，否则易致大脑皮层功能紊乱，胃酸分泌过多，不利于溃疡愈合。

5）营养状况监测：经常评估患者的饮食和营养状况。

2. 病情观察

（1）病情监测：注意观察及详细了解患者疼痛的规律和特点，并按其特点指导缓解疼痛的方法。如DU表现为空腹痛或夜间痛，指导患者准备抑酸性食物（苏打饼干等）在疼痛前进食，或服用抑酸剂以防疼痛。也可采用局部热敷或针灸止痛等。监测生命体征及腹部体征的变化，以及时发现并纠正并发症。

（2）帮助患者认识和去除病因：向患者解释疼痛的原因，指导和帮助患者减少或去除加重和诱发疼痛的因素。①服用NSAID者，应停药。②避免暴饮暴食和食用刺激性食物，以免加重对胃肠黏膜的损伤。③对嗜烟酒者，应与患者共同制订切实可行的戒烟酒计划，并督促其执行。

3. 并发症的护理 当发生急性穿孔和瘢痕性幽门梗阻时，应立即遵医嘱做好手术前准备，行外科手术治疗。亚急性穿孔和慢性穿孔时，注意观察疼痛的性质，指导患者按时服药。急性幽门梗阻时，做好呕吐物的观察与处理，指导患者禁饮食，行胃肠减压，保持口腔清洁，遵医嘱静脉补充液体，并做好解痉药和抗生素的用药护理。上消化道大量出血和溃疡癌变时，分别见本章相关内容。

4. 用药护理 遵医嘱对患者进行药物治疗，并注意观察药效及不良反应。

（1）碱性抗酸药：应在饭后1小时和睡前服用。服用片剂时应嚼服，乳剂给药前应充分摇匀，不宜与酸性食物及饮料同服。抗酸药还应避免与奶制品同时服用，因两者相互作用可形成络合物。氢氧化铝凝胶能阻碍磷的吸收，引起磷缺乏症，表现为食欲不振、软弱无力等症状，甚至可导致骨质疏松，长期大量服用还可引起严重便秘，对长期便秘者应慎用，为防止便秘可与氧化镁交替服用。此外，氢氧化铝凝胶应在密闭、阴凉处保存，但不得冰冻。铝碳酸镁可能引起个别患者腹泻，还可能干扰四环素类等药物的吸收，必须服用时应避开服药时间。此类抗酸药不宜长期服用。

（2）H_2受体拮抗剂：应在餐中或餐后即刻服用，也可把一日剂量在睡前服用。如需同时服用碱性抗酸药，则两药应间隔1小时以上，如与甲氧氯普胺合用，需适当增加H_2受体拮抗剂剂量。若静脉应用H_2受体拮抗剂，应注意控制速度，速度过快可引起低血压和心律失常。H_2受体拮抗剂可从母乳排出，哺乳期应停止用药。西咪替丁常见的不良反应有腹泻、腹胀、口苦、咽干等，可通过血脑屏障，偶有精神异常等不良反应。此外，西咪替丁因对雄激素受体有亲和力而影响性功能，若突然停药，还可能引起慢性消化性溃疡穿孔，故完成治疗后尚需继续服药3个月。雷尼替丁的不良反应较少，静脉注射后部分患者可出现面热感、头晕、恶心等，持续10余分钟可自行消失。法莫替丁较雷尼替丁的不良反应少，偶见过敏反应，一旦发生应立即停药。

（3）质子泵抑制剂：奥美拉唑可引起个别患者头晕，特别是用药初期，应嘱患者用药期间避免开车或做其他必须高度集中注意力的工作。此外，奥美拉唑还有延缓地西泮及苯妥英钠代谢和排泄的作用，合用时须慎重。兰索拉唑的主要不良反应包括荨麻疹、皮疹、瘙痒、头痛、口苦、肝功能异常等，轻度不良反应时不影响继续用药，较为严重时应及时停药。泮托拉唑的不良反应较少，偶可引起头痛和腹泻。

（4）其他药物：硫糖铝片宜在进餐前1小时服用，可有便秘、口干、皮疹、眩晕、嗜睡等不良反应。不能与多酶片同服，以免降低两者的效价。枸橼酸铋钾在酸性环境中方起作用，故宜在餐前半小时服用。因其可使齿、舌变黑，应用吸管直接吸入，部分患者服药后出现便秘和大便呈黑色，停药后可自行消失。服用阿莫西林前应询问患者有无青霉素过敏史，服用过程中应注意有无迟发性过敏反应，如是否出现皮疹等。甲硝唑可引起恶心、呕吐等胃肠道反应，可遵医嘱用甲氧氯普胺等拮抗。

5. 心理护理

（1）正确评估患者及家属的心理反应：由于本病病程长，病情反复发作，有周期性发作和节律性疼痛的特点。在患者及家属中产生两种截然不同的心理反应，一种是对疾病认识不足，持无所谓的态度；另一种是产生紧张、焦虑心理，尤其是在并发出血、梗阻时，患者易产生恐惧心理。上述两种消极反应都不利于疾病的康复，特别是紧张恐惧的精神因素，又可诱发和加重病情。因此，护理人员应正确评估患者及家属对疾病的认识程度和心理状态。

（2）积极进行健康宣教，减轻不良心理反应：护理人员在全面评估患者及家属对疾病的认识程度，了解患者及家属的心理状态，其家庭经济状况和社会支持情况后，有针对性地对患者及家属进行健康教育。向担心预后不良的患者说明，经过正规治疗和积极预防，溃疡是可以痊愈的。向患者说明紧张焦虑的心理，可增加胃酸分泌，诱发和加重溃疡，指导患者采用放松技术，如转移注意力、听轻音乐等，放松全身，保持乐观精神。同时，积极协助患者取得家庭和社会的支持，以缓解其焦虑、急躁情绪，促进溃疡的愈合。向对疾病认识不足的患者及家属说明疾病的危害，取得合作，以减少疾病的不良后果。

6. 健康指导

（1）生活指导：向患者及家属讲解引起和加重溃疡病的相关因素。指导患者保持乐观的情绪、规律的生活，避免过度紧张与劳累，选择合适的锻炼方式，提高机体抵抗力。指导患者建立合理的饮食习惯和结构，戒除烟酒，避免摄入刺激性食物。

（2）用药指导：指导患者慎用或勿用致溃疡药物，如阿司匹林、咖啡因、泼尼松等，指导患者按医嘱正确服药，学会观察药效及不良反应；不擅自停药或减量，防止溃疡复发。

（3）疾病知识指导：嘱患者定期复诊，并指导患者了解消化性溃疡及其并发症的相关知识和识别方法，若上腹疼痛节律发生变化并加剧，或者出现呕血、黑便时，应立即就医。

（九）护理评价

患者主诉上腹部疼痛缓解或消失；掌握有关溃疡病的防治知识，能采取恰当的应对措施；无上消化道出血等并发症出现或被及时纠正；情绪稳定，保持良好的心理状态。

四、胃癌

胃癌（gastric cancer）是人类最常见的恶性肿瘤之一，居消化道肿瘤的首位，在所有肿瘤中居第二位。男性胃癌的发病率与死亡率均高于女性，男女之比约为2：1。发病年龄以中老年居多，高发年龄为55～70岁。一般而言，有色人种比白种人易患本病。我国的发病率以西北地区最高，中南和西南地区则较低。全国平均年死亡率约为16／10万。

（一）病因及发病机制

胃癌的发生是一个多步骤、多因素、进行性发展的过程。正常情况下，胃黏膜上皮细胞的增殖和凋亡之间保持动态平衡。这种平衡的维持有赖于癌基因、抑癌基因及一些生长因子的共同调控。多种因素共同影响上述平衡的维持，参与胃癌的发生，一般认为其产生与以下因素有关。

1. 环境和饮食因素　不同国家和地区发病率的明显差异，说明本病与环境因素有关。流行病学研究结果表明，长期食用霉变粮食、咸菜、烟熏腌制食品及过多摄入食盐，可增加胃癌发生的危险性。长期食用含硝酸盐较高的食物后，硝酸盐可在胃内受细菌硝酸盐还原酶的作用形成亚硝酸盐，再与胺结合形成致癌的亚硝胺。高盐饮食致胃癌危险性增加的机制尚不清楚，可能与高浓度盐造成胃黏膜损伤，使黏膜易感性增加而协同致癌作用有关。

2. 幽门螺杆菌感染　1994年，WHO宣布幽门螺杆菌是人类胃癌的Ⅰ类致癌源，其诱发胃癌的可能机制有：幽门螺杆菌导致的慢性炎症有可能成为一种内源性致突变原；幽门螺杆菌是一种硝酸盐还原剂，具有催化亚硝化的作用而起致癌作用；幽门螺杆菌的某些代谢产物促进上皮细胞变异。

3. 遗传因素　胃癌发病具有明显的家族聚集倾向，家族发病率高于健康人群的2～3倍。一般认为遗传因素使致癌物质对易感者更易致癌。

4. 癌前状态　胃癌的癌前状态分为癌前疾病和癌前病变。前者是指与胃癌相关的胃良性疾病，有发生胃癌的危险性，如慢性萎缩性胃炎、胃息肉、残胃炎、胃溃疡；后者是指较易转变为癌组织的病理学变化，如肠型化生和异型增生。

（二）病理

胃癌可发生于胃的任何部位，但半数以上发生在胃窦部、胃小弯及前后壁，其次是贲门部，胃体相对少见。根据癌肿侵犯胃壁的程度，可分为早期胃癌和进展期胃癌。早期胃癌是指癌组织浸润深度仅限于黏膜或黏膜下层，不论其有无局部淋巴结转移。进展期胃癌深度超过黏膜下层，已侵入肌层者称中期，侵及浆膜层或浆膜层外者称为晚期胃癌。在临床上进展期胃癌较多见，根据其形态类型又分为4型，即Ⅰ型又称息肉型，最少见；Ⅱ型又称溃疡型，较常见；Ⅲ型又称溃疡浸润型，最常见；Ⅳ型又称弥漫浸润型，少见。胃癌有直接蔓延、淋巴结转移、血行播散和种植转移四种扩散方式，其中淋巴结转移最常见。

（三）临床表现

1. 早期胃癌　早期多无症状和明显体征，或仅有一些非特异性消化道症状。

2. 进展期胃癌

（1）症状：上腹痛为最早出现的症状，同时伴有食欲缺乏、厌食、进行性体重下降。疼痛可急可缓，开始仅有上腹饱胀不适，餐后加重，继之有隐痛不适，偶呈节律性溃疡样疼痛，但不能被进食和服药缓解。患者常有早饱感和软弱无力。早饱感或呕吐是胃壁受累的表现。胃癌可并发出血、贲门或幽门梗阻、穿孔等，当发生并发症或转移时可出现一些特殊症状，例如：贲门癌累及食管下段时可出现吞咽困难；并发幽门梗阻时出现严重恶心、呕吐；溃疡型胃癌出血时可引起呕血和（或）黑便，继之贫血；转移至肝可引起右上腹痛、黄疸和（或）发热；侵及胰腺时则会出现背部放射性疼痛等。

（2）体征：主要体征为腹部肿块，多位于上腹部偏右，有压痛。转移至肝时可出现肝大，并扪及坚硬结节，常伴黄疸，甚至出现腹腔积液。腹膜有转移时也可发生腹腔积液，出现移动性浊音。有远处淋巴结转移时可触到质硬而固定的Virchow淋巴结。直肠指诊时在直肠膀胱间凹陷处可触及一板样肿块。

（3）伴癌综合征：某些胃癌患者可出现伴癌综合征，包括反复发作的表浅性血栓静脉炎（Trousseau征）及过度色素沉着、黑棘皮病（皮肤皱褶处有色素沉着，尤其在两腋下）和皮肌炎等，可有相应的体征，有时可在胃癌被察觉前出现。

（四）辅助检查

1. 血常规　大多数患者有缺铁性贫血。

2. 大便隐血试验　持续阳性有辅助诊断意义。

3. X线钡餐检查　早期胃癌的X线检查可表现为小的充盈缺损或小的不规则的龛影；进展期胃癌的X线诊断率可达90%以上。息肉型胃癌表现为较大而不规则的充盈缺损；溃疡型胃癌表现为龛影位于胃腔轮廓之内，边缘不整齐，周围黏膜僵直，蠕动消失，并见皱襞中断现象；溃疡浸润型胃癌表现为胃壁僵直；弥漫浸润型胃癌表现为蠕动消失，胃腔狭窄。

4. 纤维胃镜和黏膜活组织检查　胃镜直视下可观察病变部位、性质，并取黏膜做活组织检查，是目前最可靠的诊断手段。早期胃癌可表现为小的息肉样隆起或凹陷；进展期胃癌可表现为肿瘤表面多凹凸不平、糜烂，有污秽苔，活检易出血，也可呈深大溃疡，底部覆有污秽灰白苔，溃疡边缘呈结节状隆起，无聚合皱襞，病变处无蠕动。

（五）处理要点

1. **手术治疗**　外科手术切除加区域淋巴结清扫是目前唯一有可能根治胃癌的方法。对胃癌患者，如无手术禁忌证或远处转移，应尽可能手术切除。

2. **胃镜下治疗**　对早期胃癌可在胃镜下行高频电凝切除术、激光或微波凝固及光动力治疗等。因早期胃癌可能有淋巴结转移，所以胃镜下治疗不如手术可靠。

3. **化学治疗**　有转移淋巴结癌灶的早期胃癌及全部进展期胃癌均需辅以化疗，在术前、术中及术后使用，以使癌灶局限、消灭残存癌灶及防止复发和转移。晚期胃癌化疗主要是缓解症状，改善生存质量及延长生存期。常用药物有氟尿嘧啶、丝裂霉素、替加氟、阿霉素等。

4. **支持治疗**　应用高能量静脉营养疗法可以增强患者的体质，使其能耐受手术和化疗；使用对胃癌有一定作用的生物制剂，如香菇多糖、沙培林等，可提高患者的免疫力。

（六）常见护理诊断

1. **疼痛**　与癌细胞浸润有关。
2. **营养失调**　低于机体需要量与胃癌造成吞咽困难、消化吸收障碍等有关。
3. **有感染的危险**　与化疗致白细胞减少、免疫功能降低有关。
4. **活动无耐力**　与疼痛及患者机体消耗有关。
5. **潜在并发症**　出血、梗阻、穿孔。

（七）护理措施

1. **一般护理**

（1）休息与活动：轻症患者可适当参加日常活动，进行身体锻炼，以不感到劳累、腹痛为原则。重症患者应卧床休息，给予适当体位，避免诱发疼痛。

（2）饮食护理：供给患者足够的蛋白质、碳水化合物和丰富的维生素食品，保证足够热量，以改善患者的营养状况。让患者了解充足的营养支持对机体恢复有重要作用，对能进食者鼓励其尽可能进食易消化、营养丰富的流质或半流质饮食。对食欲缺乏者，应为患者提供清洁的进食环境，选择适合患者口味的食品和烹调方法，并注意变换食物的色、香、味，以增进食欲。定期测量体重，检测人血白蛋白和血红蛋白等营养指标，以监测患者的营养状态。

（3）静脉营养支持：对贲门癌有吞咽困难和中、晚期患者应遵医嘱静脉输注高营养物质，以维持机体代谢需要，提高患者免疫力。幽门梗阻时，应立即禁食，行胃肠减压，同时遵医嘱静脉补充液体。

2. **病情观察**

（1）疼痛的观察与处理：观察疼痛特点，注意评估疼痛的性质、部位，是否伴有严重的恶心和呕吐、吞咽困难、呕血及黑便等症状。如出现剧烈腹痛和腹膜刺激征，应考虑发生穿孔的可能性，及时协助医师进行有关检查或手术治疗。教会患者一些放松和转移注意力的技巧，减少对患者不良的心理和生理刺激，有助于减轻疼痛。疼痛剧烈时，可腹部热敷、针灸止痛，必要时根据医嘱采用药物止痛或患者自控镇痛（patient-controlled analgesia，PCA）法进行止痛。

（2）监测患者的感染征象：密切观察患者的生命体征及血常规检查的改变，询问患者有无咽痛、尿痛等不适，及时发现感染迹象并协助医师进行处理。病房应定期消毒，减少探视，保持室内空气新鲜；严格遵循无菌原则进行各项操作，防止交叉感染。协助患者做好皮肤、口腔护理，注意会阴部及肛门的清洁，减少感染的机会。

3. 用药护理

（1）化疗药物：遵医嘱进行化疗，以抑制和杀伤癌细胞，注意观察药物的疗效及不良反应。

（2）止痛药物：遵循WHO推荐的三阶梯疗法，遵医嘱给予相应的止痛药。

4. 心理护理　患者在知晓自己的诊断后，预感疾病的预后不佳而表现出愤怒或逃避现实，甚至绝望的心理。护理人员应与患者建立良好的护患关系，利用倾听、解释、安慰等技巧与患者沟通，表示关心与体贴，并及时取得家属的配合，以避免自杀等意外的发生。对于化疗所致的脱发以及疾病晚期的患者，应注意尊重患者，维护患者的尊严，认真听取患者有关自身感受的叙述，并给予支持和鼓励，耐心为患者做处置，以稳定患者的情绪。同时介绍有关胃癌治疗进展信息，提高患者治疗的信心；指导患者保持乐观的生活态度，用积极的心态面对疾病，树立战胜疾病、延缓生命的信心。另外，协助患者取得家庭和社会的支持，对稳定患者的情绪也有不可忽视的作用。

5. 健康指导

（1）疾病预防指导：开展卫生宣教，提倡多食富含维生素C的新鲜水果、蔬菜，多食肉类、鱼类、豆制品和乳制品；避免高盐饮食，少进咸菜、烟熏和腌制食品；食品储存要科学，不食霉变食物。有癌前状态者，应定期检查，以便早期诊断及治疗。

（2）生活指导：指导患者运用适当的心理防御机制，保持良好的心理状态，以积极的心态面对疾病。指导患者有规律地生活，保证充足的睡眠，根据病情和体力，适量活动，增强机体抵抗力。注意个人卫生，特别是体质衰弱者，应做好口腔、皮肤黏膜的护理，防止继发性感染。

（3）疾病及用药指导：教会患者及家属如何早期识别并发症，及时就诊。指导患者合理用药，向患者说明疼痛发作时不能完全依赖止痛药，以免成瘾，而应发挥自身积极的应对能力。定期复诊，以监测病情变化和及时调整治疗方案。

五、急性胰腺炎

急性胰腺炎（acute pancreatitis）是指各种病因导致胰酶在胰腺内被激活后，引起胰腺组织自身消化、水肿、出血甚至坏死的炎症反应。临床主要表现为急性上腹痛、发热、恶心、呕吐、血和尿淀粉酶增高，重症伴腹膜炎、休克等并发症。本病可见于任何年龄，但以青壮年居多。

（一）病因及发病机制

引起急性胰腺炎的病因较多，常见的病因有胆道系统疾病、大量饮酒和暴饮暴食等。

1. 胆道系统疾病　国内报道50%以上的急性胰腺炎并发于胆石症、胆道感染或胆道蛔虫等胆道系统疾病，引起胆源性胰腺炎的因素如下。

（1）梗阻：胆石、感染、蛔虫等因素致Oddi括约肌水肿、痉挛，使十二指肠壶腹部出口梗阻，胆管内压力高于胰管内压力，胆汁逆流入胰管，激活胰酶引起急性胰腺炎。

（2）Oddi括约肌功能不全：胆石在移行过程中损伤胆总管、壶腹部，或胆管感染引起Oddi括约肌松弛，使富含肠激酶的十二指肠液反流入胰管，引起急性胰腺炎。

（3）胆道系统感染时细菌毒素、游离胆酸、非结合胆红素等，可通过胆胰间淋巴管交通支扩散到胰腺，激活胰酶，引起急性胰腺炎。

2. 胰管阻塞　胰管结石、狭窄、肿瘤或蛔虫钻入胰管等均可引起胰管阻塞，胰管内压过高，使胰管小分支和胰腺腺泡破裂，胰液外溢到间质引起急性胰腺炎。

3. 酗酒和暴饮暴食　均可刺激胰液分泌增加，并导致Oddi括约肌痉挛，十二指肠乳头水肿，使胰液排出受阻，引起急性胰腺炎。

4. 其他　某些急性传染病、外伤、手术、某些药物以及任何原因引起的高钙血症和高脂血症等，都可能损伤胰腺组织引起急性胰腺炎。

急性胰腺炎的发病机制尚未完全阐明，已有的共识是上述各种病因虽然致病途径不同，但有共同的发病过程，即一系列胰腺消化酶被激活导致胰腺的自身消化。正常胰腺分泌的消化酶有两种形式：一种是有生物活性的酶，如淀粉酶、脂肪酶等；另一种是以酶原形式存在的没有活性的酶，如胰蛋白酶原、糜蛋白酶原等。正常情况下，胰腺合成的胰酶是没有活性的酶原，在各种病因作用下，胰腺自身防御机制中某些环节被破坏，酶原被激活成有活性的酶，使胰腺发生自身消化。近年的研究提示胰腺组织损伤过程中，一系列炎性介质，如氧自由基、血小板活化因子、前列腺素等，都可引起胰腺血液循环障碍，导致急性胰腺炎的发生和发展。

（二）临床表现

急性胰腺炎根据病理损害程度可分为急性水肿型和急性出血坏死型，前者症状较轻，有自限性；后者常起病急骤，症状严重，可于数小时内猝死。

1. 症状

（1）腹痛：为本病的主要表现和首发症状，常在暴饮暴食或酗酒后突然发生。疼痛剧烈而持续，呈钝痛、钻痛、绞痛或刀割样痛，可有阵发性加剧。腹痛常位于中上腹，向腰背部呈带状放射，取弯腰抱膝位可减轻疼痛。水肿型腹痛一般3～5日后缓解。出血坏死型腹部剧痛，持续较长，由于渗液扩散可引起全腹痛。极少数患者腹痛极微或无腹痛。

（2）恶心、呕吐及腹胀：起病后多出现恶心、呕吐，大多频繁而持久，吐出食物和胆汁，呕吐后腹痛并不减轻。常同时伴有腹胀，甚至出现麻痹性肠梗阻。

（3）发热：多数患者有中度以上发热，一般持续3～5日。若持续发热1周以上并伴有白细胞升高，应考虑有胰腺脓肿或胆管炎症等继发感染。

（4）水、电解质及酸碱平衡紊乱：多有轻重不等的脱水，呕吐频繁者可有代谢性碱中毒。出血坏死型者可有显著脱水和代谢性酸中毒，伴血钾、血镁、血钙降低。

（5）低血压和休克：见于出血坏死型胰腺炎，极少数患者可突然出现休克，甚至发生猝死。亦可逐渐出现，或在有并发症时出现。其主要原因为有效循环血容量不足、胰腺坏死释放心肌抑制因子致心肌收缩不良，并发感染和消化道出血等。

2. 体征　急性水肿型胰腺炎患者腹部体征较轻。急性出血坏死型胰腺炎患者常出现急性腹膜炎体征，少数患者由于胰酶或坏死组织液沿腹膜后间隙渗到腹壁下，致两侧腰部皮肤呈暗灰蓝色，称Grey-Tumer征，或出现脐周围皮肤青紫，称Cullen征。如有胰腺脓肿或假性囊肿形成，上腹部可扪及肿块。胰头炎性水肿压迫胆总管时，可出现黄疸。低血钙时有手足搐搦。

3. 并发症　主要见于急性坏死型胰腺炎。局部并发症有胰腺脓肿和假性囊肿。全身并发症常在病后数日出现，如并发急性肾衰竭、急性呼吸窘迫综合征、心力衰竭、消化道出血、胰性脑病、弥散性血管内凝血、肺炎、败血症、糖尿病等，死亡率极高。

（三）辅助检查

1. 白细胞计数　多有白细胞增多及中性粒细胞核左移。

2. 淀粉酶测定　血清淀粉酶一般在起病后6～12小时开始升高，尿淀粉酶升高较晚，常在发病后12～14小时开始升高。

3. 血清脂肪酶测定　血清脂肪酶常在起病后24～72小时开始上升，持续7～10日，对病后就诊较晚的急性胰腺炎患者有诊断价值。

4. C反应蛋白（C-reactive protein，CRP）　是组织损伤和炎症的非特异性标志物，在胰腺坏死时CRP明显升高。

5. 其他生化检查　可有血钙降低，若低于1.5mmol／L则预后不良。血糖升高较常见，持久空腹血糖高于10mmol／L反映胰腺坏死。此外，可有血清AST、LDH增加，血清蛋白降低。

6. 影像学检查　腹部X线平片可见肠麻痹或麻痹性肠梗阻征象；腹部B超与CT显像可见胰腺弥漫增大，其轮廓与周围边界模糊不清，坏死区呈低回声或低密度图像，对并发胰腺脓肿或假性囊肿的诊断有帮助。

（四）处理要点

治疗的原则为减轻腹痛、减少胰腺分泌、防治并发症。

1. 减少胰腺分泌

（1）禁食及胃肠减压。

（2）抗胆碱能药物，如阿托品、山莨菪碱（654-2）等肌注。

（3）生长抑素、胰高血糖素和降钙素能抑制胰液分泌，尤以生长抑素类药物奥曲肽疗效好。

2. 解痉镇痛　阿托品或山莨菪碱肌注，每日2～3次。疼痛剧烈者可加用哌替啶50～100mg肌内注射，必要时6～8小时可重复使用1次。

3. 抗感染　因多数急性胰腺炎与胆管疾病有关，故多应用抗生素，常选用氧氟沙星、环丙沙星、克林霉素与头孢菌素类等。

4. 抑酸治疗　以往强调常规应用，目前临床仍习惯应用。静脉给予H_3受体拮抗剂或质子泵抑制剂，减少胃酸分泌进而减少胰液分泌。

5. 抗休克及纠正水、电解质平衡紊乱　积极补充液体和电解质，维持有效循环血容量。重症患者应给予白蛋白、全血及血浆代用品，休克者在扩容的基础上用血管活性药，注意纠正酸碱失衡。

6. 抑制胰酶活性　适用于重症胰腺炎的早期，常用抑肽酶20万～50万U／d，分两次溶于葡萄糖溶液静滴。

7. 内镜下Oddi括约肌切开术　对胆源性胰腺炎，可用于胆管紧急减压、引流和去除胆石梗阻，起到治疗和预防胰腺炎发展的作用。适用于老年不宜手术者。

8. 并发症的处理　对于急性坏死型胰腺炎伴腹腔内大量渗液者，或伴急性肾衰竭者，可采用腹膜透析治疗；急性呼吸窘迫综合征除药物治疗外，可做气管切开和应用呼吸机治疗；并发糖尿病者可使用胰岛素。

（五）常见护理诊断

1. 疼痛　腹痛与胰腺及其周围组织炎症、水肿或出血坏死有关。

2. 有体液不足的危险　与呕吐、禁食、胃肠减压或出血有关。

3. 体温过高　与胰腺炎症、坏死和继发感染有关。

4. 潜在并发症　急性肾衰竭、心功能不全、DIC、败血症、急性呼吸。

（六）护理措施

1. 一般护理

（1）休息与体位：患者应绝对卧床休息，以降低机体代谢率，增加脏器血流量，促进组织修复和体力恢复。协助患者取弯腰、屈膝侧卧位，以减轻疼痛，并鼓励和帮助患者翻身。因剧痛辗转不安者应防止坠床，周围不要有危险物，以保证安全。

（2）禁饮食和胃肠减压：多数患者需禁饮食1~3日，明显腹胀者需行胃肠减压，其目的在于减少胃酸分泌，进而减少胰液分泌，以减轻腹痛和腹胀。应向患者及家属解释禁饮食的意义，患者口渴时可含漱或湿润口唇，并做好口腔护理。

2. 疼痛的护理

（1）解痉镇痛治疗：遵医嘱给予解痉止痛药，如阿托品能抑制腺体分泌，解除胃、胆管及胰管痉挛，但持续应用时，应注意有无心动过速等不良反应。止痛效果不佳时遵医嘱配合使用其他止痛药，如哌替啶。注意禁用吗啡，以防引起Oddi括约肌痉挛，加重病情。

（2）观察用药前、后疼痛的改变：注意用药前、后疼痛有无减轻，疼痛的性质和特点有无改变。若疼痛持续存在伴高热，则应考虑是否并发胰腺脓肿；若疼痛剧烈、腹肌紧张、压痛和反跳痛明显，则提示并发腹膜炎，应报告医师及时处理。

（3）指导患者采取减轻疼痛的方法：安慰患者，满足患者的需要，使其避免紧张、恐惧。指导患者减轻腹痛的方法，如松弛疗法、皮肤针刺疗法等。

3. 维持水、电解质平衡

（1）病情观察：注意观察患者呕吐物的量及性质，行胃肠减压者，应观察和记录引流量及性质。观察患者皮肤黏膜色泽、弹性有无变化，判断失水程度。准确记录24小时液体出入量，作为补液的依据。定时留取标本，监测血、尿淀粉酶，血糖、血清电解质的变化，做好动脉血气分析的测定。出血坏死型胰腺炎患者应注意有无多器官功能衰竭的表现。

（2）维持有效循环血容量：禁食患者每日的液体入量常需达到3000mL以上，故应迅速建立有效静脉通路输入液体及电解质，以维持有效循环血容量。注意根据患者脱水程度、年龄和心肺功能调节输液速度，及时补充因呕吐、发热和禁食所丢失的液体和电解质，纠正酸碱平衡失调。

（3）防止低血容量性休克：定时测定患者的体温、血压、脉搏、呼吸，特别注意患者血压、神志及尿量的变化，如出现神志改变、血压下降、尿量减少、皮肤黏膜苍白、冷汗等低血容量性休克的表现，应积极配合医师进行抢救。①迅速准备好抢救用物，如静脉切开包、人工呼吸器、气管切开包等。②患者取平卧位，注意保暖，给予氧气吸入。③尽快建立静脉通路，必要时静脉切开，按医嘱输注液体、血浆或全血，补充血容量。根据血压调整给药速度，必要时测定中心静脉压，以决定输液量和速度。④如循环衰竭持续存在，按医嘱给予升压药。

4. 用药护理　持续应用阿托品应注意有无心动过速、加重麻痹性肠梗阻等不良反应。有高度腹胀或肠麻痹时，不宜应用阿托品。抗生素应用时注意有无过敏等不良反应。

5. 心理护理　由于本病呈急性起病，患者出现剧烈腹痛，一般止痛药物无效。而出血坏死型则症状重,预后差,常使患者及家属产生不良的心理反应,出现烦躁不安、恐惧、焦虑等。护理人员应经常巡视患者,了解其需要,并及时作出反应。向患者及亲属解释引起疼痛的原因、治疗方法和预后,以排除患者的疑虑,从而帮助患者树立战胜疾病的信心。

6. 健康指导

（1）疾病知识指导:向患者及家属介绍本病的主要诱发因素和疾病发生发展的过程,教育患者积极治疗胆道系统疾病,注意防治胆管蛔虫。

（2）生活指导:指导患者及家属掌握饮食卫生知识,患者平时应养成规律进食习惯,避免暴饮暴食。腹痛缓解后,应从少量低脂、低糖饮食开始逐渐恢复至正常饮食,但应避免刺激强、产气多、高脂肪和高蛋白食物,戒除烟酒,防止复发。

六、上消化道大量出血

上消化道出血（upper gastrointestinal bleeding）是指屈氏韧带以上的消化道,包括食管、胃、十二指肠、胰、胆管病变引起的出血,以及胃空肠吻合术后的空肠病变出血。上消化道大量出血一般指在数小时内失血量超过1000mL或循环血容量的20%,是常见的临床急症。

（一）病因

上消化道出血的病因很多,其中常见的有消化性溃疡、食管胃底静脉曲张破裂、急性糜烂出血性胃炎和胃癌。食管贲门黏膜撕裂综合征引起的出血亦不少见。少部分由胰、胆管病变引起,如胆囊或胆管结石或癌症、胰腺癌等。某些全身性疾病亦可引起出血,如白血病、血友病、尿毒症、应激性溃疡等。

（二）临床表现

上消化道大量出血的临床表现取决于出血病变的性质、部位、出血量与速度,并与患者出血前的全身状况,如有无贫血及心、肾、肝功能有关。

1. 呕血与黑便　是上消化道出血的特征性表现。出血部位在幽门以上者常有呕血和黑便,在幽门以下者可仅表现为黑便。但出血量少而速度慢的幽门以上病变亦可仅见黑便,而出血量大、速度快的幽门以下病变可因血液反流入胃,引起呕血。呕血与黑便的颜色、性质、出血量和速度有关。呕血呈鲜红色或血块提示出血量大且速度快,血液在胃内停留时间短,未经胃酸充分混合即呕出;如呕血呈棕褐色咖啡渣样,则表明血液在胃内停留时间长,经胃酸作用形成正铁血红素所致。柏油样黑便,黏稠而发亮,是因血红蛋白中铁与肠内硫化物作用形成硫化铁所致;当出血量大且速度快时,血液在肠内推进快,粪便可呈暗红色甚至鲜红色,需与下消化道出血相鉴别;反之,空肠、回肠的出血,如果出血量不大,在肠内停留时间较长,也可表现为黑便,需与上消化道出血相鉴别。

2. **失血性周围循环衰竭** 上消化道大量出血时，由于循环血容量急剧减少，静脉回心血量相应不足，导致心排血量降低，常发生急性周围循环衰竭，其程度因出血量大小和失血速度快慢而异。患者可出现头昏、心悸、乏力、出汗、口渴、晕厥等一系列组织缺血的表现。出血性休克早期体征有脉搏细速、脉压变小，血压可因机体代偿作用而正常甚至一时偏高，此时应特别注意血压波动，尤其是脉压。呈现休克状态时，患者表现为面色苍白、口唇发绀、呼吸急促；皮肤湿冷，呈灰白色或紫灰花斑，体表静脉塌陷；精神萎靡、烦躁不安，重者反应迟钝、意识模糊；收缩压降至80mmHg以下，脉压25～30mmHg，心率加快至120次/分钟以上。休克时尿量减少，若补足血容量后仍少尿或无尿，应考虑并发急性肾衰竭。

3. **发热** 大量出血后，多数患者在24小时内可出现发热，一般不超过38.5℃，可持续3～5日。发热机制可能与循环血容量减少、急性周围循环衰竭，导致体温调节中枢功能障碍有关，失血性贫血亦为影响因素之一。

4. **氮质血症** 上消化道大量出血后，肠道中血液的蛋白质消化产物被吸收，引起血中尿素氮浓度增高，称为肠性氮质血症。尿素氮多在一次出血后数小时上升，24～48小时达到高峰，3～4日降到正常。

（三）辅助检查

1. **实验室检查** 测定红细胞、白细胞和血小板计数，血红蛋白浓度、血细胞比容、肝功能、肾功能、大便隐血等，有助于估计失血量及动态观察有无活动性出血，判断治疗效果及协助病因诊断。

2. **内镜检查** 出血后24～48小时内行急诊内镜检查，可以直接观察出血部位，明确出血的病因诊断，同时对出血灶进行止血治疗。

3. **X线钡剂检查** 检查宜在出血停止且病情基本稳定数日后进行。

4. **其他** 选择性动脉造影，如腹腔动脉、肠系膜上动脉造影帮助确定出血部位。

（四）处理要点

应采取积极措施进行抢救，迅速补充血容量，纠正水、电解质失衡，预防和治疗失血性休克，给予止血治疗，同时积极进行病因诊断和治疗。

1. **补充血容量** 立即配血，可先输入平衡液或葡萄糖盐水、右旋糖酐或其他血浆代用品，尽早输入全血，以尽快恢复和维持血容量及有效循环，最好保持血红蛋白不低于90g/L。输液量可根据估计的失血量来确定。

2. **止血措施**

（1）非食管胃底静脉曲张破裂出血的止血措施：病因中以消化性溃疡出血最为常见。

1）药物止血：

①抑制胃酸分泌药：临床常用H$_2$受体拮抗剂或质子泵阻滞剂，常用药物有西咪替

丁、雷尼替丁、奥美拉唑等，急性出血期均应静脉给药。

②口服药物止血：如去甲肾上腺素8mg加入100mL水中分次口服，也可经胃管滴注入胃，可使出血的小动脉收缩而止血。其他有效的止血剂有凝血酶、巴曲酶等。

2）内镜直视下止血：适用于有活动性出血或暴露血管的溃疡出血，治疗方法包括激光光凝、高频电凝、微波、热探头及注射疗法等。

（2）食管胃底静脉曲张破裂出血的止血措施：本病往往出血量大、出血速度快、再出血率和死亡率高，治疗措施上亦有其特殊性。

1）药物止血：

①血管升压素：为常用药物，其作用机制是收缩内脏血管，从而减少门静脉血流量，降低门静脉及其侧支循环的压力。用法为血管升压素0.2U／min持续静滴，视治疗反应，可逐渐增加至0.4U／min。同时用硝酸甘油静滴或舌下含服，可减轻大剂量应用血管升压素的不良反应，并且硝酸甘油有协同降低门静脉压力的作用。

②生长抑素：研究证明该药能明显减少内脏血流量，并见奇静脉血流量明显减少，目前用于临床的有14肽天然生长抑素和生长抑素的人工合成制剂奥曲肽。

2）三腔或四腔气囊管压迫止血：宜用于药物不能控制出血时暂时使用，以争取时间准备其他治疗措施。

3）内镜直视下止血：注射硬化剂至曲张的食管静脉，可用无水乙醇、鱼肝油酸钠、乙氧硬化醇等硬化剂；亦可用圈套结扎曲张静脉；或同时使用两种方法。

4）经颈静脉肝内门体静脉分流术。

（五）护理评估

根据引起上消化道大量出血的病因，应询问患者如下问题。

1. 慢性、周期性、节律性上腹痛；出血以冬春季节多见；出血前有营养失调、劳累或精神紧张、受寒等诱因。

2. 有服用阿司匹林、吲哚美辛、保泰松、肾上腺皮质激素等损伤胃黏膜的药物史或酗酒史，有创伤、颅脑手术、休克、严重感染等应激史。

3. 病毒性肝炎、血吸虫病、慢性酒精中毒等引起肝硬化的病因，且有肝硬化门静脉高压的临床表现。

4. 40岁以上男性，有渐进性食欲不振、腹胀、上腹持续疼痛、进行性贫血、体重减轻、上腹部肿块，出血后上腹痛无明显缓解。

此外，还应注意评估患者有无紧张、恐惧或悲观、沮丧等心理反应，特别是慢性病或全身性疾病致反复出血者，有无对治疗失去信心、不合作。患者及其家属对疾病和治疗的认识程度如何。

（六）常见护理诊断

1. 体液不足　与上消化道大量出血有关。

2. 活动无耐力 与失血性周围循环衰竭有关。

3. 有受伤的危险 创伤、窒息、误吸与食管胃底黏膜长时间受压、囊管阻塞气道、血液或分泌物反流入气管有关。

（七）护理目标

患者无继续出血的征象，血容量不足得到纠正，生命体征稳定；能够获得足够休息，活动耐力逐渐增加，能叙述活动时保证安全的要点；患者呼吸道通畅，无窒息、误吸，食管胃底黏膜未因受气囊压迫而损伤。

（八）护理措施

1. 一般护理

（1）休息与体位：大出血时患者应绝对卧床休息，取平卧位并将下肢略抬高，以保证脑部供血。呕吐时头偏向一侧，防止窒息或误吸；必要时用负压吸引器清除气道内的分泌物、血液或呕吐物，保持呼吸道通畅；给予吸氧。

（2）饮食护理：食管胃底静脉曲张破裂出血、急性大出血伴恶心、呕吐者应禁食。少量出血无呕吐者，可进温凉、清淡流质饮食。出血停止后改为营养丰富、易消化、无刺激性半流质饮食，少量多餐，逐步过渡到正常饮食。食管胃底静脉曲张破裂出血的患者，止血后1~2日可进食高热量、高维生素流质饮食，限制钠和蛋白质摄入，避免粗糙、坚硬、刺激性食物，且应细嚼慢咽，防止损伤曲张静脉而再次出血。

2. 病情观察 上消化道大量出血在短期内出现休克症状，为临床常见的急症，应做好病情的观察。

（1）出血量的估计：详细询问患者呕血和（或）黑便的发生时间、次数、量及性状，以便估计出血量和速度。一般来说，大便隐血试验阳性提示每日出血量5~10mL；出现黑便表明出血量在70mL以上，一次出血后黑便持续时间取决于患者排便次数，如每日排便1次，粪便色泽约在3日后恢复正常；胃内积血量250~300mL时可引起呕血；一次出血量在400mL以下时，一般不引起全身症状；如出血量达400~500mL，可出现头晕、心悸、乏力等症状；如超过1000mL，临床即出现急性周围循环衰竭的表现，严重者引起失血性休克。周围循环衰竭的临床表现是估计出血量的重要标准，应动态观察患者的心率、血压。可采用改变体位测量心率、血压，并观察症状和体征来估计出血量：先测平卧位时的心率与血压，然后测半卧位时的心率与血压，如半卧位即出现心率增快10次／分钟以上、血压下降幅度＞20mmHg、头晕、出汗甚至晕厥，则表示出血量大，血容量已明显不足，是紧急输血的指征。如收缩压低于90mmHg、心率大于120次／分钟，伴有面色苍白、四肢湿冷、烦躁不安或神志不清，则已进入休克状态，属严重大量出血，需紧急抢救。

（2）继续或再次出血的判断：观察出现下列迹象，提示有活动性出血或再次出血。①反复呕血，甚至呕吐物由咖啡色转变为鲜红色。②黑便次数增多且粪质稀薄，色泽转为暗红色，伴肠鸣音亢进。③周围循环衰竭的表现经补液、输血而未改善，或好转后又恶化，血压波动，中心静脉压不稳定。④红细胞计数、血细胞比容、血红蛋白测定不断下降，网织红细胞计数持续增高。⑤在补液足量、尿量正常的情况下，尿素氮持续或再次增高。⑥原有脾大门静脉高压的患者，在出血后脾常暂时缩小，如不见脾恢复肿大亦提示出血未止。

（3）出血性休克的观察：大出血时严密监测患者的心率、血压、呼吸和神志变化，必要时进行心电监护。准确记录液体出入量，疑有休克时留置导尿管，测每小时尿量，应保持尿量＞30mL／h。注意症状和体征的观察，如患者烦躁不安、面色苍白、皮肤湿冷、四肢湿冷，提示微循环血液灌注不足；而皮肤逐渐转暖、出汗停止，则提示血液灌注好转。

3. 用药护理　立即建立静脉通道，配合医师迅速、准确地实施输血、输液，各种止血治疗及用药等抢救措施，并观察治疗效果及不良反应。输液开始应快，必要时测定中心静脉压作为调整输液量和速度的依据。避免因输液、输血过多、过快而引起急性肺水肿，对老年患者和心肺功能不全者尤应注意。肝病患者忌用吗啡、巴比妥类药物；应输新鲜血，因库存血含氨量高，易诱发肝性脑病。血管升压素可引起腹痛、血压升高、心律失常、心肌缺血，甚至发生心肌梗死，故滴注速度应遵医嘱准确无误，并严密观察患者不良反应。患有冠心病的患者忌用血管升压素。

4. 三（四）腔气囊管的护理　熟练的操作和插管后的密切观察及细致护理是达到预期止血效果的关键。插管前仔细检查，确保食管引流管、胃管、食管囊管、胃囊管通畅并分别做好标记，检查两气囊无漏气后抽尽囊内气体，备用。协助医师为患者做鼻腔、咽喉部局麻，经鼻腔或口腔插管至胃内。将食管引流管、胃管连接负压吸引器或定时抽吸，观察出血是否停止，并记录引流液的性状、颜色及量；经胃管冲洗胃腔，以清除积血，可减少氨在肠道内的吸收，以免血氨增高而诱发肝性脑病。出血停止后，放松牵引，放出囊内气体，保留管道继续观察24小时，未再出血可考虑拔管，对昏迷患者可继续留置管道用于注入流质食物和药液。拔管前口服液体石蜡20～30mL，润滑黏膜和管、囊外壁，抽尽囊内气体，以缓慢、轻巧的动作拔管。气囊压迫一般以3～4日为限，继续出血者可适当延长。

留置管道期间应注意的事项如下。

（1）定时做好鼻腔、口腔的清洁，用液状石蜡润滑鼻腔、口腔。

（2）定时测量气囊内压力，以防压力不足而致未能止血，或压力过高而引起组织坏死。气囊充气加压12～24小时应放松牵引，放气15～30分钟，如出血未止，再注气加压，以免食管胃底黏膜受压过久而致糜烂、坏死。

（3）当胃囊充气不足或破裂时，食管囊可向上移动，阻塞于喉部而引起窒息，一旦发生，应立即抽出食管囊内气体，拔出管道。对昏迷患者尤应密切观察有无突然发生的呼吸困难或窒息表现。必要时约束患者双手，以防因烦躁或神志不清试图拔管而发生窒息等意外。

（4）应用四腔管时可经食管引流管抽出食管内积聚的液体，以防误吸，引起吸入性肺炎；三腔管无食管引流管，必要时可另插一管进行抽吸。床旁置备弯盆、纸巾，供患者及时清除鼻腔、口腔分泌物，并嘱患者勿咽下唾液等分泌物。

5. 心理护理　突然大量呕血，常使患者及其家属极度恐惧不安。反复长期消化道出血，则容易使患者产生悲观、绝望的心理反应，对疾病的治疗失去信心。而患者的消极情绪，又可加重病情，不利于疾病的康复，应关心、安慰患者。抢救工作应迅速而不忙乱，可以减轻患者的紧张情绪。经常巡视，大出血时陪伴患者，使其有安全感。呕血或解黑便后及时清除血迹、污物，以减少对患者的不良刺激。解释各项检查、治疗措施，及时解答患者或家属的提问，以减轻他们的疑虑。

6. 健康指导

（1）饮食指导：注意饮食卫生和规律，进食营养丰富、易消化的食物，避免过饥或暴饮暴食，避免粗糙、刺激性或过冷、过热、产气多的食物和饮料等，合理饮食是避免诱发上消化道出血的重要环节。

（2）生活指导：生活起居要有规律，劳逸结合，保持乐观情绪，保证身心休息。应戒烟、戒酒，在医师指导下用药。慢性病者应定期门诊随访。

（3）疾病知识指导：上消化道出血的临床过程及预后因引起出血的病因而异，应帮助患者和家属掌握有关疾病的病因和诱因、预防、治疗和护理知识，以减少再度出血的危险。

（4）指导识别出血征象及应急：指导患者及家属学会早期识别出血征象及应急措施，若出现呕血、黑便或头晕、心悸等不适，应立即卧床休息，保持安静，减少身体活动；呕吐时取侧卧位以免误吸；立即送医院治疗。

（九）护理评价

患者出血停止，生命体征恢复正常。休息和睡眠充足，活动耐力增加或恢复至出血前的水平；患者活动时无晕厥、跌倒等意外发生；无窒息或误吸，食管胃底黏膜无糜烂、坏死。

七、肝硬化

肝硬化（cirrhosis of liver）是一种常见的由不同病因引起的慢性、进行性、弥漫性肝病。病理特点为广泛的肝细胞变性和坏死、再生结节形成、结缔组织增生。临床主要表现为肝功能损害和门静脉高压，晚期出现严重并发症。本病以青壮年男性多见，男女比例约为3.6∶8.1。

（一）病因

引起肝硬化的病因很多，我国以病毒性肝炎最为常见，国外则以酒精中毒居多。

1. 病毒性肝炎 主要为乙型、丙型和丁型病毒感染，甲型和戊型肝炎一般不发展为肝硬化。

2. 慢性酒精中毒 长期大量饮酒，乙醇及其中间代谢产物（乙醛）的毒性作用，引起酒精性肝炎，继而发展为肝硬化。据统计，致肝硬化的乙醇剂量为平均每日摄入乙醇80g达10年以上。

3. 胆汁淤积 持续肝内胆汁淤积或肝外胆管阻塞时，可引起原发性或继发性、胆汁性肝硬化。

4. 循环障碍 慢性充血性心力衰竭、缩窄性心包炎、肝静脉或（和）下腔静脉阻塞等，使肝脏长期淤血，肝细胞缺氧、坏死和结缔组织增生，最后发展为肝硬化。

5. 化学毒物或药物 长期反复接触磷、砷、四氯化碳等化学毒物，或长期服用双醋酚丁、甲基多巴等药物，可引起中毒性肝炎，最终演变为肝硬化。

6. 营养障碍 食物中长期缺乏蛋白质、维生素、抗脂肪肝物质等，可致肝细胞脂肪变性和坏死，并降低肝对其他致病因素的抵抗力等。

7. 代谢障碍 由于遗传或先天性酶缺陷，使其代谢产物沉积于肝，引起肝细胞坏死和结缔组织增生，如血色病（铁沉积）、肝豆状核变性（铜沉积）、半乳糖血症等。

8. 其他病因 如免疫紊乱、长期或反复感染血吸虫病者，均可发生肝硬化。此外，部分病例发病原因难以确定，称为隐源性肝硬化，其中部分病例可能与隐匿性无黄疸型肝炎有关。

（二）临床表现

肝硬化起病隐匿，病程发展缓慢，可潜伏3～5年或更长。临床上分为肝功能代偿期和失代偿期，但两期界限常不清晰。

1. 代偿期 患者症状较轻，缺乏特异性。早期以乏力、食欲不振较为突出，可有恶心、厌油腻、腹胀、腹泻、上腹不适等。症状常因劳累或伴发病而出现，经休息或治疗后可缓解。患者营养状况一般，肝轻度肿大，质偏硬，可有轻度压痛，脾轻至中度肿大。

2. 失代偿期 患者主要表现为肝功能减退和门静脉高压所致的全身多系统症状和体征。

（1）肝功能减退的临床表现：

1）全身症状和体征：一般情况与营养状况均较差，乏力、消瘦、不规则低热、面色灰暗黝黑（肝病面容）、皮肤干枯粗糙、水肿、舌炎、口角炎等。

2）消化道症状：食欲减退甚至厌食，上腹饱胀不适、恶心、呕吐，稍进油腻饮食易引起腹泻。半数以上患者有轻度黄疸，少数可有中、重度黄疸，提示肝细胞有进行性或广泛坏死。

3）出血倾向和贫血：常有鼻出血、牙龈出血、皮肤紫癜和胃肠道出血等倾向，与肝合成凝血因子减少、脾功能亢进和毛细血管脆性增加有关。患者常有不同程度的贫血，与营养不良、肠道吸收障碍、胃肠失血和脾功能亢进等有关。

4）内分泌紊乱：主要是雌激素增多，雄激素减少，是由肝功能减退时对雌激素的灭活作用减弱而致。由于雄、雌激素的平衡失调，男性患者常有性欲减退、睾丸萎缩、毛发脱落及乳房发育等；女性有月经失调、闭经、不孕等；此外，在手掌大、小鱼际和指端腹侧部位有红斑，称为肝掌，在面部、颈、双上肢等部位多有蜘蛛痣。由于肾上腺皮质功能减退，患者面部（尤其眼眶周围）等处可见皮肤色素沉着。肝功能减退时，肝对醛固酮和抗利尿激素的灭活作用减弱，可引起水钠潴留而致尿量减少和水肿。

（2）门静脉高压症的临床表现：门静脉高压症的三大临床表现是脾肿大、侧支循环的建立和开放、腹腔积液。

1）脾大：脾因长期淤血而肿大，多为轻、中度肿大，有时可为巨脾。晚期脾肿大常伴有白细胞、血小板和红细胞计数减少，称为脾功能亢进。

2）侧支循环的建立和开放：门静脉高压时，来自消化器官和脾的回心血液流经肝脏受阻使门腔静脉交通支充盈扩张，血流增加，建立侧支循环。临床上重要的侧支循环有如下几种。

①食管和胃底静脉曲张：常在恶心、呕吐、咳嗽、负重等使腹内压突然升高，或因粗糙食物机械损伤、胃酸反流腐蚀损伤时，导致曲张的静脉破裂出血，出现呕血、黑便甚至休克等。

②腹壁静脉曲张：在脐周和腹壁可见迂曲的静脉，以脐为中心向下腹延伸，外观呈水母头状。

③痔静脉扩张：系门静脉系的直肠上静脉与下腔静脉系的直肠中、下静脉沟通，有时扩张形成痔核。

3）腹腔积液：是肝硬化肝功能失代偿期最突出的临床表现，失代偿期患者75%以上有腹腔积液。大量腹腔积液使腹部膨隆，可发生脐疝，膈抬高，出现呼吸困难、心悸，部分患者伴有胸腔积液。腹腔积液形成的因素有：①门静脉压增高：使腹腔脏器毛细血管床静脉压增高，组织液回吸收减少而漏入腹腔。②低白蛋白血症：由于肝合成白蛋白的功能减退，当白蛋白低于30g／L时，血浆胶体渗透压降低，有效滤过压升高，导致血浆外渗。③淋巴液生成过多：肝静脉回流受阻时，肝内淋巴液生成增多，大量淋巴液自肝包膜和肝门淋巴管渗出至腹腔。④抗利尿激素和继发性醛固酮增多：引起水、钠重吸收增加。⑤有效循环血容量不足：使得肾交感神经活动增强，前列腺素、心钠素等活性降低，从而导致肾血流、排钠和尿量减少。

（3）肝脏情况：早期肝增大，表面尚光滑，质中等硬；晚期肝缩小，表面可呈结节状，质地坚硬；一般无压痛，但在肝细胞进行性坏死或并发肝炎和肝周围炎时可有压痛与叩击痛。

（4）并发症的临床表现：

1）上消化道出血：为本病最常见的并发症。由于食管下段或胃底静脉曲张破裂，引起突然大量的呕血和黑便，可引起出血性休克或诱发肝性脑病，死亡率高。部分患者可因并发急性胃黏膜糜烂或消化性溃疡而致上消化道出血。

2）感染：由于患者抵抗力低下、门腔静脉侧支循环开放等因素，增加细菌入侵繁殖的机会，易并发感染，如肺炎、胆道感染、败血症、自发性腹膜炎等。

3）肝性脑病：是本病最严重的并发症，亦是最常见的死亡原因。

4）原发性肝癌：肝硬化患者短期内出现肝脏迅速增大、持续性肝区疼痛、腹腔积液增加，且为血性、不明原因的发热等，应考虑并发原发性肝癌。

5）肝肾综合征（hepatorenal syndrome）：肝硬化合并顽固性腹腔积液且未获恰当治疗时，患者可有少尿或无尿、氮质血症、稀释性低钠血症和低尿钠，但肾无明显器质性损害，故又称功能性肾衰竭。主要由于肾血管收缩和肾内血流重新分布，导致肾皮质血流量和肾小球滤过率下降等因素引起。

6）肝肺综合征（hepatopulmonary syndrome）：是指严重肝病、肺血管扩张和低氧血症组成的三联征。临床表现为呼吸困难和低氧血症，内科治疗多无效。

7）电解质和酸碱平衡紊乱：常见的电解质紊乱有：①低钠血症：因长期低钠饮食、大量放腹腔积液、利尿等致钠丢失。②低钾、低氯性碱中毒：与进食少、呕吐、腹泻、利尿、继发性醛固酮增多有关。

（三）辅助检查

1. 血常规　代偿期多正常，失代偿期有轻重不等的贫血。脾功能亢进时白细胞和血小板计数减少。

2. 尿常规　代偿期正常，失代偿期可有蛋白尿、血尿和管型尿。有黄疸时可出现尿胆红素，并有尿胆原增加。

3. 肝功能试验　代偿期正常或轻度异常，失代偿期多有异常。重症患者血清胆红素增高，胆固醇低于正常。转氨酶轻、中度增高，以ALT增高较显著，但肝细胞严重坏死时则AST常高于ALT。血清总蛋白正常、降低或增高，但白蛋白降低、球蛋白增高，白蛋白／球蛋白比率降低或倒置。凝血酶原时间有不同程度延长。

4. 免疫功能检查　体液免疫检查可有血清IgG、IgA、IgM均升高，以IgG增高最为显著；细胞免疫检查可有T淋巴细胞数低于正常；病毒性肝炎者，乙型、丙型或乙型加丁型肝炎病毒标记可呈阳性反应。此外，部分患者还可出现非特异性自身抗体，如抗核抗体、抗平滑肌抗体等。

5. 腹腔积液检查　一般为漏出液，若并发自发性腹膜炎、结核性腹膜炎或癌变时，腹腔积液性质发生相应变化。

6. 影像学检查　X线钡餐检查示食管静脉曲张者钡剂虫蚀样或蚯蚓状充盈缺损；胃

底静脉曲张时钡剂菊花样充盈缺损。超声显像、CT和MRI检查可显示肝、脾形态改变，腹腔积液。

7. 纤维胃镜检查　可直视曲张静脉的分布和程度。

8. 腹腔镜检查　直接观察肝、脾情况，并在直视下对病变明显处进行肝穿刺做活组织检查。

9. 肝穿刺活组织检查　若见假小叶形成，可确诊为肝硬化。

（四）处理要点

目前尚无特效治疗，应重视早期诊断，加强病因及一般治疗，以缓解病情，延长代偿期和保持劳动力。肝硬化代偿期患者可服用抗纤维化的药物（如秋水仙碱）及中药，避免应用对肝有损害的药物。失代偿期主要是对症治疗，改善肝功能和处理并发症。

1. 腹腔积液治疗

（1）限制水、钠的摄入。

（2）应用利尿剂：常用保钾利尿剂，如螺内酯和氨苯蝶啶，排钾利尿剂，如呋塞米和氢氯噻嗪。

（3）放腹腔积液加输注白蛋白：当大量腹腔积液引起高度腹胀，影响心肺功能时，可穿刺放腹腔积液以减轻症状。同时，静脉输注白蛋白可达到较好效果。

（4）提高血浆胶体渗透压：定期输注血浆、新鲜血或白蛋白，有助于促进腹腔积液消退。

（5）腹腔积液浓缩回输：用于难治性腹腔积液的治疗。放出腹腔积液5000mL，经超滤或透析浓缩成500mL后，回输至患者体内，从而减轻水、钠潴留。但有感染的腹腔积液不可回输。

（6）减少腹腔积液生成和增加其去路：如腹腔-颈静脉引流是通过装有单向阀门的硅管，利用腹-胸腔压力差，将腹腔积液引入上腔静脉；胸导管-颈内静脉吻合术可使肝淋巴液顺利进入颈内静脉，减少肝淋巴液漏入腹腔，从而减少腹腔积液来源。

2. 手术治疗　各种分流术、断流术和脾切除术等，包括近年来开展的以介入放射学方法进行的经颈静脉肝内门体分流术，在肝内的门静脉与肝静脉的主要分支间建立分流通道，目的是降低门脉系统压力和消除脾功能亢进。肝移植手术是对晚期肝硬化，尤其是肝肾综合征患者的最佳治疗方法，可提高其存活率。

3. 并发症的处理　并发自发性腹膜炎和败血症时，应早期、足量和联合应用抗菌药物；对于并发肝肾综合征，目前无有效治疗，在积极改善肝功能的前提下，迅速控制上消化道出血、感染等诱发因素，严格控制输液量，纠正水、电解质和酸碱失衡，避免强烈利尿、单纯大量放腹腔积液及服用损害肾功能的药物等。

（五）护理评估

询问本病的有关病因，例如：有无肝炎或输血史，以及心力衰竭、胆道系统疾病史；是否长期大量饮酒；有无长期接触化学毒物，如四氯化碳、砷、磷等；是否长期服用损肝药物，如甲基多巴、双醋酚丁等；有无慢性肠道感染、消化不良、消瘦、黄疸、出血史。询问患者有关临床表现，例如：有无消瘦乏力、食欲不振、恶心和呕吐；是否有鼻出血、牙龈出血；男性患者有无性欲减退、乳房发育；女性患者是否有月经失调、闭经、不孕；是否有皮肤色素沉着、蜘蛛痣及肝掌；是否有肝、脾大及腹腔积液等。注意评估患者的实验室及器械检查结果，如电解质、肝功能及内镜检查等是否异常。此外，还应注意评估患者的心理状态，有无个性、行为的改变，有无焦虑、抑郁、悲观等情绪。同时，应注意鉴别患者是心理问题还是并发肝性脑病时的精神障碍表现。

（六）常见护理诊断

1. 营养失调　低于机体需要量与肝功能减退、门静脉高压引起食欲减退、消化和吸收障碍有关。

2. 体液过多　与肝功能减退、门静脉高压引起钠、水潴留有关。

3. 活动无耐力　与肝功能减退、大量腹腔积液有关。

4. 有皮肤完整性受损的危险　与营养不良、水肿、皮肤干燥、瘙痒、长期卧床有关。

5. 潜在并发症　上消化道出血、肝性脑病。

（七）护理目标

患者能描述营养不良的原因，遵循饮食计划，保证各种营养物质的摄入；能叙述腹腔积液和水肿的主要原因，腹腔积液和水肿有所减轻，身体舒适感增加；能遵循休息和活动计划，活动耐力有所增加；无皮肤破损或感染，瘙痒等不适感减轻或消失；不发生上消化道出血及肝性脑病等并发症。

（八）护理措施

1. 一般护理

（1）休息与活动：休息可以减轻患者能量的消耗，减轻肝代谢的负担，有助于肝细胞修复和改善腹腔积液及水肿。但过多的躺卧易引起消化不良、情绪不佳，故应视病情安排适量的活动。代偿期患者可参加轻体力工作，减少活动量。失代偿期患者应多卧床休息，可适量活动，活动以不感到疲劳、不加重症状为度。卧床时尽量取平卧位，可适当抬高下肢以增加肝、肾血流量，改善肝细胞的营养，提高肾小球滤过率，减轻水肿。阴囊水肿者可用托带托起阴囊，以利于水肿消退。大量腹腔积液者卧床时可取半卧位，以使膈下降，有利于呼吸运动，减轻呼吸困难和心悸。应避免使腹内压突然剧增的因素，如剧烈咳嗽、打喷嚏、用力排便等。

（2）饮食护理：既保证饮食营养又遵守必要的饮食限制是改善肝功能、延缓病情进展的基本措施。

1）饮食护理的原则：以高热量、高蛋白质、高维生素、易消化饮食为原则，并根据病情变化及时调整。蛋白质（肝性脑病除外）每日每公斤体重1.0～1.5g，应选用高生物效价的蛋白质，以利于肝细胞修复和维持血浆白蛋白正常水平。血氨升高时应限制或禁食蛋白质，待病情好转后再逐渐增加摄入量，并应选择植物蛋白，如豆制品，因其含蛋氨酸、芳香氨基酸和产氨氨基酸较少。多食新鲜蔬菜和水果，避免进食刺激性强、粗纤维多和较硬的食物，要求患者戒烟忌酒。必要时遵医嘱给予静脉补充足够的营养，如高渗葡萄糖液、复方氨基酸、白蛋白或新鲜血。

2）限制水钠：有腹腔积液者应进低盐或无盐饮食，钠限制在500～800mg／d（氯化钠1.2～2.0g），进水量限制在1000mL／d左右。应向患者介绍各种食物的成分，尽量少食用高钠食物，如咸肉、酱菜等。限钠饮食常使患者感到食物淡而无味，可适量添加柠檬汁、食醋等，改善食品的调味，以增进食欲。

3）营养状况监测：经常评估患者的饮食和营养状况，包括每日的食品和进食量，体重和实验室检查有关指标的变化。

（3）皮肤的护理：肝硬化患者因常有皮肤干燥、水肿，黄疸时可有皮肤瘙痒及长期卧床等因素，易发生皮肤破损和继发感染。除常规的皮肤护理预防压疮措施外，还应注意沐浴时避免水温过高，避免使用有刺激性的皂类和沐浴液，沐浴后可使用性质柔和的润肤品，以减轻皮肤干燥和瘙痒。皮肤瘙痒者给予止痒处理，嘱患者勿用手抓挠，以免皮肤破损。

2. 病情观察　密切观察腹腔积液和下肢水肿的消长，准确记录液体出入量，测量腹围、体重，并教会患者正确的测量和记录方法。进食量不足、呕吐、腹泻者，或遵医嘱应用利尿剂、放腹腔积液后更应密切观察。监测血清电解质和酸碱度的变化，以及时发现并纠正水、电解质、酸碱平衡紊乱，防止肝性脑病、功能性肾衰竭的发生。

3. 用药护理　用于肝硬化腹腔积液治疗的利尿剂主要有螺内酯，用量80～120mg／d，长期服用引起乳房肿胀，根据腹腔积液程度与利尿效果合用呋塞米40mg／d，效果不明显时可按比例逐渐加大用药量。使用利尿剂时应特别注意维持水、电解质和酸碱平衡。利尿速度不宜过快，以每日体重减轻不超过0.5kg为宜。此外，长期服用秋水仙碱，应注意胃肠粒细胞减少的不良反应。

4. 心理护理　初次住院治疗的患者由于对疾病知识的缺乏，常表现为焦虑；病情严重或因患病需长期住院的患者则常常出现消极悲观，甚至绝望的心理反应，故常不配合治疗或过分依赖医务人员。因此，护理人员应增加与患者交谈的时间，鼓励患者说出其内心的感受和忧虑，与患者一起讨论其可能面对的问题，在精神上给予患者真诚的安慰和支持，应注重家庭的支持作用，指导患者家属在情感上关心、支持患者，从而减轻患者的心理压力。此外，可组织和安排患者同那些经受同样事件及理解患者处境的人多交流，充分利用来自他人的情感支持。对表现出严重焦虑和抑郁的患者，应加强巡视并及时进行干预，以免发生意外。

5. 健康指导

（1）休息指导：保证身心两方面的休息，增强活动耐力。生活起居有规律，保证足够的休息和睡眠。应十分注意情绪的调节和稳定。在安排好治疗、身体调理的同时，勿过多考虑病情，遇事豁达开朗。

（2）饮食指导：向患者及家属说明饮食治疗的意义及原则，切实遵循饮食治疗原则和计划。

（3）用药指导：按医师处方用药，加用药物需征得医师同意，以免服药不当而加重肝脏负担和肝功能损害。应向患者详细介绍所用药物的名称、剂量、给药时间和方法，教会其观察药物疗效和不良反应。服用利尿剂者，如出现软弱无力、心悸等症状时，提示低钠、低钾血症，应及时就医。

（4）心理指导：护理人员应帮助患者和家属掌握本病的有关知识和自我护理方法，分析和消除不利于个人和家庭应对的各种因素，树立治病信心，保持愉快心情，把治疗计划落实到日常生活中。

（5）家庭指导：家属应理解和关心患者，给予精神支持和生活照顾。细心观察、及早识别病情变化，当患者出现性格、行为改变等可能为肝性脑病的前驱症状，或消化道出血等其他并发症时，应及时就诊。定期门诊随诊。

（九）护理评价

患者能自己选择符合饮食治疗计划的食物，保证每日所需热量、蛋白质、维生素等营养成分的摄入；能陈述减轻水钠潴留的有关措施，腹腔积液和皮下水肿及其引起的身体不适有所减轻；能按计划进行活动和休息，活动耐力增加；皮肤无破损和感染，瘙痒感减轻或消失；未发生消化道出血、肝性脑病等并发症。

八、原发性肝癌

原发性肝癌（primary carcinoma of liver）指原发于肝细胞或肝内胆管细胞的癌肿，为我国常见的恶性肿瘤之一，其死亡率在消化系统恶性肿瘤中居第三位，仅次于胃癌和食管癌。肝癌在世界各地的发病率虽有所不同，但均有上升趋势。我国每年约有11万人死于肝癌，占全球肝癌死亡数的45%。本病可发生于任何年龄，以40~49岁最多，男女之比为（2~5）：1。

（一）病因及发病机制

原发性肝癌病因与发病机制尚未完全肯定，可能与多种因素的综合作用有关。

1. 病毒性肝炎　流行病学调查发现，约1／3的原发性肝癌患者有慢性肝炎史，肝癌高发区人群的HBsAg阳性率高于低发区，肝癌患者血清HBsAg及其他乙型肝炎标志的阳性率可达90%，显著高于健康人群，提示乙型肝炎病毒与肝癌发病有关。近年研究发现，肝细胞癌中5%～8%的患者抗HCV阳性，提示丙型病毒性肝炎与肝癌的发病关系密切。因此，乙型和丙型肝炎病毒均为肝癌的促发因素。

2. 肝硬化　原发性肝癌合并肝硬化者占50%～90%，多数为乙型或丙型病毒性肝炎发展成肝硬化。肝细胞恶变可能在肝细胞受损害引起再生或不典型增生的过程中发生。在欧美国家，肝癌常发生在酒精性肝硬化的基础上。一般认为，胆汁性和淤血性肝硬化、血吸虫病性肝纤维化与原发性肝癌的发生无关。

3. 黄曲霉毒素B_1　黄曲霉素的代谢产物黄曲霉毒素B_1有强烈的致癌作用。流行病学调查发现在粮油、食品受黄曲霉毒素B_1污染严重的地区，肝癌发病率也较高，提示黄曲霉毒素B_1与肝癌的发生有关。

4. 其他因素　近年发现池塘中生长的蓝绿藻产生的藻类毒素可污染水源，造成饮用水污染而致肝癌。此外，遗传、酒精中毒、有机氯类农药、亚硝胺类化学物、寄生虫等，可能与肝癌发生有关。

（二）临床表现

起病常隐匿，早期缺乏典型症状。经甲胎蛋白（alpha-fetal protein，AFP）普查检出的早期病例无任何症状和体征，称为亚临床肝癌。一旦出现症状而就诊者，病程大多已进入中晚期，其主要特征如下。

1. 症状

（1）肝区疼痛：半数以上患者有肝区疼痛，多呈持续性钝痛或胀痛，由癌肿迅速生长使肝包膜绷紧所致。若肿瘤侵犯膈，疼痛可放射至右肩，如肿瘤生长缓慢，则无或仅有轻微钝痛。当肝表面癌结节包膜下出血或向腹腔破溃，腹痛突然加剧，可有急腹症的表现，如出血量大，则引起晕厥和休克。

（2）消化道症状：常有食欲减退、腹胀，也可有恶心、呕吐、腹泻等。

（3）全身症状：有乏力、进行性消瘦、发热、营养不良，晚期患者可呈恶病质等。少数患者由于癌肿本身代谢异常，进而对机体产生影响，引起内分泌或代谢异常，可有自发性低血糖、红细胞增多症、高血钙、高血脂等伴癌综合征。对肝大伴有此类表现的患者，应警惕肝癌的存在。

（4）转移灶症状：肿瘤转移之处有相应症状，如转移至肺可引起胸痛和血性胸腔积液；胸腔转移以右侧多见，可有胸腔积液征；骨骼和脊柱转移，可引起局部压痛或神经受压症状；颅内转移可有相应的神经定位症状和体征。

2. 体征

（1）肝大：肝呈进行性肿大，质地坚硬，表面及边缘不规则，有大小不等的结节或巨块，常有不同程度的压痛。癌肿可突出于右侧肋弓下或剑突下，上腹可呈现局部隆起或饱满；如癌肿位于膈面，则主要表现为膈抬高而肝下缘可不大；如压迫血管，致动脉内径变窄，可在腹壁上听到吹风样血管杂音。

（2）黄疸：一般在晚期出现，由于肝细胞损害，或癌肿压迫、侵犯肝门附近的胆管，或癌组织和血块脱落引起胆管梗阻所致。

（3）肝硬化征象：肝癌伴肝硬化门脉高压者可有脾大、静脉侧支循环形成及腹腔积液表现。腹腔积液一般为漏出液，也有血性腹腔积液出现。

3. 并发症

（1）肝性脑病：常为肝癌终末期的并发症，约1/3的患者因此死亡。

（2）上消化道出血：约占肝癌死亡原因的15%。肝癌常因合并肝硬化或门静脉、肝静脉癌栓致门静脉高压，引起食管胃底静脉曲张破裂出血。也可因胃肠道黏膜糜烂、凝血功能障碍等而出血。

（3）肝癌结节破裂出血：约10%的肝癌患者因癌结节破裂出血致死。肝癌组织坏死、液化可致自发破裂，或因外力而破裂。如限于包膜下，可形成压痛性包块，破入腹腔可引起急性腹痛和腹膜刺激征。

（4）继发感染：本病患者在长期消耗或因放射、化学治疗而致白细胞减少的情况下，抵抗力减弱，加之长期卧床等因素，容易并发各种感染，如肺炎、败血症、肠道感染等。

（三）辅助检查

1. 癌肿标记物的检测

（1）甲胎蛋白（alpha-fetoprotein，AFP）：是诊断肝细胞癌最具特异性的标志物，现已广泛应用于肝癌的普查、诊断、判断治疗效果和预测复发。普查中阳性发现可早于症状出现8~11个月，肝癌AFP阳性率为70%~90%。AFP浓度通常与肝癌大小呈正相关。在排除妊娠、肝炎和生殖腺胚胎瘤的基础上，AFP检查诊断肝细胞癌的标准为：①AFP大于500μg/L，持续4周；②AFP由低浓度逐渐升高不降；③AFP在200μg/L以上的中等水平持续8周。

（2）γ-谷氨酰转移酶同工酶Ⅱ（GGT_2）：GGT_2在原发性和转移性肝癌的阳性率可达到90%，特异性达97.1%。在小肝癌中GGT_2阳性率为78.6%。

（3）其他：异常凝血酶原、α-L-岩藻糖苷酶等活性升高。

2. 影像学检查

（1）超声显像：可显示直径为2cm以上的肿瘤，对早期定位诊断有较大价值，结合AFP检测，已广泛用于普查肝癌，有利于早期诊断。

（2）计算机断层扫描术（computer tomography，CT）：CT可显示直径2cm以上的肿瘤，阳性率在90%以上。如结合肝动脉造影，对1cm以下肿瘤的检出率可达80%以上，是目前诊断小肝癌和微小肝癌的最佳方法。

（3）X线肝血管造影：选择性腹腔动脉和肝动脉造影能显示直径1cm以上的癌结

节，阳性率可达87%以上，结合AFP检测的阳性结果，常用于小肝癌的诊断。

（4）放射性核素：肝显像应用趋肿瘤的放射性核素67镓或159镱，或核素标记的肝癌特异性单克隆抗体有助于肿瘤的导向诊断。

（5）磁共振成像（magnetic resonance imaging，MRI）：能清楚显示肝细胞癌内部结构特征，对显示子瘤和瘤栓有价值。

3. 介入检查

（1）肝穿刺活检：在超声或CT引导下用细针穿刺癌结节，吸取癌组织，检查癌细胞阳性者即可诊断。

（2）剖腹探查：疑有肝癌的病例，经上述检查仍不能证实，如患者情况许可，应进行剖腹探查，以争取早期诊断和手术治疗。

（四）处理要点

早期肝癌应尽量采取手术切除，对不能切除的大肝癌可运用多种治疗措施。

1. 手术治疗　手术切除仍是目前根治原发性肝癌最好的方法，对诊断明确并有手术指征者应及早手术。如剖腹探查发现肿瘤已不适于手术，术中可选择做肝动脉插管进行局部化学药物灌注治疗，或做肝血流阻断术，也可将两者结合，有时可使癌肿缩小，延长患者生命。还可采用液氮冷冻治疗或激光治疗。

2. 经导管动脉化疗栓塞（transcatheter arterial chemoembolization，TACE）　是肝癌非手术疗法中的首选方法，可明显提高患者的3年生存率。TACE是经皮穿刺股动脉，在X线透视下将导管插至固有动脉或其分支，注射抗肿瘤药物和栓塞剂，常用栓塞剂有碘化油和颗粒吸收性明胶海绵。现临床多用抗肿瘤药物和碘化油混合后注入肝动脉，发挥持久的抗肿瘤作用。一般6~8周重复TACE 1次，可使肝癌明显缩小，再行手术切除。

3. 放射治疗　在CT或超声定位后用直线加速器或^{60}Co做局部外照射，如结合化学治疗、中药治疗和其他支持治疗，可获得显著疗效。国内外正试用肝动脉内注射Y-90微球、^{131}I-碘化油或放射性核素标记的单克隆抗体或其他导向物质做导向内放射治疗，疗效必将继续提高。

4. 局部治疗　多在超声引导下进行。如对较小的肝癌用经皮穿刺乙醇注射疗法，可能有根治效果。其他如射频消融、微波凝固、激光等，均为通过物理方法局部高温或低温冷冻使肿瘤组织凝固坏死，达到杀伤肿瘤细胞的目的。

5. 全身化疗　常用阿霉素、顺铂、丝裂霉素、5-FU等药物，如去氧氟尿苷、卡培他滨为5-FU的前体。采用肝动脉给药和（或）栓塞，并配合放射治疗，效果较明显。

6. 生物和免疫治疗　在上述治疗的基础上，应用生物和免疫治疗可起巩固和增强疗效的作用，如用干扰素、肿瘤坏死因子、白细胞介素-2（IL-2）进行治疗。

7. 中医治疗　配合手术、化疗和放疗使用，以改善症状，调动机体免疫功能，减少不良反应，从而提高疗效。

8. 并发症的治疗　肝癌结节破裂时，可行肝动脉结扎、大网膜包裹填塞、喷洒止血药等治疗。

（五）护理措施

1. 一般护理

（1）饮食护理：向患者解释进食的意义，鼓励患者进食。安排良好的进食环境，保持患者口腔清洁，以增加患者的食欲。饮食以高蛋白、适当热量、高维生素为宜，避免摄入高脂、高热量和刺激性食物，使肝脏负担加重。如疼痛剧烈应暂停进食，待疼痛减轻再进食。有恶心、呕吐时，应在服用止吐剂后进少量食物，增加餐次，尽量增加摄入量。如有肝性脑病倾向，应减少蛋白质摄入，以免诱发肝性脑病。对晚期肝癌患者，可根据医嘱静脉补充营养，维持机体代谢需要。应及时根据患者营养状况，调整饮食计划。

（2）加强临床护理：减少病房感染应减少探视，定期空气、衣物消毒，保持室内空气新鲜。严格遵循无菌原则进行各项操作，防止交叉感染。指导并协助患者做好皮肤、口腔护理，注意会阴部及肛门的清洁，减少感染的机会。

2. 病情观察　监测患者的疼痛及感染征象，注意经常评估患者疼痛的强度、性质、部位及伴随症状，及时发现和处理异常情况。密切观察患者体温、脉搏、呼吸及血象改变，询问患者有无咽痛、咳嗽、尿痛等不适，及时发现感染迹象并协助医师进行处理。

3. 协助患者减轻疼痛　教会患者一些放松和转移注意力的技巧，如做深呼吸、听音乐、与病友交谈等，有利于缓解疼痛。保持环境安静、舒适，减少对患者的不良刺激和心理压力。尊重患者，认真倾听患者述说、诉求，适当地做出反应，可以减轻患者的孤独无助感和焦虑，使其保持稳定的情绪而有助于减轻疼痛。根据医嘱采用患者自控镇痛（patient controlled analgesia，PCA）法进行止痛。

4. 肝动脉栓塞化疗患者的护理　肝动脉栓塞化疗是一种创伤性的非手术治疗，应做好术前和术后护理及术中配合，以减少并发症的产生。

（1）术前护理：①向患者及家属解释有关治疗的必要性、方法和效果，使其减轻对手术的疑虑，配合手术治疗。②做好各种检查，如血常规、出凝血时间、肝肾功能、心电图、B超、胸透等；检查股动脉和足背动脉搏动的强度。③行碘过敏试验和普鲁卡因过敏试验，如碘过敏试验阳性可用非离子型造影剂。④术前6小时禁食、禁水；术前半小时遵医嘱给予镇静剂，并测量血压。

（2）术中配合：准备好各种抢救用品和药物，及时安慰患者，使其尽量放松。在术者注射造影剂时，密切观察患者的反应，观察患者有无恶心、心慌、胸闷、皮疹等过敏症状，监测血压的变化。注射化疗药物后应观察患者有无恶心、呕吐，一旦出现应帮助患者头偏向一侧，口边垫污物盘，指导患者做深呼吸，如使用的化疗药物胃肠道反应明显，可遵医嘱在注入化疗药物前给予止吐药。观察患者有无腹痛，如出现轻微腹痛，可向患者解释腹痛的原因，安慰患者，转移注意力；如疼痛较剧，患者不能耐受，可遵医嘱给予对症处理。

（3）术后护理：术后由于肝动脉血供突然减少，可产生栓塞后综合征，即出现腹痛、发热、恶心、呕吐、人血白蛋白降低、肝功能异常等，应做好相应护理。①术后禁食2～3日，逐渐过渡到流质饮食，并注意少量多餐，以减轻恶心、呕吐。②穿刺部位压迫止血15分钟再加压包扎，沙袋压迫6小时，保持穿刺侧肢体伸直24小时，并观察穿刺部位有无血肿及渗血。③密切观察病情变化，多数患者于术后4～8小时体温升高，持续1周左右，是机体对坏死肿瘤组织重吸收的反应。高热者应采取降温措施。注意有无肝性脑病前驱症状，一旦发现异常，及时配合医师进行处理。④鼓励患者深呼吸、有效排痰，必要时吸氧，以提高血氧分压，利于肝细胞的代谢。⑤栓塞术1周后，常因肝缺血影响肝糖原储存和蛋白质的合成，应根据医嘱静脉输注白蛋白，适量补充葡萄糖液。准确记录液体出入量，如出汗、尿量、呕吐物等，以作为补液的依据。

5. 用药护理　根据医嘱给患者应用抗肿瘤的化学药物治疗，注意药物疗效及不良反应，鼓励患者保持积极心态，坚持完成化疗。

6. 心理护理

（1）充分认识患者的心理-社会反应：与其他癌症患者一样，肝癌患者往往出现否认、愤怒、忧伤、接受几个心理反应阶段。在疾病诊断初期，患者多存有侥幸心理，希望自己的诊断是错误的，故患者表现为经常提问，十分关心自己的各项检查，焦虑和恐惧的心理反应并存。一旦患者确定自己的诊断，会表现出愤怒或逃避现实，部分患者会出现过激的心理反应，出现绝望甚至自杀的行为。如果给予正确的心理疏导，患者会很快接受疾病诊断的事实，并配合治疗与护理，从而延缓生命。

（2）建立良好的护患关系：应注意与患者建立良好的护患关系，多与患者交谈以深入了解其内心活动，鼓励患者说出其内心感受，给予适当的解释。

（3）减轻患者的恐惧：患者一旦得知被诊断为癌症，将直接面对死亡的威胁，常常产生极度的恐惧心理。因此，应及时对患者的恐惧心理的程度进行正确评估，以确定对患者进行心理辅导的强度。对于那些由于极度恐惧而可能有危险行为发生的患者，应加强患者的监控，并尽快将患者的心理状况与患者家属沟通，取得患者亲属的配合，从而避免意外发生。

（4）临终护理：对于疾病晚期的患者，尤应注意维护患者的尊严，尽量满足患者提出的各种要求，并积极协助处理患者出现的各种不适症状，以稳定患者的情绪。此外，应给患者家属以心理支持和具体指导，提高家庭的应对能力，鼓励家庭成员多陪伴患者，以减轻患者的恐惧并稳定患者的情绪。

7. 健康指导

（1）生活指导：保持生活规律，注意劳逸结合，避免情绪剧烈波动和劳累，以减少肝糖原分解，减少乳酸和血氨的产生。指导患者合理进食，增强机体抵抗力。戒烟、酒，减轻对肝的损害。注意饮食和饮水卫生。按医嘱服药，忌服损肝药物。

（2）疾病知识指导：为患者和家属介绍肝癌的有关知识和并发症的预防和识别，以便随时发现病情变化，及时就诊，调整治疗方案。积极宣传和普及肝癌的预防知识，定期对肝癌高发区人群进行普查，以预防肝癌发生和早期诊治肝癌。

（3）心理指导：指导患者保持乐观情绪，建立积极的生活方式，有条件者可参加社会性抗癌组织活动，增加精神支持，以提高机体抗癌能力。

九、消化系统常见诊疗技术及护理

（一）上消化道X线钡餐造影

上消化道X线钡餐造影是一种采用射线不能穿透的口服液体造影剂（钡剂）和荧光镜进行的食管、胃、十二指肠和空肠X线检查，其目的是显示这些器官的轮廓，用于诊断器官结构异常，如狭窄、溃疡、肿瘤、息肉、裂孔疝以及食管、胃和十二指肠球部的动力性问题。

1. 适应证

自诉恶心、呕吐、体重降低或腹痛者。

2. 禁忌证

（1）不能经口摄入饮食者。

（2）消化道穿孔者。

（3）消化道活跃性出血后1周之内者。

（4）肠梗阻者。

（5）身体过度衰弱不能耐受检查者。

（6）青光眼及明显心律不齐者。

3. 操作前准备

（1）向患者解释操作程序，并告知患者需要饮用造影剂以及在X线机台上采取不同体位。

（2）患者在检查前禁食6~8小时。通常患者在检查前晚进清流质食物，然后禁食到检查前。

（3）告知患者检查前晚午夜后避免吸烟，因吸烟可刺激胃蠕动。

（4）患者健康教育：包括检查前和检查后的饮食、钡剂的摄取以及检查后大便外观改变信息的介绍。

4. 操作过程　操作中，患者站在荧光透视镜显像管前饮用浓稠的钡剂，然后在X线机台上采取不同体位，每隔一段特定的时间拍下一张X线片，以观察器官轮廓改变，并通过荧光镜观察钡剂在上消化道内的运动情况。

5. 操作后护理

（1）按医嘱给予患者缓泻剂，以排出钡剂并预防便秘或钡剂嵌塞。

（2）指导患者检查后连续数日多饮水，以防止脱水引起便秘。

（3）观察患者腹部情况，注意有无膨胀及肠鸣音情况。

（4）观察大便情况，以确定钡剂是否完全排出。最初，患者的大便为白色，在3天内恢复正常颜色。便秘加腹胀通常预示钡剂嵌塞。

（5）告诉患者检查后72小时内大便颜色都可能是白色。

（二）上消化道内镜检查

内镜是由管道和光纤系统组成的一种用于观察空腔器官或体腔装置的总称。上消化道内镜检查法包括食管镜检查、胃镜检查或食管、胃和十二指肠镜检查法。它借助一种柔软的纤维内镜直接观察食道、胃和十二指肠内膜。用于诊断炎症、溃疡、肿瘤、出血、损伤、血管曲张及感染等疾病。

除诊断性操作外，很多治疗性的操作也可以借助内镜进行，包括曲张血管硬化治疗、激光治疗、烧灼止血治疗、息肉切除术、乳头切开术及球囊扩张术等。

1. 适应证　诊断不明的食管、胃和十二指肠疾病均为该检查的适应证。

（1）原因不明的消化道出血。

（2）X线钡餐检查提示上消化道病变，但不能确定其性质者。

（3）反复或持续出现上消化道症状和（或）大便潜血阳性，尤其是老年人。

（4）有吞咽困难、吞咽疼痛或胸骨后烧灼感者。

（5）慢性萎缩性胃炎伴肠上皮不典型化生，须定期随访，防止恶变者。

（6）食管、胃手术后症状复发或加重，疑有吻合口病变者。

（7）药物治疗后随访或术后效果观察。

2. 禁忌证

（1）严重心、肺、肝、肾功能不全。

（2）局部障碍因素，如口、咽、食管和胃的急性炎症，尤其是腐蚀性炎症和主动脉瘤。

（3）严重的凝血机制障碍，活动性肝炎。

（4）神志不清及精神失常不能配合检查者。

3. 操作前准备

（1）评估患者对检查的了解情况，并根据需要做相关解释和安慰工作。

（2）确定检查同意书已经签订。

（3）患者禁食数小时，以防检查过程中呕吐误吸。

（4）给予镇静药，如地西泮或哌替啶，以帮助患者放松。

（5）告诉患者插管前需在咽喉部采用局部麻醉剂喷雾，检查过程中将注射镇静剂。

4. 操作过程　用药后，患者取左侧卧位以利于内镜借重力在胃底部附近弯曲。柔软的纤维内镜管道经口插入食管、胃和十二指肠。为了拍摄或录制操作过程照片或录像带，有的内镜还安装有照相机或影像处理器。活体组织钳或细胞刷可以通过内镜获取组织标本或细胞做显微镜检查。

5. 操作后护理

（1）按医嘱密切观察患者的生命体征。

（2）安置患者于侧卧位，以防镇静剂及局麻药作用消失引起误吸。

（3）咽反射恢复之前患者禁食（通常4小时内）。

（4）使用温盐水漱口以减轻咽喉部疼痛。

（5）观察患者有无出血、发热及吞咽困难等穿孔征象。胸骨后或上腹部牵涉性疼痛提示患者有食管中段穿孔。穿孔后血液流失形成血肿，而血肿反过来又可引起皮下青紫及牵涉性背痛。食管末段穿孔可导致肩痛、呼吸困难或类似溃疡穿孔的症状。

（三）下消化道内镜检查

下消化道内镜检查包括直肠乙状结肠镜检查和结肠镜检查两种方法。

直肠乙状结肠镜检查法是一种用带光源的内镜进行乙状结肠末段、直肠和肛管检查的方法。可以采用坚硬的金属内镜和柔软的纤维内镜进行检查，有时需要使用特殊检查台以利于患者采取膝胸卧位。该检查用于诊断溃疡、穿孔、裂口、肿瘤、息肉、裂伤、瘘口、感染性疾病、痔疮及脓肿等。该检查可早期检出癌变，因此被推荐为40岁及以上年龄段人群的普查方法。

结肠镜检查法是借助经直肠插入的柔软纤维镜直接观察整个结肠的内壁。用于诊断与直肠乙状结肠镜检查相同的病变，也可经结肠镜行结肠息肉切除而不用施行剖腹手术。

1. 适应证

（1）下消化道出血原因不明，慢性腹泻久治不愈者。

（2）下腹疼痛、腹泻、便秘，X线钡剂检查结果阴性者。

（3）钡剂造影提示肠内可疑病变，但性质不能确定者。

（4）肠道内肿物性质未定，炎性病变需明确范围和程度或疑有癌变者。

（5）结肠疾病的内镜治疗或手术定位。

（6）药物或手术治疗后复查及随访。

2. 禁忌证

（1）严重心肺功能不全，不能承受检查前清洁肠道准备者。

（2）腹部手术后有严重粘连、妊娠或有其他腹部疾病影响检查者。

（3）结肠急性炎症、重症溃疡性结肠炎、腹膜炎及疑有肠穿孔、肠瘘者。

（4）精神或心理障碍不能合作者。

3. 操作前准备

（1）直肠乙状结肠镜检查：

1）评估患者对检查的了解程度，按需要提供相关的解释和心理支持。

2）确定检查同意书已经签订。

3）告知患者检查前24小时开始进食清流质食物。

4）检查前晚和检查日晨应用温热自来水或生理盐水灌肠直至排出物清澈。

5）健康教育：告诉患者检查过程中需要采取膝胸卧位（除外年龄较大或病情很重者）、插管过程中需要做深呼吸、内镜插入过程中可能出现大便紧迫感等。

（2）结肠镜检查：

1）向患者解释内镜插入的有关知识及检查过程中将使用镇静剂。

2）患者进食1～3天清流质食物并禁食8小时。

3）检查前1～3天开始应用缓泻剂，检查前晚予以灌肠。

4）检查前晚口服25%甘露醇250mL。

5）检查日晨进食清流质食物。

4. 操作过程

（1）直肠乙状结肠镜检查：患者采取膝胸卧位以利于借助重力使乙状结肠伸直。对不能耐受膝胸卧位的患者，如衰弱者或老年患者，可采取左侧卧位。

通常，先采用硬质直肠镜观察直肠乙状结肠接合部。告诉患者可能有想解大便的压力感。检查过程中，可能会应用通过柔软内镜插入的小夹钳切除一块或多块肠道组织做活组织检查，也可使用勒除器切除乙状结肠或直肠息肉，还可应用电凝电流烧灼手术部位以预防或阻止出血。取下的标本贴上标签立即送病理实验室做检查。

（2）结肠镜检查：患者常被镇静后置于左侧卧位，同时膝关节屈曲。采用一种水基胶状物润滑结肠镜后插入肛管，并灌注少量空气使观察肠道更容易、更清晰。由于空气注入，患者可能有不适感，应鼓励其放松并经口和鼻做缓慢深呼吸。当结肠镜到达乙状结肠接合部时，医师会要求患者更换为仰卧位，以使结肠镜更容易通过肠道内的弯曲部位插入。检查过程中应监测患者生命体征，以观察有无迷走神经反应引起的心搏徐缓和血压过低。

5. 操作后护理

（1）直肠乙状结肠镜检查：

1）嘱患者仰卧休息数分钟，以避免站立时的直立性低血压。

2）观察患者有无发热、腹部疼痛和出血等肠穿孔征象。

3）息肉切除或活检术后应观察患者有无直肠出血征象。

（2）结肠镜检查：

1）按医嘱密切观察患者生命体征。

2）由于检查过程中患者肠道持续充气，应警惕患者可能出现因肠蠕动加快而引起的腹部绞痛。

3）观察患者有无腹部不适、腹胀和里急后重等直肠出血和肠道穿孔征象。

（四）经皮肝穿刺胆管造影及经皮肝穿刺胆管置管引流

经皮肝穿刺胆管造影用于了解肝内胆管的充盈情况。医师常在B超导向下，经皮肤刺入套管针到肝内胆管，然后注入造影剂。X线下可清楚显示胆管情况及梗阻部位。该检查可帮助了解胆管梗阻及病变部位，必要时可行胆管置管引流（经皮肝穿刺胆管置管引流）。由于肝脏血管分布多，且胆管疾病患者凝血机制差，患者有发生出血的危险。

1. 适应证

（1）原因不明的梗阻性黄疸，而内窥镜逆行性胰胆管造影（endoscopic retrograde cholangiopancreatography，ERCP）检查失败。

（2）肝内胆管结石合并阻塞性黄疸。

（3）术后黄疸，疑有残余结石或胆管狭窄。

（4）B超提示有肝内胆管扩张。

（5）胆管损伤引起的胆管狭窄。

（6）先天性胆管狭窄或闭锁。

2. 禁忌证

（1）出、凝血时间异常。

（2）碘过敏。

（3）心功能不全。

（4）急性胆道感染。

3. 操作前准备

（1）评估患者对检查的了解程度，做好有关的解释工作。

（2）确定检查同意书已经签订。

（3）确定各项实验室检查，如全血计数和凝血功能检查等都已按医嘱完成。

（4）指导患者练习较长时间内屏气。

（5）按医嘱于检查前晚给予患者缓泻剂及镇静剂。

（6）患者禁食6～8小时。

（7）测量患者生命体征作为基础资料，按医嘱于检查前1小时给予镇静止痛剂。

（8）询问患者碘过敏史并行碘过敏试验。

（9）准备造影剂及穿刺用品。

4. 操作过程　局部麻醉后，在B超或透视导向下，经皮肤刺入套管针到肝内胆管，然后注入造影剂。护士应帮助医师将患者置于仰卧位或左侧卧位，在针头穿刺过程中应协助患者保持静止不动，并指导其呼气并屏气。

5. 操作后护理

（1）嘱患者卧床休息24小时。

（2）最初2小时，患者采取右侧卧位，并予以一小枕或毛巾卷压迫穿刺部位，以防出血。

（3）监测生命体征，并观察穿刺部位，注意有无出血征象。

（4）观察有无发热、右上腹疼痛加剧、腹膜刺激征等胆汁渗漏征象。

（5）观察有无碘过敏征象。

（6）劝告患者避免咳嗽或过度用力。

（7）按医嘱给予止痛剂。

第五节　泌尿系统疾病护理常规

一、泌尿系统疾病一般护理常规

泌尿系统是由肾、输尿管、膀胱、尿道及其相关的血管和神经组成的人体主要代谢系统。其中肾脏是最重要的器官，它不仅通过生成尿液排泄机体的代谢废物，调节水、电解质和酸碱平衡，维持机体内环境的稳定，还产生多种重要的内分泌激素。

1. 活动与休息　急性期及严重的肾衰竭者绝对卧床休息至临床症状缓解，自我活动能力恢复后可逐步增加活动量，恢复期可适当活动。

2. 饮食护理　按医嘱给予适量高热量、高维生素、低盐、低磷或优质低蛋白、易消化饮食，加强治疗饮食的管理。

3. 密切观察病情　每天监测体温、脉搏、呼吸4次，持续3天，如有神志及尿量的变化或血尿、尿闭、水肿加重、血压升高、嗜睡及频繁恶心、呕吐或抽搐等症状及时告知医师，并做好记录。

4. 控制体液平衡　有水肿者，按医嘱准确记录出入液量，每天1次，测腹围或体重，每周1次，对卧床患者加强皮肤护理，防止压疮的发生。

5. 药物治疗护理　使用利尿药时应观察尿量，使用降压药时应观察血压及有无头晕等不良反应。肾区钝痛可按医嘱给予局部热敷，肾绞痛按医嘱局部热敷及给予镇痛及解痉药，并观察用药后疼痛缓解情况。

6. 健康指导　熟悉并做好肾脏专科各种检查宣教，如尿培养及其他尿液检查标本的留取方法，肾脏特检及透析疗法的术前、术后护理。

二、慢性肾衰竭

慢性肾衰竭（chronic renal failure，CRF）是指各种原因导致肾脏慢性、进行性损害，使其不能维持基本功能，临床以代谢产物和毒素潴留，水、电解质和酸碱平衡紊乱以及某些内分泌功能异常等表现为特征的一组综合征。为各种原发性和继发性肾脏疾病持续进展的共同转归，其终末期称为尿毒症。

1. 活动与休息　终末期患者绝对卧床休息，患者有躁动不安时，应将床护栏拉起，以防其坠床或其他意外的发生，并设专人守护。

2. 饮食护理　遵医嘱给予易消化、高热量、高维生素、低磷、低盐、优质低蛋白饮食，蛋白质摄入量为0.6g／（kg·d）。如行腹膜透析者蛋白质的供给量应为1.0g／（kg·d）。

3. 密切观察病情　及时发现少尿、无尿和神志的改变，及时发现急性左心衰竭、肺水肿等并发症，遵医嘱做好对症处理。

4. 控制体液平衡　根据医嘱准确记录24小时出入液量、测体重。对血压高、水肿、心力衰竭及尿少、无尿者应严格控制液体入量。

5. 贫血与出血　患者按医嘱输注新鲜血，滴速宜慢，并注意观察输血反应及时处理。

6. 口腔及皮肤护理　预防口腔感染，防止皮肤破溃。宜用温水擦洗皮肤，忌用肥皂、乙醇。水肿者忌用气圈，阴囊水肿者宜用托带，皮肤皱褶处可以用透明皮肤贴膜预防破溃和糜烂。

7. 透析护理　如行腹膜透析者，应做好透析前后的护理，严格无菌操作。血液透析的患者按血液透析术前准备及术后护理。

8. 健康指导　指导患者生活规律，预防感冒，保持口腔、皮肤清洁卫生，按时测量血压，保持精神愉快，定期复查。

三、急性肾衰竭

急性肾衰竭简称急肾衰，属于临床危重症。该病是一种由多种病因引起的急性肾损害，可在数小时至数天内使肾单位调节功能急剧减退，以至于不能维持体液电解质平衡和排泄代谢产物，而导致高血钾、代谢性酸中毒及急性尿毒症综合征，此综合征临床称为急性肾功能不全。肾脏是机体维持内环境稳定的重要器官。

（一）病因

引起急性肾小管坏死的病因多种多样，可概括为两大类。

1. 肾中毒　对肾脏有毒性的物质，如药物中的磺胺、四氯化碳、汞剂、铋剂、双氯非那胺；抗生素中的多黏菌素、万古霉素、卡那霉素、庆大霉素、头孢菌素Ⅰ、头孢菌素Ⅱ、新霉素、两性霉素B，以及碘造影剂、甲氧氟烷麻醉剂等；生物毒素如蛇毒、蜂毒、鱼蕈、斑蝥素等，都可在一定条件下引起急性肾小管坏死。

2. 肾缺血　严重的肾缺血，如重度外伤、大面积烧伤、大手术、大量失血、产科大出血、重症感染、败血症、脱水和电解质平衡失调，特别是合并休克者，均易导致急性肾小管坏死。

（二）病理

肉眼见肾脏体积增大，质软，切面肾皮质苍白，缺血，髓质呈暗红色。镜下见肾小管上皮变平，有些呈混浊、肿胀、变性、脱落，管腔内有管型及渗出物。肾中毒引起者，上皮细胞的变性、坏死集中在近曲小管，其下的基膜保护完整；肾缺血所致者，上皮细胞呈灶性坏死，分散在肾小管各段中，其下的基膜往往断裂、溃破，肾间质内可见小圆形细胞浸润及水肿，有一部分死于急性肾小管坏死的患者，肾脏在光学显微镜下肾小管的形态并无改变，故肾小管坏死的命名，是不很恰当的，但这些病例，在电子显微镜下，有时仍可见到有肾小管上皮细胞的线粒体变形，内质网消失，微纤毛脱落，有些部位基膜也有微裂口。肾小球和肾小动脉一般无改变，只有发生播散性血管内凝血时，才会见到肾小球毛细血管中有纤维素性血栓。到病期的第5～6天，坏死的肾小管上皮细胞开始新生。若基膜完整，则新生的上皮细胞很快覆盖在基膜上，使肾小管形态恢复正常。但基膜有破坏者，则上皮细胞大多不能再生，缺损处由结缔组织代替。

（三）临床表现

1. 少尿期

（1）大多数在先驱症状12～24小时后开始出现少尿（每日尿量50～400mL）或无尿。一般持续2～4周。

（2）可有厌食、恶心、呕吐、腹泻、呃逆、头昏、头痛、烦躁不安、贫血、出血倾向、呼吸深而快，甚至昏迷、抽搐。

（3）代谢产物的蓄积：尿素氮、肌酐等升高。出现代谢性酸中毒。

（4）电解质紊乱：可有高血钾、低血钠、高血镁、高血磷、低血钙等。尤其是高钾血症，严重者可导致心搏骤停。

（5）水平衡失调，易产生过多的水潴留；严重者导致心力衰竭、肺水肿或脑水肿。

（6）易继发呼吸系统及尿路感染。

2. 多尿期　少尿期后尿量逐渐增加，当每日尿量超过500mL时，即进入多尿期。此后，尿量逐日成倍增加，最高尿量每日3000～6000mL，甚至可达到10 000mL以上。在多尿期初始，尿量虽增多，但肾脏清除率仍低，体内代谢产物的蓄积仍存在。4～5天后，尿素氮、肌酐等随着尿量的增多而逐渐下降，尿毒症症状也随之好转。钾、钠、氯等电解质从尿中大量排出可导致电解质紊乱或脱水，应注意少尿期的高峰阶段可能转变为低钾血症。此期持续1～3周。

3. 恢复期　尿量逐渐恢复正常，3～12个月肾功能逐渐复原，大部分患者肾功能可恢复到正常水平，只有少数患者转为慢性肾衰竭。

（四）诊断

急性肾功能衰竭可以根据原发病史，少尿和尿改变的特点做出诊断。但需与功能性（肾前性）少尿相鉴别，上述血、尿检查可资鉴别，但在实际工作中，多借助液体补充或甘露醇、呋塞米利尿试验来协助判定。在30～40分钟内静脉输入10%葡萄糖500mL，如尿量增加（＞39～50mL／h），系功能性少尿（有心功能不全者忌用该法）；如血容量不足已纠正或无尿路梗阻者，可用20%甘露醇100～125mL静脉注入，15分钟注完，或静注呋塞米80～320mg，若2小时内尿量仍＜40mL，则可认为急性肾衰已形成。有条件者，应做中心静脉压测定，如＜588.42Pa，应先补足血容量，才可注射甘露醇或呋塞米。

1. 尿液检查　尿少、尿量≤17mL／h或＜400mL／d，尿比重低，＜1.014甚至固定在1.010左右，尿呈酸性，尿蛋白定性+～+++，尿沉渣镜检可见粗大颗粒管型，少数红、白细胞。

2. 氮质血症　尿素氮和肌酐升高。但氮质血症不能单独作为诊断依据，因肾功能正常时消化道大出血患者尿素氮亦可升高。血肌酐增高，尿素氮／血肌酐≤10是重要诊断指标。此外，尿／尿素氮＜15（正常尿中尿素200～600mmol／24h，尿／尿素氮＞20），尿／血肌酐≤10也有诊断意义。

3. 血液检查　红细胞及血红蛋白均下降，白细胞增多，血小板减少。血中钾、镁、磷增高，血钠正常或略降低，血钙降低，二氧化碳结合力亦降低。

4. 尿钠定量　＞30mmol／L。滤过钠排泄分数（fractional excretion of filtrated sodium，FENa）测定，该法对病因有一定意义。其值＞1者为急性肾小管坏死，非少尿型急性肾小管坏死及尿路梗阻。其值＜1者，为肾前性氮质血症及急性肾小球肾炎。

5. 纯水　清除率测定法有助于早期诊断。纯水清除率=尿量（1h）（1-尿渗透压／血渗透压），其正常值为- 30，负值越大，肾功能超好；越接近0，肾功能越严重。

-25～-30，说明肾功能已开始有变化。

-25～-15，说明肾功能轻、中度损害。

-15～0，说明肾功能严重损害。

（五）治疗

1. 积极治疗原发病、去除病因。

2. 少尿期的治疗

（1）早期：可试用血管扩张药物如罂粟碱30～40mg，2次／天，或酚妥拉明10～20mg，如无效，可用呋塞米800～1000mg加入5%葡萄糖250mL内静滴，有时可达到增加尿量的目的。在血容量不足的情况下，该法慎用。

（2）保持液体平衡：一般采用"量出为入"的原则，每日进水量为一天液体总排出量加500mL；具体每日进水量计算式为：不可见失水量（981±141）mL -内生水（303±30）mL -细胞释放水（124±75）mL+可见的失水量（尿、呕吐物、创面分泌物、胃肠或胆道引流量等），体温每升高1℃，成人酌情加入水量60～80mL／d。

（3）饮食与营养：每日热量应＞6277J，其中蛋白质为20～40g／d，以牛奶、蛋类、鱼或瘦肉为佳，葡萄糖不应＜150g／d，根据病情给予适量脂肪，防止酮症发生，重症可给全静脉营养疗法。

（4）注意钾平衡：重在防止钾过多，要严格限制食物及药品中钾的摄入，彻底清创，防止感染，如已出现高钾血症应及时处理；可用10%葡萄糖酸钙10mL，缓慢静注，以拮抗钾离子对心肌及其他组织的毒性作用，25%葡萄糖液300mL加普通胰岛素15IU，静滴，以促进糖原合成，使钾离子转入细胞内；钠型离子交换树脂20～30g加入25%山梨醇100～200mL做高位保留灌肠，1g钠型树脂约可交换钾0.85mmol；纠正酸中毒，促使细胞外钾向细胞内转移。重症高钾血症应及时做透析疗法。此外，对其他电解质紊乱亦应做相应处理。

（5）纠正酸中毒：根据血气、酸碱测定结果，可按一般公式计算补给碱性药物。

3. 多尿期的治疗　头1～2天仍按少尿期的治疗原则处理。尿量明显增多后要特别注意水及电解质的监测，尤其是钾的平衡。尿量过多可适当补给葡萄糖、林格氏液、用量为尿量的1／3～2／3，并给予足够的热量及维生素，适当增加蛋白质，以促进康复。

4. 恢复期的治疗　除继续病因治疗外，一般无须特殊治疗，注意营养，避免使用损害肾脏的药物。近年来对肾衰竭的治疗着重于防治肾小管细胞损伤及促进其细胞的修复，如应用腺嘌呤核苷酸（ATP–MgCl$_2$），可使肾小管细胞内ATP含量增加，减轻肾小管细胞肿胀与坏死：谷胱甘肽、过氧化物歧化酶及别嘌醇可消除机体内活性氧（O^{2-}、H_2O_2、OH^-），防止因脂肪过氧化损伤肾小管细胞膜；钙离子阻滞剂（维拉帕米、硝苯地平）、可阻止Ca^{2+}向细胞内转移，防止Ca^{2+}在细胞线粒体内堆积，使细胞内ATP含量增多，有助于损伤细胞的修复，但这些防治措施尚处于探索阶段，仍需进一步在临床实践中加以总结。

（六）护理

急性肾功能衰竭的预防主要是积极防治原发病，避免和祛除诱发因素是护理之根本，因此要注意以下三点。

1. 调养五脏　平素起居饮食有节，讲究卫生避免外邪侵袭，尤其在传染病流行的季节和地区更应加强预防措施；不过食辛辣厚味以免滋生湿热；调畅情志保持精神愉快，使气血畅达而避免产生气滞血瘀；加强体育锻炼，提高机体防御能力。

2. 防止中毒　有关资料表明20%～50%的急性肾功能衰竭是由药物引起，还有部分因接触有害物质所致。因此，应尽量避免使用和接触对肾脏有毒害的药物或毒物，若属意外肌肤接触应及时发现和及早治疗。

3. 防治及时　一旦有诱发急性肾功能衰竭的原发病发生应及早治疗，注意扩充血容量纠正水、电解质紊乱及酸碱失衡。恢复循环功能若发现本病将要发生应早期采取措施。补充血容量，增加心排血量，恢复肾灌流量及肾小球滤过率，排除肾小管内梗阻物，防治感染，防止DIC肾缺血引起的肾实质的损害，同时尽早应用活血化瘀药物对预防本病发生有积极作用。

（1）密切观察病情变化：注意体温、呼吸、脉搏、心率、心律、血压等变化。急性肾功能衰竭常以心力衰竭、心律失常、感染、惊厥为主要死亡原因，应及时发现其早期表现，并随时与医师联系。

（2）保证患儿卧床休息：休息时期视病情而定，一般少尿期、多尿期均应卧床休息，恢复期逐渐增加适当活动。

（3）营养护理：少尿期应限制水、盐、钾、磷和蛋白质摄入量，供给足够的热量，以减少组织蛋白的分解。不能进食者从静脉中补充葡萄糖、氨基酸、脂肪乳等。透析治疗时患儿丢失大量蛋白，所以不需限制蛋白质摄入量，长期透析时可输血浆、水解蛋白、氨基酸等。

（4）精确地记录出入液量：口服和静脉进入的液量要逐项记录，尿量和异常丢失量如呕吐物、胃肠引流液、腹泻时粪便内水分等都需要准确测量，每日定时测体重以检查有无水肿加重。

（5）严格执行静脉输液计划：输液过程中严密观察有无输液过多、过快引起肺水肿症状，并观察其他副作用。

（6）预防感染：严格执行无菌操作，加强皮肤护理及口腔护理，定时翻身、拍背。病室每日紫外线消毒。

（7）做好家长及患儿思想工作：稳定家长及患儿情绪，解释病情及治疗方案，以取得合作。

四、急性肾小球肾炎

急性肾小球肾炎（acute glomerulonephritis，AGN）简称急性肾炎，起病急，临床症状以血尿、蛋白尿、水肿及高血压为主要表现，并可伴有一过性肾功能损害。常见于链球菌感染后导致的机体免疫性疾病。

1. 活动与休息　急性期应注意卧床休息、保暖，待肉眼血尿消失、水肿消退、血压恢复正常后可逐渐增加活动量，3个月内避免体力活动。

2. 饮食护理　饮食遵医嘱，急性期低盐（钠盐摄入低于3g／d）、优质蛋白，肾功能异常时低蛋白饮食［蛋白质摄入量为0.5～0.6g／（kg·d）］，同时严格控制水的摄入，每天入水量应为非显性失水量（约500mL）加上24小时显性失水量，入水量的控制应遵循宁少勿多的原则。避免高钾类食物的摄取。

3. 密切观察病情　每天记录尿液颜色、量及性状，注意眼睑及全身水肿情况有无加重，有无头晕、头痛情况，注意测量血压，血压异常时应通知医师并遵医嘱给予处理。

4. 药物治疗护理　使用利尿药应观察尿量、使用降压药时应观察血压及有无头晕等不良反应，并注意有无电解质失调及恶心、直立性眩晕、口干、心悸等不良反应，如有不适应及时告知医师做好处理。

5. 预防感染　积极控制及预防呼吸道感染，做好保护性隔离。

6. 口腔及皮肤护理　保持口腔、皮肤及会阴部的清洁，防止皮肤感染。

7. 心理护理　改善患者焦虑、烦躁及抑郁情绪。

8. 透析护理　合并急性肾衰竭者，及时做好血液透析或腹膜透析的护理至肾功能恢复。

9. 健康指导　指导患者出院后定期复查，避免使用肾毒性药物，如氨基糖苷类、链霉素、庆大霉素等，积极锻炼身体，以提高机体免疫力。

五、慢性肾小球肾炎

慢性肾小球肾炎（chronic glomerulonephritis，CGN）简称慢性肾炎，是指一组以蛋白尿、血尿、水肿、高血压为临床表现的肾小球疾病，临床特点为起病隐匿，病情进展缓慢，病情迁延，有不同程度肾功能损害，最终将发展成慢性肾衰竭。

1. 活动与休息　急性发作期及水肿严重时绝对卧床休息，恢复期可适当活动。

2. 饮食护理　饮食遵医嘱以清淡易消化食物为主，宜用优质动物蛋白。有高血压、明显水肿者应控制水和食盐的摄入。长期有蛋白尿患者如肾功能正常可适当补充高蛋白，蛋白质摄入量为1.0g／（kg·d）；肾功能异常时低蛋白饮食，蛋白质摄入量为0.5~0.6g／（kg·d）；低盐饮食，钠盐摄入低于3g／d；同时严格控制水的摄入。

3. 口腔护理　加强口腔护理，经常漱口，以除去氨味，增进食欲，预防口腔炎。

4. 皮肤护理　保持皮肤清洁，每天温水擦洗，减轻尿素对皮肤的刺激。水肿明显者，加强皮肤护理，可酌情抬高患肢，减轻水肿，预防压疮发生。

5. 预防感染　注意保暖，避免受凉和过度劳累，防止上呼吸道感染。

6. 密切观察病情　根据医嘱记录出入液量，测血压、体重并做好记录。注意有无头痛、精神萎靡、意识恍惚、抽搐、恶心、呕吐等尿毒症脑病症状及电解质情况，必要时及对告知医师进行对症处理。

7. 药物治疗护理　如应用糖皮质激素、免疫抑制药等应观察有无消化道溃疡、出血、皮肤黏膜出血倾向、感染及白细胞下降等。

8. 心理护理　加强心理护理，要多安慰、鼓励患者。

9. 健康指导　指导患者出院后坚持用药，定期复查、生活有规律，劳逸结合、防止感冒，避免使用肾毒性药物，如氨基糖苷类、链霉素、庆大霉素等，积极锻炼身体，提高机体免疫力。

六、肾病综合征

肾病综合征（nephrotic syndrome，NS）是由多种肾脏疾病引起的，以大量蛋白尿（尿蛋白定量大于3.5g／d）、低蛋白血症（血浆清蛋白小于30g／L）、水肿、高脂血症为共同特征的一组临床综合征。

1. 活动与休息　活动期全身严重水肿，合并胸腔积液、腹腔积液及呼吸困难者，给予绝对卧床休息，保持肢体的适当活动；病情缓解后尿量逐渐增加时，可逐渐增加活动量；改变体位时应缓慢，防止直立性低血压的发生。

2. 饮食护理　给予正常量优质蛋白，蛋白质摄取量为1.0g／（kg·d），肾功能不全时按相应功能期摄取蛋白质；高热量、低盐、低脂富含维生素饮食。

3. 密切观察病情　观察全身水肿情况每天1次，注意血栓、栓塞、感染及急性肾衰竭等并发症，观察有无呼吸困难、肢体循环受阻及急性少尿，如有皮肤感染、咳嗽、咳痰、尿路刺激征或腹膜刺激征等应监测体温变化每天1次，体温高于正常者每天测量4次，高热时及时遵医嘱做好降温处理。

4. 药物治疗护理　观察降压药及利尿药的疗效，注意有无电解质失调及恶心、直立性眩晕、口干、心悸等不良反应，如有不适应及时告知医师做好处理；使用抗凝药物时注意观察出血倾向，必要时提醒医师停药；使用激素时应做好药物宣教，防止自行增、减药量；使用环孢素类药物需监测血药浓度，观察肝肾毒性、高血压、高尿酸血症、高血钾、多毛及牙龈增生等不良反应。

5. 预防感染　积极预防并控制感染，减少探视，寒冷季节外出注意保暖，室内保持通风换气。

6. 控制体液平衡　根据医嘱记录出入液量，每天测体重1次，并做好记录。

7. 口腔及皮肤护理　保持口腔、皮肤及会阴部的清洁，防止皮肤感染。

8. 心理护理　加强心理护理，经常安慰、鼓励患者。

七、尿路感染

尿路感染（urinary tract infection）是泌尿系统常见的疾病，分为上尿路感染和下尿路感染。上尿路感染主要是肾盂肾炎，下尿路感染主要是膀胱炎。一般女性多于男性，多由细菌引起。

1. 活动与休息　急性期患者应卧床休息，为患者提供安静、舒适的休息环境，保持内衣清洁干燥。病情稳定后可进行适当活动。

2. 饮食护理　进食清淡、富含维生素、水分及高热量流质或半流质饮食。无水肿情况下每天饮水量应达2000mL以上。

3. 密切观察病情　高热患者每天测量体温6次，中、低度热患者每天测量体温4次，观察有无尿路刺激征的表现，注意有无腰痛、脓血尿、畏寒、疲乏无力恶心、腹痛、腹胀及腹泻情况，防止尿路梗阻、肾周脓肿及败血症。

4. 药物治疗护理　遵医嘱正确使用抗生素，注意观察药物的疗效，防止二次感染。

5. 对症护理　高热患者遵医嘱及时进行物理或药物降温，并做好降温记录。

6. 预防感染　保持患者口腔清洁湿润，高热时口腔护理每天1次。

7. 健康指导　协助患者正确留取尿标本，留细菌培养标本时尿液应在膀胱停留

4~6小时，留取后及时送检，教育患者避免憋尿，养成良好的卫生习惯。

8. 心理护理　做好心理护理，改善患者焦虑、烦躁情绪。

八、尿失禁

尿失禁是由于膀胱括约肌损伤或神经功能障碍而丧失排尿自控能力，使尿液不自主地流出。尿失禁可以发生在任何年龄及性别，尤其是女性及老年人。尿失禁除了令人身体不适，更重要的是，它会长期影响患者的生活质量，严重影响着患者的心理健康，被称为"不致命的社交癌"。

（一）病因

1. 先天性疾患，如尿道上裂。

2. 创伤，如妇女生产时的创伤，骨盆骨折等。

3. 手术，成人为前列腺手术、尿道狭窄修补术等；儿童为后尿道瓣膜手术等。

4. 各种原因引起的神经源性膀胱。

（二）病理

正常男性的尿液控制依靠尿道的下列两部分。

1. 近侧尿道括约肌　包括膀胱颈部及精阜以上的前列腺部尿道。

2. 远侧尿道括约肌　可分为两部分：①精阜以下的后尿道。②尿道外括约肌。

3. 逼尿肌无反射　该类患者的逼尿肌收缩力及尿道闭合压力（尿道阻力）都有不同程度的降低，逼尿肌不能完全主动地将尿液排出，排尿须依靠增加腹压。当残余尿量很多、尿道阻力很低时可有压力性尿失禁；尿潴留时可发生充溢性尿失禁。

4. 逼尿肌反射亢进　逼尿肌反射亢进有时可发生三种不同类型的尿失禁：

（1）完全的上运动神经元病变可出现反射性尿失禁。

（2）不完全的上运动神经元病变有部分患者可出现急迫性尿失禁，该类患者常伴严重的尿频、尿急症状。

（3）有些患者在咳嗽时可激发逼尿肌的无抑制性收缩而引起尿液外流，症状类似压力性尿失禁。

患者无尿频、尿急和急迫性尿失禁，用压力性尿失禁的手术治疗效果不佳。采用膀胱压力-尿流率的同步检查能获得准确的诊断。Bates等称之为咳嗽-急迫性尿失禁。

5. 逼尿肌括约肌功能协同失调

（1）在逼尿肌收缩过程中外括约肌出现持续性痉挛而导致尿潴留，随后引起充溢性尿失禁。

（2）由上运动神经元病变引起的尿道外括约肌突然发生无抑制性松弛（伴或不伴逼尿肌的收缩）而引起尿失禁。该类尿失禁患者常无残余尿。

（三）分类

尿失禁按照症状可分为充溢性尿失禁、无阻力性尿失禁、反射性尿失禁、急迫性尿失禁及压力性尿失禁5类。

1. 充溢性尿失禁　充溢性尿失禁是由于下尿路有较严重的机械性（如前列腺增生）或功能性梗阻引起尿潴留，当膀胱内压上升到一定程度并超过尿道阻力时，尿液不断地自尿道中滴出。该类患者的膀胱呈膨胀状态。

2. 无阻力性尿失禁　无阻力性尿失禁是由于尿道阻力完全丧失，膀胱内不能储存尿液，患者在站立时尿液全部由尿道流出。

3. 反射性尿失禁　反射性尿失禁是由完全的上运动神经元病变引起，排尿依靠脊髓反射，患者不自主地间歇排尿（间歇性尿失禁），排尿没有感觉。

4. 急迫性尿失禁　急迫性尿失禁可由部分上运动神经元病变或急性膀胱炎等强烈的局部刺激引起，患者有十分严重的尿频、尿急症状。由于强烈的逼尿肌无抑制性收缩而发生尿失禁。

5. 压力性尿失禁　压力性尿失禁是当腹压增加时（如咳嗽、打喷嚏、上楼梯或跑步时）即有尿液自尿道流出。引起该类尿失禁的病因很复杂，需要做详细检查。

（四）诊断

1. 排尿记录　病史是诊断尿失禁的一个重要部分。尿失禁病史复杂，此外还受其他因素的影响。因此，老年患者很难准确地表述其症状的特点和严重程度。排尿日记能客观地记录患者规定时间内的排尿情况（一般记录2~3天），如每次排尿量、排尿时间、伴随症状等，这些客观资料是尿失禁诊断的基础。

2. 体检　了解有无脑卒中、脊髓损伤和其他中枢或外周神经系统疾病等与尿失禁相关体征，了解有无心力衰竭、四肢水肿等。

3. 实验室常规检查　应进行的实验室检查有尿常规、尿培养、肝肾功能、电解质、提示有多尿现象，应行血糖、血钙和白蛋白等相关检查。

4. 尿动力学检查　通过病史和体检，多数情况下能了解尿失禁的类型和病因。如经验性保守治疗失败，或准备手术治疗等都应进行尿动力学检查血糖等。

尿动力学检查的内容应包括膀胱功能的测定和尿道功能的测定。如完全性膀胱测压能了解充盈期逼尿肌是否稳定，有无反射亢进，顺应性是否良好，排尿期逼尿肌反射是否存在，逼尿肌收缩功能是否正常，膀胱出口有无梗阻。尿道功能测定主要采用尿道压力描计了解尿道闭合压，而压力性尿道压力描计尿道近端出现倒置的波形，提示膀胱颈后尿道下移。

5. 辅助检查　尿失禁，特别由神经源性膀胱引起的尿失禁，应做下列检查。

（1）测定残余尿量，以区别因尿道阻力过高（下尿路梗阻）与阻力过低引起的尿失禁。

（2）如有残余尿，行排尿期膀胱尿道造影，观察梗阻部位在膀胱颈部还是尿道外括约肌。

（3）膀胱测压，观察有否无抑制性收缩，膀胱感觉及逼尿肌无反射。

（4）站立膀胱造影观察后尿道有无造影剂充盈。尿道功能正常者造影剂被膀胱颈部所阻止。如有关排尿的交感神经功能受到损害则后尿道平滑肌松弛，造影片上可见到后尿道的近侧 1~2 cm 处有造影剂充盈，因这部分尿道无横纹肌。

（5）必要时行膀胱压力、尿流率、肌电图的同步检查，以诊断咳嗽–急迫性尿失禁、逼尿肌括约肌功能协同失调及由括约肌无抑制性松弛引起的尿失禁。

（6）动力性尿道压力图：用一根特制的双腔管，末段有二孔。一孔置于膀胱内，另一孔在后尿道。尿道功能正常者在膀胱内压增加时（如咳嗽时）尿道压力也上升，以阻止尿液外流。有少数压力性尿失禁患者，膀胱内压增高时，尿道压力不上升，从而尿液外流。

（五）治疗

1. 保守治疗

（1）雌激素替代疗法：世界各国专家都积极主张应用雌激素替代疗法补充更年期妇女体内雌激素不足，以防治老年性阴道炎、压力性尿失禁、冠心病、骨质疏松症等。有些已绝经的老年女性使用雌激素替代疗法初期，会出现少量"月经"现象，这属正常现象，仍可继续应用，稍后会逐渐消失。由于个体差异对雌激素敏感性不同，应该在经验丰富的专家指导下实行个体化用药。既往患过子宫内膜癌、乳腺癌、宫颈癌、卵巢癌的患者则不宜使用或慎用。除此之外，尿道黏膜皱襞变平或消失后，防御致病微生物上行感染的免疫力随之下降。因此，压力性尿失禁患者并发尿路感染率极高，雌激素替代疗法和抗感染应同时进行，才可在短期内获得满意疗效。

（2）运动疗法：盆底肌肉康复训练，是通过增强盆底肌肉和尿道肌肉的张力，提高肌肉对压力作用的反应性收缩力，从而改善尿道括约肌功能。这种训练简单易行、无创无痛、效果好且没有副作用。一般至少坚持 1~2 个月才开始有效果，而且至少需要持续 1 年以上的时间。

（3）中医针灸疗法：针刺中极、关元、足三里、三阴交等穴位，也可提升盆底肌的张力，从而改善膀胱功能。

2. 手术治疗　保守治疗适于轻度尿失禁患者，中、重度患者及经保守治疗后效果不佳的患者，建议采取手术治疗。传统的手术方法一般采取阴道前壁修补，远期疗效差，且仅限于轻度尿失禁患者。目前已逐渐被国内外泌尿外科医师接受的是经阴道无张力尿道中段悬吊术。其方法是使用生物相容性很好的悬吊带，通过微创手术进行膀胱颈悬吊。手术后，患者体内的纤维组织会逐渐长入聚丙烯网带内，故能有效长久保持尿道支撑，有人把这种吊带称为"柔性支架"。与传统开腹手术相比，这种微创手术创口小，恢复快。

（六）预防

1. 良好的心态　要有乐观、豁达的心情，以积极平和的心态，笑对生活和工作中的成功、失败、压力和烦恼，学会自己调节心境和情绪。

2. 防止尿道感染　养成大小便后由前往后擦手纸的习惯，避免尿道口感染。性生活前，夫妻先用温开水洗净外阴，性交后女方立即排空尿液，清洗外阴。若性交后发生尿痛、尿频，可服抗尿路感染药物3～5天，在炎症初期快速治愈。

3. 有规律的性生活　研究证明，更年期绝经后的妇女继续保持有规律的性生活，能明显延缓卵巢合成雌激素功能的生理性退变，降低压力性尿失禁发生率，同时可防止其他老年性疾病，提高健康水平。

（七）护理

无论是哪一种原因引起的尿失禁，都会给患者造成很大的心理压力，如精神苦闷、丧失自尊，也给生活带来不便。所以，对于尿失禁患者除应进行内外科的治疗加以矫正外，还应做好以下护理工作：

1. 心理护理　尊重患者的人格，给予安慰和鼓励，使其树立信心，积极配合治疗和护理。

2. 摄入适量的液体　向患者解释多饮水能够促进排尿反射，并可预防泌尿道感染。如无禁忌，嘱患者每日摄入液体量2000mL。入睡前限制饮水，以减少夜间排尿量。

3. 持续进行膀胱功能训练　向患者和家属说明膀胱功能训练的目的，说明训练的方法和所需的时间，以取得患者和家属的配合。安排排尿时间，定时使用便器，建立规则的排尿习惯，促进排尿功能的恢复。初始白天每隔1～2小时使用便器一次，夜间每隔4小时使用便器一次。以后逐渐延长间隔时间，以促进排尿功能恢复。使用便器时，用手挤压膀胱，协助排尿。

4. 锻炼肌肉力量　指导患者进行骨盆底部肌肉的锻炼，以增强控制排尿的能力。具体方法：患者取立位、坐位或卧位，试作排尿动作，先慢慢收缩肛门，再收缩阴道、尿道，产生盆底肌上提的感觉，在肛门、阴道、尿道收缩时，大腿和腹部肌肉保持放松，每次缩紧不少于5秒，然后缓慢放松，每次10秒左右，连续10遍，以不觉疲乏为宜，每日进行5～10次。同时训练间断排尿，即在每次排尿时停顿或减缓尿流，以及在任何"尿失禁诱发动作"，如咳嗽、弯腰等之前收缩盆底肌，从而达到抑制不稳定的膀胱收缩，减轻排尿紧迫感程度、频率和溢尿量。若病情许可，鼓励患者可做抬腿运动或下床走动，以增强腹部肌肉张力。

5. 皮肤护理　保持皮肤清洁干燥，经常清洗会阴部皮肤，勤换衣裤、床单、衬垫等。

6. 外部引流　必要时应用接尿装置接取尿液。女性患者可用女式尿壶紧贴外阴部接取尿液；男性患者可用尿壶接尿，也可用阴茎套连接集尿袋，接取尿液，但此法不宜长时间使用，每天要定时取下阴茎套和尿壶，清洗会阴部和阴茎，并暴露于空气中，同时评估有无红肿、破损。

7. 留置导尿　对长期尿失禁的患者，可采用留置导尿管，定时放尿，避免尿液浸渍皮肤，发生压疮。

8. 减轻造成尿失禁的诱因。

第六节　血液系统疾病护理常规

一、血液及造血系统疾病一般护理常规

血液系统疾病指原发或主要累及血液和造血器官的疾病。血液系统疾病常见症状和体征有贫血、皮肤黏膜出血、黄疸、血红蛋白尿、发热、淋巴结肿大、脾大等。

1. 按内科疾病患者的一般护理。

2. 休息与活动　轻症或恢复期可适当活动，重症患者应绝对卧床休息。

3. 饮食护理　加强营养，给予高热量、高蛋白、多种维生素、易消化的饮食。

4. 病情观察　观察有无发热、贫血及出血情况。若出现突然头痛、喷射性呕吐、视物模糊及意识障碍等颅内出血征象，应及时告知医师，配合抢救。

5. 药物观察　观察药物疗效及不良反应，鼓励患者多饮水，促进尿酸排泄。

6. 皮肤护理　保持皮肤清洁、干燥，防止皮肤破损，尽量减少和避免肌内注射，拔针后延长按压时间。

7. 口腔护理　保持口腔清洁、湿润，用软毛牙刷刷牙，选择合适漱口液，于餐前、餐后及睡前含漱。

8. 肛周护理　保持大便通畅，每次便后清洁肛周或用1：5000的高锰酸钾溶液坐浴，防止肛周感染。

9. 健康指导　使患者掌握与本病有关的基本知识，加强心理护理，树立治疗信心。

10.预防感染　保持病室清洁及空气流通，注意保暖，防止受凉，减少或限制探视，避免交叉感染。

二、缺铁性贫血

缺铁性贫血（iron deficiency anemia，IDA）是体内用来制造血红蛋白的储存铁缺乏，血红蛋白合成量减少而引起的一种小细胞低色素性贫血。临床表现为疲乏无力、面色苍白、心悸气急、头晕眼花、食欲缺乏、腹胀、舌炎、口角炎等。其病因为慢性失血，铁吸收不良，摄入铁不足或需铁量增加。实验室检查示血清铁低于10.7μmol／L。

1. 按血液及造血系统疾病一般护理。

2. 休息与活动　轻、中度贫血者活动量以不感到疲劳、不加重症状为度，血红蛋白40g／L以下者应卧床休息。

3. 饮食护理　补充营养和含铁量丰富的食物，如肉类、动物血、香菇、肝、豆类、蛋黄、菠菜等，要注意多样化及均衡饮食。

4. 病情观察　观察贫血的一般症状，如全身倦怠，头晕，皮肤、黏膜苍白，心悸，呼吸困难，水肿等。

5. 药物护理　口服铁剂宜饭后服用，避免与茶、咖啡、蛋类、乳类等食品同时服用。口服液体铁剂时应使用吸管，避免牙齿染黑。注射铁剂应采取深部肌内注射，且经常更换注射部位。静脉注射铁剂的速度宜缓慢、匀速，备好急救药品以防发生过敏性休克。

6. 输血护理　输血治疗时，应做好输血前准备并密切观察输血反应。

7. 健康指导　重度贫血患者应注意卧床休息，增强营养，纠正偏食习惯，多食用含铁多的食物。

三、再生障碍性贫血

再生障碍性贫血通常是指原发性骨髓造血功能衰竭综合征，病因不明。主要表现为骨髓造血功能低下、全血细胞减少和贫血、出血、感染。免疫抑制治疗有效。根据患者的病情、血象、骨髓象及预后，可分为重型再生障碍性贫血（severe aplastic anemia，SAA）和非重型再生障碍性贫血（non-severe aplastic anemia，NSAA）。曾有学者将非重型进一步分为中间型和轻型，从重型中分出极重型再生障碍性贫血（very severe aplastic anemia，VSAA）。国内学者曾将AA分为急性型再生障碍性贫血（acute aplastic anemia，AAA）和慢性型再生障碍性贫血（chronic aplastic anemia，CAA）；1986年以后，又将AAA改称为重型再障–Ⅰ型（SAA-Ⅰ），将CAA进展成的急性型称为重型再障–Ⅱ型（SAA-Ⅱ）。

（一）病因

1. 药物。

2. 化学毒物。

3. 电离辐射。

4. 病毒感染。

5. 免疫因素。

（二）分类

1. 先天性与获得性再障　再障分先天性和获得性两大类，以获得性再障居绝大多数。先天性再障甚罕见，主要类型为范可尼氏综合征。

（1）先天性再生障碍性贫血：先天性再生障碍性贫血发生于婴幼儿，多数患儿2周～2年后发病，绝大多数（超过90%）患儿在1岁内确诊。1937年Fanconi首先报道兄弟3人患再生障碍性贫血病并有多发性先天性畸形，故名范可尼（Fanconi）综合征或范可尼贫血。

（2）获得性再生障碍性贫血：获得性再生障碍性贫血（acquired aplastic anemia）是一种获得性骨髓造血功能衰竭症。主要表现为骨髓造血功能低下，全血细胞减少和贫血、出血、感染综合征，免疫抑制治疗有效。

2. 急性与慢性再障　再障可根据临床表现、血象和骨髓象不同综合分型，分为急性和慢性两型。

（1）急性再生障碍性贫血：起病急，进展迅速，常以出血和感染发热为首起及主要表现。病初贫血常不明显，但随着病程的发展，呈进行性进展。几乎均有出血倾向，60%以上有内脏出血，主要表现为消化道出血、血尿、眼底出血（常伴有视力障碍）和颅内出血。皮肤、黏膜出血广泛而严重，且不易控制。病程中几乎均有发热，系感染所致，常在口咽部和肛门周围发生坏死性溃疡，从而导致败血症。肺炎也很常见。感染和出血互为因果，使病情日益恶化，急性再障最常用的是抗淋巴细胞免疫球蛋白（antilymphocyte globulin，ALG）治疗。

（2）慢性再生障碍性贫血：起病缓慢，以出血为首起和主要表现；出血多限于皮肤黏膜，且不严重；可并发感染，但常以呼吸道为主，容易控制。若治疗得当，坚持不懈，不少患者可获得长期缓解以至于痊愈，但也有部分患者迁延多年不愈，甚至病程长达数十年，少数患者到后期出现急性再障的临床表现，称为慢性再障急变型。

3. 重型再障与非重型再障　根据患者的病情、血象、骨髓象及预后，可分为重型（SAA）和非重型（NSAA）。曾有学者将非重型进一步分为中间型和轻型，从重型中分出极重型（VSAA）。国内学者曾将AA分为急性型（AAA）和慢性型（CAA）；1986年以后，又将AAA改称为重型再障–Ⅰ型（SAA–Ⅰ），将CAA进展成的急性型称为重型再障–Ⅱ型（SAA–Ⅱ）。

（三）临床表现

分先天性和获得性两大类，以获得性居绝大多数。先天性再障甚罕见，其主要类型为Fanconi贫血。贫血为DBA主要临床表现，大约35%患儿出生时即表现有贫血。先天性纯红细胞再生障碍性贫血另一显著临床表现为与Fanconi贫血（FA）近似，有较之更轻的先天性体格发育畸形。约1/4患儿合并轻度先天异常，如斜眼、乳头内缩、蹼状颈、手指或肋骨的异常。90%于初生到1岁内起病，罕有2岁以后发病者，遗传规律尚不清，有家族性。患儿生长发育迟缓，少数也有轻度先天性畸形，如拇指畸形，和Fanconi贫血不同很少伴发恶性疾病。患者红系祖细胞不但数量缺乏，而且细胞质有异常。HbF增多，胎儿膜抗原i持续存在，嘌呤解救途径酶活性增高，说明核酸合成有缺陷。患者淋巴细胞在体外可抑制正常红系祖细胞的生长。20%病例可自发缓解，60%患者对肾上腺皮质激素有效，无效者亦可做骨髓移植。

获得性再障可分原发性和继发性两型，前者系原因不明者，占获得性再障的50%；又可按临床表现、血象和骨髓象不同综合分型，分为急性和慢性两型；国外按严重度划分出严重型再障，后者划分标准须血象具备以下三项中之两项：①中性粒细胞绝对值 < 500／mm³，②血小板数 < 2万／mm³，③网织红细胞（血细胞比容纠正值）< 1%；骨髓细胞增生程度低于正常的25%，如 < 50%，则造血细胞 < 30%。其中中性粒细胞绝对值 < 200／mm³者称极重型再障。

1. 急性型再障 起病急，进展迅速，常以出血和感染发热为主要表现。病初贫血常不明显，但随着病程的发展，呈进行性进展。几乎均有出血倾向，60%以上有内脏出血，主要表现为消化道出血、血尿、眼底出血（常伴有视力障碍）和颅内出血。皮肤、黏膜出血广泛而严重，且不易控制。病程中几乎均有发热，系感染所致，常在口咽部和肛门周围发生坏死性溃疡，从而导致败血症。肺炎也很常见。感染和出血互为因果，使病情日益恶化，如仅采用一般性治疗多数在1年内死亡。

2. 慢性型再障 起病缓慢，以出血为首起和主要表现；出血多限于皮肤黏膜，且不严重；可并发感染，但常以呼吸道为主，容易控制。若治疗得当，坚持不懈，不少患者可获得缓解以至于痊愈，但也有部分患者迁延多年不愈，甚至病程长达数十年，少数到后现急性再障的临床表现，称为慢性再障急变型。

（四）诊断

（1）全血细胞减少，网织红细胞百分数 < 0.01，淋巴细胞比例增高。

（2）一般无肝、脾肿大。

（3）骨髓检查显示至少一部位增生减低或重度减低（如增生活跃，巨核细胞应明显减少，骨髓小粒中应见非造血细胞增多。有条件者应做骨髓活检等检查）。

（4）能除外其他引起全血细胞减少的疾病，如阵发性睡眠性血红蛋白尿、骨髓增生异常综合征中的难治性贫血、急性造血功能停滞、骨髓纤维化、急性白血病、恶性组织细胞病等。

（5）一般抗贫血药物治疗无效。

再障的分型诊断标准：重型再障，发病急，贫血进行性加重，严重感染和出血。血象具备下述三项中的两项：

（1）网织红细胞绝对值 < 15 × 10⁹／L。

（2）中性粒细胞绝对值 < 0.5 × 10⁹／L。

（3）血小板数 < 20 × 10⁹／L。

骨髓增生广泛重度减低。非重型再障达不到重型再障诊断标准的再障。

1. 血象 全血细胞减少，网织红细胞计数降低明显，贫血呈正细胞正色素性细胞大小不等。呈全血细胞减少，贫血为正细胞正色素性。慢性再生障碍性贫血，血红蛋白和红细胞平行下降，多为中度贫血；网织红细胞计数 > 0.01，但绝对值低于正常值；白细胞明显减少，淋巴细胞比例上升。急性再生障碍贫血，血红蛋白随着贫血的进展而降低；网织红细胞计数 < 0.01，绝对值 < $15 \times 10^9 / L$；中性粒细胞绝对值 < $0.5 \times 10^9 / L$；血小板数 < $20 \times 10^9 / L$。

2. 骨髓象　骨髓穿刺物中骨髓颗粒很少，脂肪滴增多。多部位穿刺涂片呈现增生不良，粒系及红系细胞减少，淋巴细胞、浆细胞、组织嗜碱性粒细胞相对增多。巨核细胞很难找到或缺如，慢性型骨髓增生减低程度比急性型轻。

特点为造血细胞减少，脂肪增多。粒红两系细胞均减少，淋巴细胞相对增多；细胞形态大致正常；巨核细胞明显减少。骨髓活检其病理改变为红髓脂肪变，其间可见淋巴细胞、浆细胞、网状细胞。

3. 其他　造血细胞培养可见红系祖细胞、粒–单系祖细胞均明显减少；免疫功能检测淋巴细胞值减低；T细胞量减少等。

（五）治疗

包括病因治疗、支持疗法和促进骨髓造血功能恢复的各种措施。慢性型一般以雄性激素为主，辅以其他综合治疗，经过长期不懈的努力，才能取得满意疗效，不少病例血红蛋白恢复正常，但血小板长期处于较低水平，临床无出血表现，可恢复较轻工作。急性型预后差，上述治疗常无效，诊断一旦确立宜及早选用骨髓移植或抗淋巴细胞球蛋白等治疗。

1. 支持疗法　凡有可能引起骨髓损害的物质均应设法去除，禁用一切对骨髓有抑制作用的药物。积极做好个人卫生和护理工作。对粒细胞缺乏者宜保护性隔离，积极预防感染。输血要掌握指征，准备做骨髓移植者，移植前输血会直接影响其成功率，尤其不能输家族成员的血。一般以输入浓缩红细胞为妥。严重出血者宜输入浓缩血小板，采用单产或HLA相合的血小板输注可提高疗效。反复输血者宜应用去铁胺排铁治疗。

2. 骨髓移植　是治疗干细胞缺陷引起再障的最佳方法，且能达到根治的目的。一旦确诊严重型或极严重型再障，年龄 < 20岁，有HLA配型相符供者，在有条件的医院应首选异基因骨髓移植，移植后长期无病存活率可达60% ~ 80%，但移植需尽早进行，因初诊者常输红细胞和血小板，这样易使受者对献血者次要组织相容性抗原致敏，导致移植排斥发生率升高。对确诊后未输过血或输血次数很少者，预处理方案可用环磷酰胺每天50mg / kg连续静滴4天。国内已开始应用异基因骨髓移植治疗严重再障，并已有获得成功报道。凡移植成功者则可望治愈。胎肝细胞悬液输注治疗再障国内已广泛开展，有认为可促进或辅助造血功能恢复，其确切的疗效和机制尚待进一步研究。

3. 造血细胞因子和联合治疗　再障是造血干细胞疾病引起的贫血，内源性血浆EPO水平均在500U / L以上，采用重组人EPO治疗再障必需大剂量才可能有效，一般剂量不会取得任何效果。重组人集落刺激因子包括G-CSF、GM-CSF或IL-3治疗再障对提高中性粒细胞，减少感染可能有一定效果，但对改善贫血和血小板减少效果不佳，除非大剂量应用。但造血细胞因子价格昂贵，因此目前仅限于重型再障免疫抑制剂治疗时的辅助用药，如应用 ALG／ATG治疗重型再障，常因出现严重粒细胞缺乏而并发感染，导致早期死亡。若该时合并应用rhG-CSF可改善早期粒缺，降低死亡率。联合治疗可提高对重型再障治疗效果，包括ALG／ATG和CSA联合治疗，CSA和雄激素联合治疗等，欧洲血液和骨髓移植组采用ALG、CSA、甲泼尼龙和thG-CSF联合治疗，对重型再障有效率已提高到82%。

4. 常规治疗　治疗再生障碍性贫血首先是寻找和消除病因，还应做以下治疗。

（1）一般处理：急性型完全卧床休息，慢性型以卧床休息为主，适当进行活动；提供高蛋白、高维生素易消化食物；注意卧室、皮肤、口腔及饮食卫生，有条件可住血液层流病房。

（2）刺激骨髓造血：

1）丙酸睾丸酮50～100mg，每天1次肌内注射5～10mg，每天3次口服，雄激素作用缓慢，故疗程不应少于4～6个月。

2）硝酸士的宁多采用10日疗法，即第1～2天每天肌内注射1mg，第3～4天每天肌内注射2mg，第5～7天每天肌内注射3mg，第8～10天每天肌内注射4mg，间歇5天，重复上述治疗，周而复始，总疗程需3～6个月。

3）左旋咪唑50mg，每天3次，每周服1、2或3日，连续治疗，环磷酰胺、硫唑嘌呤等免疫抑制剂多用于急性型和重症再障。

4）脾切除适应证为：骨髓增生又有溶血现象；内科治疗半年以上无效反而恶化。

5）中药治疗再障，不仅是一种最佳的辅助方案，而且中药有自己的独到之外，无论是急性还是慢性都有一定效果。

6）骨髓移植已成为有前途的一种治疗方法，骨髓移植后最长时间已达5年之久。

（3）对症治疗：使病情需要时输血；长期输血者，注意监测血清铁浓度，并及时排铁；使用酚磺乙胺、卡巴克洛等止血剂或应用浓缩血小板悬液；并发感染时应选用对骨髓造血功能无损害，又对病原体有确切疗效的抗菌药物；有高热时以物理降温为主（不宜用酒精擦浴）或加用地塞米松降温。

再生障碍性贫血的治疗原则，主要包括：①早期诊断和治疗；②加强支持疗法包括防治出血和感染的多种措施和必要的输血；③采用改善骨髓造血功能的药物；④分型治疗：对急性再障、慢性再障治疗上应区别对待；⑤联合治疗：中西医结合治疗或药物合用；⑥坚持治疗：治疗慢性再障，一般应坚持用药半年以上，过早换药可能影响疗效；⑦维持治疗：病情缓解后相当长的时间内需维持治疗，这对巩固疗效有重要的意义；⑧脱离和病因的接触；⑨考虑有无脾切除的适应证；⑩考虑骨髓移植的可能性。

（六）并发症

1. 出血　血小板减少所致出血常常是患者就诊的主要原因，也是并发症，表现为皮肤瘀点和瘀斑、牙龈出血和鼻出血。在年轻女性可出现月经过多和不规则阴道出血。严重内脏出血如泌尿道、消化道、呼吸道和中枢神经出血少见，且多在病程晚期。患者出现严重鼻出血、视物不清、头痛、恶心呕吐，常是致命性颅内出血先兆表现，临床要充分予以注意。

2. 贫血　红细胞减少所致贫血常为逐渐发生，患者出现乏力、活动后心悸、气短、头晕、耳鸣等症状。患者血红蛋白浓度下降较缓慢，多为每周降低10g／L左右。少数患者因对贫血适应能力较强，症状可较轻与贫血严重时合并贫血性心脏病。

3. 感染　白细胞减少所致感染为再障最常见并发症。轻者可以有持续发热、体温下降、食欲不振，重者可出现严重系统性感染，此时因血细胞低使炎症不能局限，常缺乏局部炎症表现，严重者可发生败血症，感染多加重出血而导致死亡。

（七）预防

1. 防止滥用对造血系统有损害的药物，特别是氯霉素、保泰松等一类药物，必须使用时，加强观察血象，及时采取适当措施。

2. 长期接触能引起本病的化学、物理因素的人员，应严格执行防护措施严格遵守操作规程，防止有害的化学和放射性物质污染周围环境。

再生障碍性贫血，可由于化学、物理或生物因素对骨髓毒性作用所引起。因此，在有关的工农业生产中，要严格执行劳动防护措施，严格遵守操作规程，防止有害的化学和放射性物质污染周围环境。本病患者机体抵抗力较低，因此要重视个人和环境的清洁卫生。一旦感染发生，应及早到医院诊治。输血对本病是一种支援手段，但不应滥用。为防止血色病，一般血红蛋白在6g／L以上不宜输血。目前对慢性再生障碍性贫血主要用雄性激素治疗，中药对部分患者有效，对急重症再障可行异体骨髓移植或用于抗淋巴细胞球蛋白。

（八）护理

1. 注意生活规律，保持心情舒畅，劳逸结合，加强锻炼，养成良好的卫生习惯，早晚刷牙，少到或不到公共场所，以免感染疾病；禁剧烈运动，防止意外情况导致出血。

2. 对于急性型及重型者须绝对卧床休息；慢性再障患者如无自发性出血，血色素已升到能耐受一般活动者，可参加一定的体力活动而不必过分地限制，如可参加家庭轻体力劳动，同时可适当地参加一般的体育活动如散步、太极拳、保健按摩，以强壮身体，使造血功能恢复。

3. 按医嘱进食　忌辛辣刺激性食物（生葱、生姜、生蒜、辣椒等）、海鲜、羊肉、狗肉等热性食物，忌烟酒，忌生冷油腻；给予高蛋白、高维生素、易消化食物，如瘦肉、蛋类、乳类、鸡肉、排骨汤、动物肝脏、新鲜蔬菜及水果，多食大枣、桂园、花生、核桃、莲藕等以生血止血；对于有出血倾向者给予无渣半流质饮食，少进食带刺、骨的食物，以防因刺伤而引起出血和感染。

4. 注意患者的出血倾向，如皮肤黏膜出血、鼻出血、牙龈出血、眼底出血等，给予对症和止血处理；发生胃肠道大出血或存在颅内出血的危险时，应立即报告医师，同时准备好各种抢救药物及用物，协助抢救。

5. 保持病室清洁，每天空气消毒，白细胞下降者应行保护性隔离以减少感染。

6. 注意口腔清洁及肛门卫生。坚持饭后、睡前漱口，防止口咽部溃疡，常用漱口液有生理盐水、复方硼酸溶液、1%过氧化氢、碳酸氢钠溶液等；坚持便后用1／5000高锰酸钾溶液坐浴，防止肛门周围发生坏死性溃疡而导致败血症。

7. 皮肤、黏膜广泛出血者注意保持皮肤、黏膜的完整性以防止感染，高热大汗者及时更衣，避免受凉感冒。

四、出血性疾病

出血性疾病（hemorrhagic disorder）是止血功能障碍所引起的自发性出血或轻微损伤后不易止血的一组疾病。根据发病机制，临床上将该疾病分为3类，即血管壁异常、血小板异常、凝血因子异常。临床上常见病有过敏性紫癜、特发性血小板减少性紫癜、血友病等。

1. 按血液及造血系统疾病一般护理。

2. 活动与休息　有出血倾向时应卧床休息，对关节型患者在出血停止、关节消肿后应鼓励下床活动。

3. 饮食护理　依据病情选用流食、半流食或普食，宜软食少渣，防止消化道出血。

4. 病情观察　内脏出血要注意观察出血量和出血是否停止；皮肤黏膜出血注意观察出血部位、范围；眼底出血要警惕颅内出血。

5. 预防出血　避免使用阿司匹林等影响血小板功能、延长出血时间的药物。除去变应原污染，如食物或药物过敏因素，执行操作时动作应轻缓，避免损伤组织发生出血。

6. 健康教育　保持大便通畅，不剧烈咳嗽及活动，避免身体挤压和碰伤，定期复查血小板，有出血倾向及时就诊。

五、过敏性紫癜

过敏性紫癜又称亨-舒综合征，是一种较常见的微血管变态反应性出血性疾病。病因有感染、食物过敏、药物过敏、花粉、昆虫咬伤等所致的过敏等，但过敏原因往往难以确定。儿童及青少年较多见，男性较女性多见，起病前1～3周往往有上呼吸道感染史。

（一）病因

病因尚不清楚，可能由于某种致敏原引起的变态反应所致，但直接致敏原尚不明确。起病前常有由溶血性链球菌引起的上呼吸道感染，经1～3周潜伏期后发病。

（二）病理

基本病变为毛细血管壁的炎性反应，毛细血管的通透性增加，血浆及血细胞渗出，引起水肿及出血。小动脉及小静脉也可受累，小血管的周围有中性粒细胞、单核细胞、淋巴细胞，也可有嗜酸性粒细胞的浸润及不同程度的红细胞渗出，受累血管的周围还可有核的残余及肿胀的结缔组织，小血管的内膜增生，并出现透明变性及坏死，使血管腔变窄，甚至梗死，并可见坏死性小动脉炎。皮肤及胃肠道都可见上述改变，关节腔内多见浆液及白细胞渗出，但无出血，输尿管、膀胱及尿道黏膜可有出血，并常累及肾脏，紫癜性肾炎的病理变化轻重不等。轻者为局灶性肾炎，比较多见；重者为增殖性肾炎伴新月形改变，免疫荧光检查可在肾小球上发现C3和IgG，还可见到纤维蛋白原沉积，在血管系膜上也发现有IgA。

（三）分类

多数过敏性紫癜患者发病前1～2周有全身不适、低热、乏力及上呼吸道感染等前驱症状，随之出现典型临床表现。依其症状、体征不同，可分为如下几种类型。

1. 单纯型　是最常见类型。主要表现为皮肤紫癜，局限于四肢，尤其是下肢及臀部，躯干极少累及。紫癜常成批反复发生、对称分布，可同时伴发皮肤水肿、荨麻疹。紫癜大小不等，初呈深红色，按之不褪色，可融合成片形成瘀斑，数日内变成紫色、黄褐色、淡黄色，经7～14日逐渐消退。

2. 腹型　除皮肤紫癜外，因消化道黏膜及腹膜脏层毛细血管受累，而产生一系列消化道症状及体征（约2/3的患者发生），如恶心、呕吐、呕血、腹泻及黏液便、便血等。其中腹痛最为常见，常为阵发性绞痛，多位于脐周、下腹或全腹，发作可因腹肌紧张及明显压痛、肠鸣音亢进而误诊为外科急腹症。在幼儿可因肠壁水肿、蠕动增强等而导致肠套痛。腹部症状、体征多与皮肤紫癜同时出现，偶可发生于紫癜之前。

3. 关节型　除皮肤紫癜外，因关节部位血管受累出现关节肿胀、疼痛、压痛及功能障碍等表现（约1/2的患者有关节症状），多发生于膝、踝、腕、肘等大关节，关节肿胀一般较轻，呈游走性，反复发作，经数日而愈，不遗留关节畸形。

4. 肾型　病情最为严重，患者发生率高达12%～40%。除皮肤紫癜外，因肾小球毛细血管炎性反应而出现血尿、蛋白尿及管型尿。肾脏症状可出现于疾病的任何时期，但以紫癜发生后1周多见。一般认为尿变化出现愈早，肾炎的经过愈重，少数病例因反复发作而演变为慢性肾炎（血尿、蛋白尿、水肿、高血压）、肾病综合征（尿蛋白＞3.5g/d、低血浆白蛋白血症＜30g/L、水肿、血脂升高），甚至肾功能衰竭，过敏性紫癜所引起的这些肾脏损害称为过敏性紫癜性肾炎。

5. 混合型　除皮肤紫癜外，其他三型中有两型或两型以上合并存在。

6. 其他　除以上常见类型外，少数该病患者还可因病变累及眼部、脑及脑膜血管，而出现视神经萎缩、虹膜炎、视网膜出血及水肿、中枢神经系统相关症状、体征。

（四）临床表现

1. 血尿　为肉眼或镜下血尿，可持续或间隙出现，且在感染或紫癜发作后加剧。多数病例伴有不同程度蛋白尿。

2. 蛋白尿　程度轻重不一，不一定和血尿严重度成比例，蛋白尿大多为中等度，血浆蛋白水平下降程度较蛋白尿严重度为明显，可能蛋白除肾脏漏出外，还从其他部位如胃肠道、皮下组织等漏出。部分病例可表现为肾病综合征或急性肾炎综合征。后者浮肿、高血压相对不明显。

3. 高血压　一般为轻度高血压，明显高血压者多为预后不良。

4. 其他　少数患者有浮肿，大多为轻度，急性期浮肿者常有血压上升，表示病变较广泛。浮肿原因与蛋白尿、胃肠道蛋白丢失及毛细血管通透性变化有关。此外，患者还常伴关节酸痛皮肤紫癜、腹痛、全身不适等表现。肾功能一般正常，少数出现血肌酐、尿素氮一过性升高。血清检查IgA及IgM大多升高，IgG正常。C3及CH50大多正常，不少病例血中有冷球蛋白上升。

（五）诊断

1. 诊断标准

（1）血常规的检查：血细胞轻中度增高嗜酸细胞正常或者增高，出血量可多贫血，出凝血时间血小板计数，血块收缩时间均正常。

（2）血沉：多数患者血沉增快。

（3）抗O：可增高。

（4）血清免疫球蛋白：血清IgA可增高。

（5）尿常规：肾脏受累者尿中可出现蛋白红细胞或管型。

（6）尿素氮及肌酐：肾功能不全者增高。

（7）大便潜血：消化道出血时阳性。

（8）毛细血管脆性试验：约半数患者阳性。

（9）肾组织活检：可确定肾炎病变性质对治疗和预后的判定有指导意义。

2. 诊断要点

（1）多有感染、食物、药物、花粉、虫咬、疫苗接种等病史。

（2）有典型特征性皮肤紫癜，结合关节、胃肠或肾脏症状及反复发作史。

（3）全血白细胞及嗜酸性粒细胞增高，出血严重时，红细胞及血红蛋白降低。

（4）血沉增快，CPR可呈阳性，血清IgA增高。

（5）有肾损害时，可见血尿及蛋白尿。

3. 辅助检查

（1）血液检查：无贫血血小板计数正常，白细胞计数正常或轻度增高，出凝血时间正常。

（2）骨髓象：正常骨髓象嗜酸粒细胞可偏高。

（3）尿液检查：可有蛋白红细胞、白细胞和管型。

（4）粪常规检查：部分患者可见寄生虫卵及红细胞隐血试验可阳性。

（5）毛细血管脆性试验：阳性。

（6）病理学检查：弥漫性小血管周围炎中性粒细胞在血管周围聚集。免疫荧光检查显示有IgA和C3在真皮层血管壁沉着。

4. 鉴别诊断

（1）特发性血小板减少性紫癜：根据皮肤紫癜的形态不高出皮肤，分布不对称及血小板计数减少，不难鉴别。过敏性紫癜皮疹如伴有血管神经性水肿，荨麻疹或多形性红斑更易区分。

（2）败血症：脑膜炎双球菌败血症引起的皮疹与紫癜相似，但本症中毒症状重，白细胞明显增高，刺破皮疹处涂片检菌可为阳性。

（3）风湿性关节炎：二者均可有关节肿痛及低热，于紫癜出现前较难鉴别，随着病情的发展，皮肤出现紫癜，则有助于鉴别。

（4）肠套叠：多见于婴幼儿。如患儿阵阵哭叫，腹部触及包块，腹肌紧张时应疑为该病。钡灌肠透视可予以鉴别。但过敏性紫癜可同时伴有肠套叠，故应引起注意。

（5）阑尾炎：二者均可出现脐周及右下腹痛伴压痛。但过敏性紫癜腹肌不紧张，皮肤有紫癜，可予鉴别。

（六）治疗

无特效疗法，急性期应卧床休息，寻找致敏因素，对可疑的食物或药物，应暂时不用；或对可疑的食物，应在密切观察下，从小量开始应用，逐渐增加。

1. 治疗原则

（1）设法除去致敏因素。

（2）单纯者可用复方芦丁、钙剂、维生素C、抗组胺制剂。

（3）发热及关节炎可用类固醇皮质激素，但不能阻止肾脏侵犯，对顽固的慢性肾炎患者可加免疫抑制剂。

（4）中医疗法：根据该病的临床症状辨证论治。

2. 肾上腺皮质激素治疗　肾上腺皮质激素对部分患儿有效，可改善症状，对腹痛伴便血及关节症状者疗效好，但不能防止复发，对肾炎往往疗效不佳，单纯皮肤紫癜者可不用。常采用泼尼松12mg／（kg·d），分次口服，症状缓解后逐渐减量至停药，疗程一般为1～2周。腹痛便血严重或有脑出血者可用氢化可的松150～300mg／d〔5～10mg／（kg·d）〕，地塞米松15～30mg〔（1～2.5mg／（kg·d）〕静脉滴注，肾脏受累呈肾病综合征表现时，按照肾痛综合征治疗。

3. 对症疗法

（1）关节肿痛者可用阿司匹林。

（2）腹痛者可用镇静剂，如苯巴比妥等，同时观察腹部有无肠套叠的体征。

（3）消化道出血者，量少时限制饮食，量多时禁食，亦可用普鲁卡因（应先做过敏试验，阴性者，方选用）做静脉封闭，用8～15mg／（kg·d）加入10%葡萄糖200毫升中静脉滴注，7～10日为一疗程。

（4）有感染者，尤其是链球菌感染时，可用青霉素等抗生素控制感染。

（5）有肠寄生虫者，须待消化道出血停止后驱虫。

（6）有病灶者，如龋齿、鼻窦炎、扁桃体炎等应彻底治疗。

（7）一般可补充维生素C、维生素P或钙剂等。

（8）出血量多，引起贫血者可输血。

4. 物理治疗　很多的过敏性紫癜患者皮肤上都会出现明显的红斑、瘀点等皮损，在进行治疗的时候如果单纯地使用药物需要较长的时间才能够得到较好的治疗效果。如果使用物理方法可以让患者的皮肤症状加速消退，是很好的辅助治疗的方法。

需要注意的是，有些患者的体质不适合使用物理方法进行治疗，所以患者在选择的时候应该向自己的主治医师进行询问，确定之后再进行治疗。

（七）并发症

1. 消化道出血　与肠道黏膜受损有关。

2. 紫癜性肾炎　与肾毛细血管变态反应性炎症有关。

治疗过敏性紫癜消除诱因较为重要，并且应尽量避免较长时间或短时间大剂量注射或内服地塞米松、康宁克通、泼尼松等皮质类激素药物治疗，因为皮质类激素药物虽然可以使上述病情很快好转或消失，但停药后易使病情反跳加重。

（八）预防

（1）预防呼吸道感染。

（2）饮食有节。

（3）调节情志，保持心情轻松愉快。

（九）护理

该病通常呈自限性，大多于1～2个月内自行缓解，但少数患者可转为慢性。约半数以上缓解的患者于2年内出现一次或多次复发。95%以上的患者预后良好，预后差及死亡的患者大多为慢性紫癜肾的患者。

1. 生活调理

（1）经常参加体育锻炼增强体质，预防感冒。

（2）积极清除感染灶防止上呼吸道感染。

（3）尽可能找出变应原。

（4）急性期和出血多时应限制患者活动。

2. 饮食调理　该病以热血为主，饮食要清淡，主食以大米、面食、玉米面为主；多吃瓜果、蔬菜，忌食肥甘厚味，辛辣之品，以防胃肠积热；对曾产生过敏而发病的食物如鱼、虾、海味等绝对禁忌，气虚者应补气养气止血。血瘀者可用活血化瘀之品。

3. 日常生活的注意点

（1）注意休息，避免劳累，避免情绪波动及精神刺激。防止昆虫叮咬。去除可能的过敏原。

（2）注意保暖，防止感冒。控制和预防感染，在有明确的感染或感染灶时选用敏感的抗生素，但应避免盲目地预防性使用抗生素。

（3）注意饮食，因过敏性紫癜多为过敏原引起，应禁食生葱、生蒜、辣椒、酒等类刺激性食品；禁食肉类、海鲜，应避免与花粉等过敏原相接触。

（4）为防止复发，患者治愈后应坚持巩固治疗一疗程。

4. 过敏性紫癜的日常防护

（1）去除可能的变应原。

（2）注意休息，避免劳累。

（3）注意保暖，防止感冒。

（4）避免情绪波动，防止昆虫叮咬。

（5）避免服用可能引起过敏的药物。

（6）控制和预防感染，在有明确的感染或感染灶时选用敏感的抗生素，但应避免盲目地预防性使用抗生素。

（7）注意饮食，禁食生葱、生蒜、辣椒、酒类等刺激性食品；肉类、海鲜、鸡蛋、牛奶等高动物蛋白食品；饮料、小食品等方便食品。

5. 注意事项

（1）尽量休息，尤其发作期3个月左右，不能过于劳累，以免加重病情，转为肾炎。

（2）感冒、发热、腹泻均能加重病情，造成疾病的反复或加重，因此防止感染非常重要，有发热感冒时应及时治疗，不去人多的公共场所，患者感冒应注意隔离。

（3）患病后不宜接种预防针（疫苗），防止过敏。

（4）忌食动物蛋白，如海鲜、牛羊肉、方便面（有防腐剂），恢复期应逐渐试验性吃些瘦肉、牛奶、鸡蛋。急性期这些食品也应忌食。

（5）若对皮毛过敏的患者，冬季不宜使用羽绒制品，如鸭绒被、羽绒服等。

（6）患病3个月内每1~2周查尿常规1次，3个月后每月查尿常规1次。

六、白血病

白血病（leukemia）是骨髓和其他造血组织中原始和幼稚细胞异常增生的一种恶性疾病。临床表现为贫血、出血、感染及白血病细胞浸润机体各组织、器官所产生的相应表现。临床上按白血病形态将急性白血病分为急性非淋巴细胞白血病、急性淋巴细胞白血病。临床化疗原则为强烈联合药物诱导和缓解后早期强化及维持治疗，选择治疗方案个性化。

1. 按血液和造血系统疾病一般常规护理。

2. 休息与活动　卧床休息，防止晕厥。

3. 饮食护理　给予高热量、高蛋白、高维生素、易消化饮食，避免刺激性食物，化疗期间以清淡饮食为主，防止口腔黏膜破溃出血。

4. 病情观察　注意出血部位及程度，如有剧烈头痛、恶心、呕吐，视物模糊等颅内出血早期症状，应及时告知医师，配合紧急处理。

5. 发热护理　按高热常规护理，禁用酒精擦浴。

6. 化疗护理　注意观察化疗药物不良反应，局部血管反应、骨髓抑制、消化道反应、肝肾功能等。

7. 预防感染　保持病室清洁，空气流通，每天定时紫外线消毒30分钟，患者粒细胞数低于0.5×10^9／L时，应安排单人房间进行保护性隔离，避免受凉，防止交叉感染。做好口腔、鼻腔、皮肤及肛周护理，防止感染。

8. 健康指导　使患者掌握疾病知识，保持乐观精神，坚持按期维持治疗及强化治疗，定期随访血象，若有发热、出血、关节疼痛等应及时就诊。

七、化疗患者护理常规

大多数化疗药物都缺乏理想的选择性，在抑制肿瘤细胞的同时，往往引起骨髓、心、肝、肺、胃、脑、肾等不同程度的损伤。常用的化疗药物有烷化剂、抗代谢药、抗生素类、生物碱类、激素类等。它们共有的毒性有骨髓抑制、胃肠道反应及化学性静脉炎等。

1. 做好化疗前血象、骨髓象检查。

2. 饮食护理　加强营养，给予清淡、易消化饮食，并注意补充水分。

3. 药物护理　化疗药物应现配现用，剂量准确，注射时防止外渗，应先用盐水穿刺再注药，输注完毕用盐水冲后拔针。

4. 病情观察　观察化疗药物的不良反应，如胃肠道反应、脱发、口腔炎，粒细胞减少等，遵医嘱对症处理。

5. 预防感染　限制探视，加强无菌操作，有条件的患者应安排在无菌层流病房进行治疗，加强基础护理，避免受凉。

6. 心理护理　多鼓励和安慰患者。

八、骨髓移植患者一般护理常规

骨髓移植（bone marrow transplantation，BMT）是指将异体或自体的骨髓植入到受者体内，使其造血及免疫功能恢复。其目的是使造血干细胞在受者体内植活以取代原有缺陷的干细胞，从而达到治疗某些恶性或非恶性疾病的目的。其分类有同基因骨髓移植、异基因骨髓移植、自体骨髓移植、混合造血干细胞移植等。临床上主要用于治疗各种造血细胞质或量异常所致的疾病，其中以恶性血液病、再生障碍性贫血为主。它常见的并发症有免疫缺陷性感染、移植物抗宿主病、间质性肺炎等。

1. 入室宣教　行骨髓移植的患者，应进行充分的解释，取得患者及家属的配合。患者药浴进入洁净室后，给予特级护理并做好详细入室介绍。

2. 饮食护理　给予高蛋白、高热量、高维生素、易消化、无菌饮食，并根据患者口味调节烹调方法，以增进食欲。

3. 病情观察　预处理期间，有计划调整输液速度，准确及时地执行各项治疗，随时观察患者的主诉及药物不良反应，及时告知医师，配合处理。造血干细胞回输时，不需过滤，严密观察患者有无胸闷及心慌等不适；观察患者有无出血、皮肤斑丘疹、腹泻、肝功能异常等急性移植物抗宿主病等并发症。每天测体重、腹围及血压1次。

4. 发热护理　体温≥38.5℃时应抽血做细菌、真菌培养，给予头部冰枕、大动脉冰敷等物理降温。

5. 无菌操作　严格落实无菌护理（见骨髓移植患者无菌护理常规）。行中心静脉插管应严格无菌操作，防止感染及空气栓塞。

6. 出入液量　遵医嘱准确记录24小时出入液量，注意观察排泄物、呕吐物的颜色、性状、量及次数等情况，必要时留送标本检验。

7. 心理护理　多与患者交谈，调节患者情绪，传递家属信息，以解除患者的恐惧心理和孤独感，充分调动患者的积极性。

8. 健康教育　做好出室后健康教育，嘱患者注意自我防护，防止感染；加强营养，适当锻炼；坚持服药，定时复诊。

九、骨髓移植患者无菌护理

1. 入室当天，患者用1：2000氯己定药浴20分钟，更换无菌衣裤、鞋、帽，戴无菌口罩，送入洁净室。

2. 进无菌饮食，做熟的饭菜、饮料经微波炉消毒5分钟后食用。水果经1：2000氯己定浸泡消毒30分后去皮食用。口服药片经紫外线正反照射各30分钟后供患者服用。

3. 中心静脉插管局部换药严格无菌操作，无菌敷料覆盖，隔天更换1次。

4. 1%氯霉素眼药水和0.5%利福平眼药水交替滴眼，4次／天。

5. 鱼腥草滴鼻剂和链霉素滴鼻剂交替滴鼻，4次／天。

6. 碳酸氢钠盐水、硼酸水交替含漱，行口腔护理每天3次。骨髓移植后，近期以抗细菌感染为主，中后期以抗真菌感染为主，口腔黏膜可涂搽制霉菌素甘油。

7. 75%酒精擦外耳道每天3次。

8. 每天以1：2000氯己定擦洗全身1次，注意保暖，防止受凉。

9. 每次大便后以1：2000氯己定清洗会阴及双手，抹0.95%～1.05%活力碘及鞣酸。

10. 做好排泄物的处理，呕吐物装于无菌塑料袋中；尿排在洁净室内的便器中，集中定时测量、倾倒；粪便可用无菌塑料袋垫在便盆上，便后取出弃之。

11. 洁净室内物品每天经高压蒸汽消毒后更换1次，或用1：2000氯己定溶液擦拭、消毒1次。

第七节　内分泌系统疾病护理常规

一、内分泌系统疾病一般护理常规

内分泌系统包括人体内分泌腺及某些脏器中内分泌组织所形成的一个体液调节系统。其主要功能是在神经支配和物质代谢反馈调节基础上释放激素，从而调节人体内的代谢过程、脏器功能、生长发育、生殖衰老等许多生理活动和生命现象，维持人体内环境的相对稳定，以适应复杂多变的体内、外变化。内分泌系统疾病的发生系由于内分泌及组织和（或）激素受体发生病理状态所致。

1. 热情接待患者，安排床位，做入院介绍。

2. 测量患者生命体征和体重，糖尿病患者还要测量身高和腹围，记录在病历上并通知医师。

3. 准确及时执行医嘱，并遵医嘱做好饮食、药物宣教。

4. 协助留取化验标本，做好各项检查前宣教。

5. 经常巡视观察患者情况，发现异常告知医师并及时处理，同时做好护理记录。

6. 危重患者应加强基础护理，预防并发症的发生。

7. 对患者及家属进行健康宣教，使他们了解疾病相关知识，更有利于维护患者健康。

二、甲状腺功能亢进症

甲状腺功能亢进症（hyperthyroidism）简称甲亢，是指由多种病因导致甲状腺功能增强，从而分泌甲状腺激素（thyroid hormone，TH）过多所致的临床综合征。其特征表现为基础代谢增加、甲状腺肿大、眼球突出和自主神经系统功能失常。

1. 体位与休息　将患者安置于安静、无强光刺激的房间，保证充分休息。合并甲亢心脏病或甲亢危象等重症患者，应遵医嘱绝对卧床休息。

2. 饮食护理　给予"三高一低"饮食（高热量、高蛋白、高维生素、低碘饮食），鼓励多饮水，禁止饮用浓茶、咖啡等刺激性饮料，以免引起患者精神兴奋。患者腹泻应食用含纤维素少且容易消化的食物。

3. 心理护理　关心体贴患者，态度和蔼，以减轻患者心理负担，避免情绪激动。

4. 病情观察　密切观察患者生命体征变化，定期测体重（一般每周1次），如发现患者有高热、心率增快、烦躁、大汗、腹泻、呕吐等症状加重时，提示可能有甲亢危象，应立即通知医师，积极配合抢救。

5. 药物治疗护理　遵医嘱指导患者按时按量服药，注意观察有无药物不良反应，如白细胞、血小板减少、皮疹、发热、关节痛及肝功能损害等。当白细胞低于13.0×10^9／L时，应进行保护性隔离，医务人员应严格执行无菌操作技术及隔离制度。

6. 突眼症护理　有恶性突眼、眼睑闭合不全者，应注意保护角膜和球结膜。日间外出可戴墨镜，以避免风、光、尘的刺激；避免用眼过度，保持眼部清洁，合理使用眼药水；睡前可适当抬高头部以减轻眼部肿胀，还可涂眼膏、戴眼罩以防感染。

7. 手术或放射性^{131}I治疗患者　应做好术前宣教和术后病情观察，预防并发症发生。

8. 健康宣教　指导患者加强营养，坚持服药，定期复查。

三、甲状腺功能减退症

甲状腺功能减退症（hypothyroidism）简称甲减，是各种原因引起的甲状腺激素合成、生成或生物效应不足所致的一组内分泌疾病。临床表现为畏寒、食欲缺乏、便秘、水肿和嗜睡。

1. 体位与安全　重症患者应遵医嘱卧床休息，有嗜睡或精神症状时应加强安全防护。

2. 饮食护理　摄取平衡饮食，给予高蛋白、高维生素、易消化的低盐、低脂饮食。鼓励患者进食富含粗纤维食物，多饮水，保持大便通畅。

3. 药物治疗护理　观察甲状腺素药物的应用效果及不良反应，如出现心悸、心动过速、多汗、消瘦等甲亢症状，应遵医嘱减量或暂停用药。

4. 病情观察及对症护理

（1）体温偏低或畏寒者，应注意保暖，避免受凉。

（2）经常便秘者，应多吃蔬菜、水果，适当活动以增加胃肠蠕动，必要时遵医嘱服用缓泻药。

（3）皮肤干燥、粗糙者，应加强皮肤护理，注意保持皮肤清洁，适当涂搽润肤霜。

（4）合并心包积液、冠心病、高血压者，应注意观察心率、心律及血压变化。

（5）合并水肿者，应遵医嘱记录出入液量，定期测体重，观察水肿消退情况。

（6）如患者出现嗜睡、体温下降（<35℃）、呼吸浅慢、心动过缓、血压下降，

提示可能发生黏液性水肿昏迷，应立即告知医师，并及时配合抢救。

5. 心理护理　多与患者交流，提供心理支持。

6. 健康指导

（1）注意个人卫生，预防各类感染。

（2）解释终身服药的必要性，并向患者说明遵医嘱服药的重要性。

（3）帮助患者提高自我监护意识和能力。

（4）指导患者定期到医院复查。

四、甲状腺功能亢进症

甲亢是甲状腺功能亢进症的简称，是由多种原因引起的甲状腺激素分泌过多所致的一组常见内分泌疾病。主要临床表现为多食、消瘦、畏热、多汗、心悸、激动等高代谢症候群，神经和血管兴奋增强，以及不同程度的甲状腺肿大和眼突、手颤、颈部血管杂音等为特征，严重的可出现甲亢危象、昏迷甚至危及生命。

（一）病因

1. 感染　如感冒、扁桃体炎、肺炎等。

2. 外伤　如车祸、创伤等。

3. 精神刺激　如精神紧张、忧虑等。

4. 过度疲劳　如过度劳累等。

5. 怀孕　怀孕早期可能诱发或加重甲亢。

6. 碘摄入过多　如大量吃海带等海产品。

7. 某些药物　如胺碘酮等。

（二）病理

甲状腺分泌过多的病理生理作用是多方面的，但其作用原理尚未完全阐明。近几年的研究发现，甲状腺激素可以促进磷酸化，主要通过刺激细胞膜的Na^+-K^+-ATP酶（Na^+-K^+泵），后者在维持细胞内外的Na^+-K^+梯度的过程中需要大量能量以促进Na^+的主动转移，以致ATP水解增多，从而促进线粒体氧化磷酸化反应，结果氧耗和产热均增加。甲状腺激素的作用虽是多方面的，但主要体现在促进蛋白质的合成，促进产热作用，以及与儿茶酚胺具有相互促进作用，从而影响各种代谢和脏器的功能。如甲状腺激素能增加基础代谢率，加速多种营养物质的消耗，肌肉也易消耗。甲状腺激素和儿茶酚胺的协同作用加强后者在神经、心血管和胃肠道等脏器的兴奋和刺激。此外，甲状腺激素对肝脏、心肌和肠道也有直接刺激作用。非浸润性突眼由交感神经兴奋性增高所致，浸润性突眼则原因不明，可能与自身免疫机制有关。

（三）分类

甲亢有许多类型，其中最为常见的是毒性弥漫性甲状腺肿（Graves病）。毒性弥漫性甲状腺肿的发病与遗传和自身免疫等因素有关，但是否出现甲亢的症状还与一些诱发因素（如环境因素）有关。如果避免这些诱发因素有可能不出现甲亢症状，或延迟出现甲亢症状，或减轻甲亢的症状。

临床上除典型甲亢之外常见的有以下几种。

1. T3型甲亢　是指有甲亢的临床表现，但血清TT4和FT4正常甚至是偏低，仅T3增高的一类甲亢。

2. T4型甲亢　又称甲状腺素型甲亢，是指血清TT4、FT4增高，而TT3、FT3正常的一类甲亢。1975年，Tumer首先报告了T4型甲亢的名称，其临床表现与典型的甲亢相同，可发生于Graves病、毒性结节性甲状腺肿或亚急性甲状腺炎，多见于一般情况较差的中老年，如严重感染、手术、营养不良等患者。实验室检查血清TT4和FT4增高，TT3和FT3正常。甲状腺摄^{131}I率明显增高，甲状腺片或T3抑制试验异常。

本病需要和急性应激性甲亢（假T4型甲亢）相鉴别。应激性甲亢患者，是指患有各种急性或慢性全身性疾病患者，由于这些疾病的关系，患者血清TT4、FT4增高，而TT3、FT3正常或降低，除少数患者伴有甲状腺肿大外，其他方面均无甲亢的证据，当原发疾病治愈后，上述实验室指标于短期内恢复正常。

3. 儿童型甲亢　3岁以后发病率逐渐增高，11～16岁发病率最高，女孩多于男孩，几乎所有患儿都有弥漫性甲状腺肿大和典型的高代谢症候群，突眼比较常见。

4. 老年型甲亢　由于老年人的生理性变化，其全身脏器功能均有不同程度的减退，甲状腺组织出现一定程度的纤维化和萎缩，甲状腺激素分泌减少，外周组织对甲状腺激素的反应也发生改变，老年性甲亢的临床特点：甲状腺常不肿大，或轻度肿大，多伴有结节；突眼不明显或无突眼，高代谢症候群不明显，缺少食欲亢进、怕热多汗及烦躁易怒等症状；常合并其他心脏病如心绞痛，甚至心肌梗死，易发生心律失常和心力衰竭，多见持续房颤；患者表现淡漠呈无欲状，重者嗜睡或呈木僵、昏迷。

5. 淡漠型甲亢　该型是甲亢的特殊表现类型。症状与典型甲亢的症状相反，表现为神经抑郁的一种甲亢。淡漠型甲亢临床表现：食欲不振、恶心、畏寒、皮肤干燥，神情淡漠、抑郁，对周围事物漠不关心；精神思维活动迟钝，同时回答问题迟缓，有时注意力难以集中，懒动少语；心悸者较为多见，常伴有心脏扩大、充血性心力衰竭、心房颤动、眼球凹陷、双目呆滞无神，甚或有眼睑下垂。

（四）临床表现

甲亢是临床上一种十分常见的内分泌疾病，是指由各种原因导致甲状腺功能增强，甲状腺激素分泌过多或因甲状腺激素（T3、T4）在血液中水平增高，所导致的机体神经系统、循环系统、消化系统、心血管系统等多系统的一系列高代谢症候群，以及高兴奋症状和眼部症状。

心慌、心动过速、怕热、多汗、食欲亢进、消瘦、体重下降、疲乏无力及情绪易激动、性情急躁、失眠、思想不集中、眼球突出、手足颤抖、甲状腺肿或肿大，女性可有月经失调甚至闭经，男性可有阳痿或乳房发育等。甲状腺肿大呈对称性，也有的患者是非对称性肿大，甲状腺肿或肿大会随着吞咽上下移动，也有一部分甲亢患者有甲状腺结节。

1. 神经系统　患者易激动、神经过敏、舌和两手平举向前伸出时有细震颤、多言多动、失眠紧张、思想不集中、焦虑烦躁、多猜疑等，有时候出现幻觉，甚至狂躁症，但也有寡言、抑郁者，腱反射活跃，反射时间缩短。

2. 高代谢综合征　患者怕热多汗，常有低热，危象时可有高热，多有心悸脉速，胃纳明显亢进，但体重下降，疲乏无力。

3. 甲状腺肿　多呈弥漫性对称性肿大，少数不对称，或肿大明显。同时甲状腺血流增多，可在上下叶外侧闻及血管杂音和扪及震颤，尤以腺体上部明显。此体征具有特征性，在诊断上有重要意义。

4. 眼征　分为浸润性突眼和非浸润性突眼，后者又称良性突眼，患者眼球突出，眼睛凝视或呈现惊恐眼神；前者称恶性突眼，可以由良性突眼转变而来，恶性突眼患者常有怕光、流泪、复视、视力减退、眼部肿痛、刺痛、有异物感等，由于眼球高度突出，使眼睛不能闭合，结膜、角膜外露而引起充血、水肿、角膜溃烂等，甚至失明。也有的甲亢患者没有眼部症状或症状不明显。

5. 心血管系统　心悸、气促，稍活动即明显加剧。常有心动过速（多系窦性）、心律失常，心脏肥大、扩大和充血性心力衰竭，重者有心律不齐、心脏扩大、心力衰竭等严重表现，也有发生突发心室颤动的报道。

6. 消化系统　食欲亢进，体重却明显下降，两者伴随常提示本病或糖尿病的可能。过多甲状腺激素可兴奋肠蠕动以致大便次数增多，有时因脂肪吸收不良而致脂肪痢。甲状腺激素对肝脏也有直接毒性作用致肝大和BSP潴留、GPT增高等。

7. 血液和造血系统　本病周围血肿WBC总数偏低，淋巴细胞百分比和绝对值及单核细胞增多，血小板寿命也较短，有时可出现紫癜症，由于消耗增加、营养不良和铁的利用障碍可致贫血。

（五）诊断

典型甲亢患者，凭临床症状和病征即可明确诊断。对于不典型或病情比较复杂的患者，则需通过实验室检查方可做出明确诊断。甲亢患者的检查项目很多，每项检查都有一定的临床意义。根据每位患者的不同情况，针对性选择一些项目进行检查，是非常重要的。

甲亢的检查项目：

1. 了解机体代谢状态的项目　基础代谢率（basal metabolic rate，BMR）测定；血胆固醇、甘油三酯及尿肌酸测定。

2. 了解血清甲状腺激素高低的项目　血清总T3（total triiodothyronine，TT3）测定，血清总T4（total thyroxine，TT4）测定，血清游离T3（free triiodothyronine，FT3）测定，血清游离T4（free thyroxine，FT4）测定，血清反T3（reverse triiodothyronine，rT3）测定。

3. 了解垂体-甲状腺轴调节的项目　甲状腺吸收^{131}I率及甲状腺抑制试验（包括T3抑制试验和甲状腺片抑制试验），血清超敏促甲状腺激素（serum thyroid stimulating hormone，S-TSH）测定，促甲状腺激素释放激素（thyrotropin releasing hormone，TRH）。

4. 了解甲状腺肿大情况的项目　甲状腺B型超声检查、甲状腺放射性核素显影检查等。

5. 甲状腺免疫学检查　促甲状腺受体抗体的测定，如甲状腺刺激性免疫球蛋白（thyroid stimulatinghormone receptor antibody，TRAb）测定、甲状腺球蛋白抗体（thyroglobulin antibody，TGAb）测定、甲状腺微粒体抗体（thyroidmicrosome antibody，TMAb）或抗甲状腺过氧化物抗体（thyroid peroxidase autoantibody，TPOAb）测定。

6. 了解甲状腺病变性质的项目。

7. 检查电解质情况

（1）单纯性甲状腺肿：除甲状腺肿大外，并无上述症状和体征。虽然有时^{131}I摄取率增高，T3抑制试验大多显示可抑制性。血清T3、rT3均正常。

（2）神经官能症。

（3）自主性高功能性甲状腺结节：扫描时放射性集中于结节处。经TSH刺激后重复扫描，可见结节放射性增高。

（4）其他：结核病和风湿病常有低热、多汗、心动过速等，以腹泻为主要表现者常易被误诊为慢性结肠炎。老年甲亢的表现多不典型，常有淡漠、厌食、明显消瘦，容易被误诊为癌症。单侧浸润性突眼症需与眶内和颅底肿瘤相鉴别。甲亢伴有肌病者，需与家族性周期麻痹和重症肌无力相鉴别。

（六）治疗

1. 内科药物治疗

（1）治疗方法与适应证：包括抗甲状腺药物治疗、辅助治疗和加强营养的生活治疗等。抗甲状腺药物以硫脲类化合物为主，此方法是内科治疗中的主要方法。辅助治疗主要是采用普萘洛尔、利血平等对症治疗。生活治疗是适当休息，饮食给予足够的营养和热量，包括糖、蛋白质、脂肪及B族维生素等，并注意避免精神刺激和过度疲劳。

药物治疗利用硫脲药物抑制甲状腺内的碘有机化，减少甲状腺素的合成，但该类药不抑制甲状腺摄碘和已合成激素的释放，则治疗初期应加用β-受体阻滞剂，如普萘洛尔、美托乐克等。但是必须长期服用，一般在1.5~2年内可逐渐减少药量到停药不用。然而有1／3～1／2的患者会再发，特别是那些脖子较粗或饮食碘摄取较多的患者（如常吃海带、海苔、含碘盐）。另外，少部分患者在服药后两三个月内，会发生皮肤痒、发疹或白细胞减少（易出现发烧、喉咙痛）、肝功能异常等药物过敏现象。若出现这些现象，宜及时就医做进一步诊断治疗。

药物治疗的适应证：

①病情轻、甲状腺较小的格雷夫斯甲亢。

②年龄小（20岁以下）、孕妇、年老体弱或合并严重肝、肾或心脏病而不宜手术者。

③手术治疗后复发又不宜用同位素治疗者。

④作为放射性同位素治疗的辅助治疗。

（2）治疗甲亢的抗甲状腺药物不良反应：治疗甲亢的抗甲状腺药，如丙硫氧嘧啶、甲巯咪唑等可引起白细胞减少症，一般发生在用药后的前几个月，如及时停药，多在1～2周内恢复，故在用药期间要定期检查血象。

治疗甲亢的抗甲状腺药物中最严重的不良反应是白细胞减少症、粒细胞缺乏症，由于粒细胞过少，全身抵抗力显著下降，继而导致全身严重的感染，对生命的威胁极大。因此，在用药期间应注意有无粒细胞缺乏症的发生，如果发现及时，治愈的机会还比较大。粒细胞缺乏症多发生在用药1～3个月期间，但也可见于用药后的任何时间。因此，在用药1～3个月期间应特别警惕。

粒细胞缺乏症发病有两种方式：一种是突然发生，一般不能预防；另一种是逐渐发生，一般先有白细胞减少，如果继续用药，可以转变成粒细胞缺乏症。对后一种发病方式，可以通过在用药期间定期检查白细胞来预防。在用药期间，可以每周查1次白细胞，如果白细胞数少于3×10^9／L时，一般需停药观察，如果白细胞数在（3～4）$\times 10^9$／L，应每1～3天查1次，并用升白细胞的药物如利血生、鲨肝醇，必要时用激素治疗，最好换用另一种抗甲状腺药物，经过上述措施处理后，白细胞仍然下降，则需停用抗甲状腺药物，改用其他方法治疗甲亢。

粒细胞缺乏症一旦发生，应立即停用抗甲状腺药物，并送医院进行抢救。因患者抵抗力太弱，应在无菌隔离的病房抢救，给予大量的糖皮质激素和抗生素治疗。治愈后患者不能再用抗甲状腺药物治疗甲亢。

（3）有关甲亢或甲减患者能否过正常性生活的问题：甲亢或甲减患者能否过正常性生活须依疾病情况而定。一般而言，轻症患者或中、重型患者经治疗后病变得到控制、症状消失、患者各种生命活动功能趋于正常，可以有节制地过性生活。

但有以下问题时，应引起人们注意。

①甲亢患者有多种多样的神经症状，如易激动、多疑、过敏、恐惧、焦虑等；植物性神经的兴奋性增强，出现心慌、心律失常等。此外，还有神经肌肉功能紊乱，出现四肢颤抖、无力。性兴奋常常可以诱发或加重以上症状。

②部分甲亢与甲减患者因性欲减退、阳痿等严重地影响了夫妻之间的性和谐，不能进行正常的性生活，必须积极进行有针对性的治疗，使性功能恢复。

③甲亢患者月经周期往往不规律，周期多延长，但也有缩短者，月经量亦少，甚至闭经。因此，受孕机会很少。如果怀孕，发生流产的机会较多。男性患者因精子生成受抑制表现为无精症或少精症，也必须针对病因进行积极治疗，方能达到生育目的。

④甲亢患者的病情稳定时，即临床症状基本得到控制，血清总三碘甲状腺原氨酸（T3）或四碘甲状腺原氨酸（T4）均恢复正常，甲状腺吸碘率达正常水平（2小时为4%～30%，24小时为25%～65%），停药半年以上，一般可以过正常性生活。由于性生活常易使甲亢复发或加重，有的患者服药1年以上，停药后，仍有1／3～1／2复发，故性生活的恢复一定要在医师监护下进行。

⑤甲亢患者服药时间很长，所服的药物如甲巯咪唑、β－受体阻滞剂、利血平、胍乙啶等，都有致畸作用。故为避免药物引起的胎儿畸形，恢复性生活后是否可以怀孕，要接受医师的指导。

2. 手术治疗方法

（1）治疗方法与适应证：甲状腺次全切除术后复发率低，但手术为破坏性不可逆治疗，且可引起一些并发症，应慎重选择。

适应证：①中、重度甲亢，长期服药无效，停药复发，或不能、不愿长期服药者；②甲状腺巨大或有压迫症状者；③胸骨后甲状腺肿伴甲亢；④结节性甲状腺肿伴甲亢。

不适合手术治疗：①浸润性突眼者；②严重心、肝、肾、肺并发症，全身情况差不能耐受手术者；③妊娠早期（前3个月）和晚期（后3个月）；④轻症患者，预计药物治疗可缓解者。

（2）外科治疗的地位：甲状腺大部切除术仍然是目前治疗甲亢的一种常用而有效的方法。抗甲状腺药物不能根治甲亢，也不能代替手术。根据统计，单纯以抗甲状腺药物治疗的病例，约有50%不能恢复工作，而经手术治疗的病例只有5%。因此，如果应用抗甲状腺药物治疗4～5月后疗效不能巩固者，应考虑手术治疗。

对于手术治疗，除了青少年患者，病情较轻者及伴有其他严重疾患不宜手术者均可手术治疗。对于继发性甲亢和高功能腺瘤，应用抗甲状腺药物或 ^{131}I 治疗的效果都不甚显著，同时有恶变的可能存在，更宜以手术治疗为主。已并发左心扩大，甚至发生心律失常者，只有手术方能治愈。企图完全治愈上述心脏症状，然后再行手术的办法，是本末倒置，反而导致病情恶化。

至于妊娠期妇女，鉴于甲状腺功能亢进对妊娠可造成不良影响，引起流产、早产、胎儿宫内死亡、妊娠中毒症等；妊娠又可能加重甲状腺功能亢进。因此，在妊娠早期、中期，即妊娠4～6个月，仍应考虑手术治疗；到晚期，甲状腺功能亢进与妊娠间的相互影响已不大，则可待分娩后再行手术治疗。

（3）术前准备及其重要性：甲亢患者在基础代谢率高亢的情况下，手术危险性很大。因此，充分而完善的术前准备极其重要。

1）首先要做好患者的思想工作，消除患者的顾虑和恐惧心理。精神紧张、不安和失眠者可给予镇静剂和安眠药。已发生心力衰竭者，应给予洋地黄制剂；伴有心房颤动者，可给予普萘洛尔或奎尼丁治疗。

2）术前检查：除全面的体格检查外，还应包括：①测定基础代谢率，T3、T4检查及 ^{131}I吸收试验，在有增高的患者须定期复查。②喉镜检查，确定声带功能。③心电图检查，并详细检查心脏有无扩大、杂音或心律不齐等。④有胸骨后甲状腺肿时，应做颈部X线摄片，并让患者同时咽下显影剂，以确定气管和食管的受压程度。

3）药物准备：降低基础代谢率是术前准备的重要环节。①如患者基础代谢率高，可用硫氧嘧啶类药物（甲基或丙硫氧嘧啶、甲巯咪唑等）。此类药物能阻止碘的有机化过程，使氧化碘不能与酪氨酸结合。另外，其本身亦是甲状腺过氧化酶的酶解物，能有效地阻止甲状腺素的合成，并且对甲状腺淋巴细胞有重要免疫作用，由于硫氧嘧啶类药物能使甲状腺肿大和动脉性充血，手术时易发生出血，增加了手术的困难和危险。因此，服用硫氧嘧啶类药物后必须加用碘剂。②在甲亢症状基本控制后，即可改用口服碘溶液（Lugol氏液），每日3次口服，从3滴开始，每日每次增加1滴，至16滴止，维持此量3～5日。碘剂对增生状态的甲状腺的作用在于在最初24～48小时内阻滞正是碘的有机化环节，阻滞甲状腺球蛋白水解，从而抑制甲状腺素的释放，使滤泡细胞退化、甲状腺血运减少、脆性降低。腺体因此缩小变硬，从而有利于手术切除甲状腺。③对于常规应用碘剂或合并应用抗甲状腺药物不能耐受或不起显著作用的病例，可使用碘剂与普萘洛尔合用。术前准备，普萘洛尔每6小时给药1次，口服，每次40～60mg。普萘洛尔半衰期3～6小时。因此，最末一次口服普萘洛尔要在术前1～2小时；术前不用阿托品，以免心动过速。术后继续服普萘洛尔4～7日。普萘洛尔是一种β受体阻滞剂，可选择阻滞靶组织的β受体对儿茶酚胺的作用，抑制肾上腺素能活力增强，降低周围组织对甲状腺素的效应，使甲亢症状得到改善。普萘洛尔不能抑制甲状腺素释放。

（4）手术时机的选择：经上述药物准备2～3周后。甲亢症状得到基本控制（患者情绪稳定、睡眠好转、体重增加），脉率稳定在每分钟90次以下，早、中、晚脉率波动不超过10次／分钟，基础代谢率在±20%以下或T3、T4值在正常范围。腺体缩小变硬、血管杂音减少，便可进行手术。

需要说明的是，"适当的手术时机"诚然一般以基础代谢率接近正常与否来决定，但亦不完全以此为标准，应同时参考全身情况，尤其是循环系统的改善情况。脉率的降低、脉压的恢复正常等，常是适当手术时机的重要标志。

（5）甲状腺次全切除术要点：

1）麻醉：局部麻醉在绝大多数病例效果良好，且可随时了解声带功能，避免喉返神经损伤。如果气管严重受压或较大的胸骨后甲状腺肿，为了保证术中呼吸道通畅，减轻心脏负担，则应考虑气管内麻醉。

2）手术操作：应轻柔、细致，认真对待每一步骤。①离胸骨上缘两横指处做切口，横断或分开舌骨下诸肌，进入甲状腺外层被膜和固有膜间隙，即可分离出甲状腺腺体。②充分显露甲状腺腺体。结扎、切断甲状腺上动静脉应紧贴甲状腺上极，以避免损伤喉上神经，如要结扎甲状腺下动脉，要尽量离开腺体背面，靠近颈总动脉结扎甲状腺下动脉主干。这样，不但可以避免损伤喉返神经，且使甲状腺下动脉的分支仍与喉部、气管、咽部、食管的动脉分支相互保持吻合，不致影响切除后甲状腺残留部分和甲状旁腺的血液供应。③切除腺体的多少，应根据甲状腺大小和甲亢程度而定，通常需切除腺体的80%～90%，每侧残留腺体以如成人拇指末节大小较为恰当。腺体切除过少易引起复发，过多又易发生甲状腺功能低下。另外，必须保留腺体的背面部分，这样既能避免喉返神经损伤，又能避免甲状旁腺的损伤。甲状腺峡部亦需予以切除。④术中要严密止血，对较大血管（如甲状腺上动、静脉，甲状腺中、下静脉）应分别采取双重结扎，以防滑脱出血。切口应置通畅引流24～48小时，以便及时引流出渗血，颈部的空间小，少量的积血，亦可压迫气管。

3）加强术后观察和护理：密切注意患者呼吸、体温、脉搏、血压的变化。术后继续服用复方碘化钾溶液，每日3次，从16滴开始，逐日逐次减少1滴。如术前合用普萘洛尔做术前准备，术后继续服普萘洛尔4～7日。患者应取半卧位，以利于呼吸及切口引流。帮助患者排痰，床旁放置气管切开包及手套，以备患者窒息时及时做气管切开。

3. 同位素治疗　用放射性碘破坏甲状腺组织而达到治疗目的，有"内科甲状腺手术"之称。利用甲状腺有浓集碘的能力和^{131}I能放出β射线生物学效应，使甲状腺滤泡上皮细胞破坏、萎缩，分泌减少，达到治疗目的。通常患者只需服用1次，若效果不佳则可在3个月或半年后再追加1次。治疗后甲状腺的体积会逐渐缩小，有的患者会因甲状腺破坏过多而导致机能低下。本疗法的适应证有：①中度甲亢，年龄在20岁以上，应首选此疗法；②抗甲亢药物长期治疗无效，或停药复发者，或药物过敏者；③合并心、肝、肾疾病不宜手术者，手术后复发者或不愿手术者；④某些高功能结节性甲亢。

下列情况不适宜本法治疗：①妊娠期、哺乳期；②年龄在20岁以下者；③外周血白细胞＜3000／mm³或中性粒细胞＜1500／mm³；④重度心、肝、肾功能衰竭；⑤重度浸润性突眼；⑥甲亢危象。

以上治疗方法都不是孤立存在的，临床上往往是需要相互配合，才能达到最理想的治疗效果。

本病尚无病因治疗，药物治疗疗程长，长期缓解率低，仅为30%～50%；同位素治疗术后可能出现永久性甲减；手术为破坏性不可逆治疗，切少了术后甲亢复发，切多了出现甲减。因此严格地讲，三种治疗方法均不令人满意。本病多数患者表现其良性过程，选择适当的治疗在疾病缓解过程中起重要作用，患者应同医师密切配合，因人而异地选择最佳治疗方法。

（七）并发症

1. 甲亢性心脏病

主要症状：心悸、呼吸困难、心前区疼痛、过早搏动（期前收缩）或阵发性房颤，甚至出现持久性房颤。

2. 甲亢性眼突

主要症状：眼突的急性阶段表现为眼外肌及眼球后组织的炎症性反应。眼外肌可显著变粗，较正常增加3～8倍，球后脂肪和结缔组织浸润、体积增大可达4倍之多。慢性阶段性的改变以增生为主。泪腺中也有类似的病理改变。自觉症状有眼内异物感、灼痛、畏光及流泪等，当眼球肌部分麻痹时，眼球转动受限制，并发生复视。由于眼球突出明显，可致眼睑闭合困难，使角膜及结合膜受刺激而发生角膜炎、角膜溃疡，以及结膜充血、水肿等，影响视力，严重时溃疡引起全眼球炎，甚至失明。

3. 甲亢性肝损害

主要症状：除甲亢症状以外主要为肝病改变，肝大、压痛、全身瘙痒、黄疸、尿色深黄、大便次数增多，但食欲尚好，无厌油。

（八）预防

1. 未病先预防　情志因素在甲亢的发病中具有重要的作用。《济生方·瘿瘤论治》说："夫瘿瘤者，多由喜怒不节，忧思过度，而成斯疾焉。"故预防甲亢，我们在日常生活中首先应保持精神愉快、心情舒畅。其次合理饮食，避免刺激性食物，同样是重要的预防措施；同时起居规，勿枉劳作；扶助脾胃，增强体质，提高自身的免疫力和抗病能力等都很重要。

2. 既病防传变　防病于未然是最理想的预防。但若甲亢已发生，则应早期确诊，早期治疗，以防止本病的传变，即防止病情发展加重和并发症的发生。《素问·玉机真藏论》云："五脏相通，移皆有次，五脏有病，则各传其所胜。"因而，要根据甲亢并发症发生的规律，采取预防性措施，防止并发症的发生，控制疾病的转变。

3. 愈后防复发　俗语说："病来如山倒，病去如抽丝。"形象地比喻病后机体尚有一个待恢复的状态。津液耗伤有一个恢复的过程，此时若不慎重，原有的病情有可能迁延和复发。因此，初愈阶段，药物、饮食、精神、药膳等要综合调理，并要定期检查，认真监控，是病后防止复发的重要措施。

（九）护理

甲亢是一种慢性疾病，早期没有症状或症状不典型，如得不到及时的治疗，病情发展会出现甲亢危象和甲亢性心脏病等危及生命的险症。即使得到正规治疗仍有部分患者经过短期治疗达不到较好的疗效，由于疾病缠绵难愈，疗程长，反复发作，精神压力大，对生活和工作都有很大的影响。护理的重点是：①减轻患者精神上和身体上的痛苦；②预防并发症的发生；③为患者提供生活上的帮助。

1. 一般护理

（1）适当休息与活动：临床症状显著时应及时卧床休息，尤其是食后1~2小时应限制活动；临床症状明显改善时在注意休息的同时适当活动或进行体育锻炼，切忌过度劳累；无临床症状，各项实验室检查均正常可以不限制活动。

（2）情志护理：中医认为人的精神状态与机体的脏腑气血密切相关，人的情志活动与心藏神的功能密切相关，凡是精神饱满、心胸开朗的患者，疗效一般较好，反之则较差。因此，在护理上要关心、体贴患者，多与患者交谈，了解患者的思想状态，引导患者放下顾虑。

（3）饮食护理：饮食应以高热量、高蛋白、高维生素，适量脂肪和钠盐摄入为原则，少食用辛辣刺激性食物，食物应软易消化，富于营养；不要多食高碘食物，如海带、紫菜、海蜇、海苔及藻类食物等，防止甲亢控制不良。不吸烟，不喝酒，忌浓茶和咖啡。

1）给予充足的碳水化合物和脂肪，碳水化合物和脂肪有节约蛋白质的作用，若供应充足，可使蛋白质发挥其特有的生理功能。给予充足的维生素和无机盐，维生素和无机盐能够调节生理功能，改善机体代谢，尤其是B族维生素和维生素C。应给予充足的钙和铁，以防缺乏。

2）适当增加动物内脏、新鲜绿叶蔬菜，或补充维生素制剂。

3）适当控制纤维素多的食物。甲亢患者常有腹泻现象，如过多供给富含纤维素的食品会加重腹泻。

4）忌用刺激性较强的浓茶、咖啡、烟酒等。

（4）病情护理：主要是观察患者全身有无高代谢综合征的表现，甲状腺是否肿大，眼球是否突出，神经系统、心血管系统、消化系统、血液系统、生殖系统、运动系统有无异常，皮肤及肢端有无水肿、潮红、杵状指（趾）等异样表现。特别注意观察体温及心血管系统的变化，防止甲亢危象及甲亢性心脏病的发生。

（5）对症护理：使用西药治疗时，要根据患者年龄、性别、病情选择甲状腺药物，治疗中应注意观察病情的变化，有无对甲状腺药物过敏，有无药疹、肝损害、白细胞减少，应定期复查肝功能和血常规。使用中药治疗时要注意煎药、服药的方法，服药过程中的禁忌。

2. 并发症的护理

（1）甲亢危象的护理：出现甲亢危象的患者，除在休息、饮食、心理护理之外更应注意病情的观察，随时观察患者的体温、心跳、血压及神态。

（2）甲亢型心脏病的护理：首先要注意心理护理，积极良好的心态对甲亢性心脏病的治疗是很有帮助的；其次应注意休息，在饮食习惯上要少食多餐、营养丰富，积极预防心力衰竭。

五、糖尿病

糖尿病（diabetes mellitus）是一种常见的内分泌代谢疾病，有遗传倾向。是由于多种原因引起胰岛素分泌或作用的缺陷，或者两者同时存在而引起的以慢性高血糖为特征的代谢紊乱。除糖类外，尚有蛋白质、脂肪、水及电解质等一系列代谢紊乱，临床表现为多饮、多食、多尿、消瘦、疲乏无力等，即典型的"三多一少"症状，久病可引起多系统损害，常伴发心血管、肾、眼及神经等病变。重症或应激时可发生酮症酸中毒、高渗性昏迷等急性代谢紊乱。

（一）饮食护理

遵医嘱给予糖尿病饮食，合理分配每天所需热量，禁烟、禁酒。

（二）运动护理

病情稳定者应坚持适当的体力劳动和锻炼，避免肥胖，有严重并发症者应遵医嘱绝对卧床休息。

（三）用药护理

1. 胰岛素　应根据起效时间在饭前5～30分钟皮下注射，注意药量准确，无菌操作，并轮流更换注射部位，防止引起皮下脂肪硬化。

2. 口服降糖药　磺胺类降糖药应在餐前30～60分钟服用；双胍类降糖药在进餐时或餐后0.5～1小时服用；α-糖苷酶抑制剂与第一口饭同服。

（四）监测

每天定时监测手指血糖，了解血糖波动情况，如有异常及时告知医师。

（五）急性并发症的观察及护理

1. 低血糖　如患者有头晕、心悸、面色苍白、出冷汗、强烈饥饿感、抽搐，甚至昏迷等低血糖症状，应立即告知医师并测量手指血糖，口服含糖食物，必要时静脉补充高渗葡萄糖。

2. 酮症酸中毒　如患者出现食欲减退、恶心、呕吐、呼吸深快且伴有烂苹果气味、脱水等酮症酸中毒表现，应及时通知医师，准确执行医嘱，确保液体和胰岛素的输入。

（六）糖尿病足的预防及护理

常用温水泡脚，避免烫伤；穿舒适透气的鞋袜，不要过紧、过硬；修剪脚指甲不宜剪得过短，以免损伤皮肤、甲沟而造成感染；保持个人卫生，经常检查足部有无红肿、水疱等。

（七）做好健康宣教

指导患者积极预防危险因素，帮助患者提高自我监护意识和能力，并坚持定期检查心血管、肾脏系统及眼底有无病变，以便早发现、早治疗。

六、皮质醇增多症

皮质醇增多症又称库欣综合征（cushing syndrome），是肾上腺皮质分泌过量的糖皮质激素（主要是氢化可的松）所致。主要临床表现为贫血质外貌、满月脸、向心性肥胖、皮肤紫纹、痤疮、高血压和骨质疏松等。

1. 做好心理护理，鼓励患者增强战胜疾病的信心。

2. 多食富含钙及维生素D的食物，摄入高钾低钠饮食，鼓励食用柑橘类水果。

3. 提供安全、舒适的环境，避免剧烈的运动，防止意外发生。

4. 加强基础护理，防止患者因抵抗力降低导致口腔、会阴及呼吸道感染。

5. 准确、及时留取血、尿、粪标本，并协助完善各项检查。

6. 指导患者按医嘱准确服药，并观察药物的疗效及不良反应。

7. 按医嘱密切观察患者血压及血糖变化，如有四肢乏力、软瘫等低血钾表现，应及时告诉医师并配合治疗。

8. 对有骨质疏松的患者应加强安全防护，避免摔倒碰伤，应睡硬板床，以防止病理性骨折。

9. 需进行手术者应做好术前宣教及准备。

七、原发性醛固酮增多症

原发性醛固酮增多症（primary aldosteronism）是一组以高血压、低血钾、低血浆肾素活性及高醛固酮水平为主要特征的临床综合征。由于肾上腺皮质肿瘤或增生，使醛固酮分泌增多，导致水、钠潴留，液体容量扩张而抑制了肾素-血管紧张素系统所致。

1. 休息与活动　创造舒适、安静的环境，病情重者应卧床休息，减少活动，保证充足的睡眠；病情轻者可做适当的活动，以不感到疲乏为限度。

2. 饮食　给予低盐饮食，鼓励患者多食富含钾、钙的蔬菜和水果，如香蕉、菠萝、牛奶等。

3. 病情观察

（1）注意观测患者的血压，每天至少测血压1次，并观察患者有无头晕、头痛。

（2）观察患者肢端麻木、腹胀、手足抽搐、心律失常等低血钾表现，每天至少1次，必要时遵医嘱监测血清钾的变化。

（3）遵医嘱记录24小时尿量，观察患者有无多尿及夜尿增多的情况。

4. 配合做好各项检查　帮助患者正确认识检查的目的和意义，正确留取标本并及时送检。

5. 观察药物的疗效及不良反应　如男性乳腺发育、女性月经不调等现象，如发生上述情况应及时通知医师。

6. 健康指导　帮助患者正确认识疾病，注意观察身体状况，如有血压升高、头晕、头痛、肢端麻木等不适，要及时就诊。安慰鼓励患者，增强其战胜疾病的信心。

八、嗜铬细胞瘤

嗜铬细胞瘤起源于肾上腺髓质、交感神经节或其他部位的嗜铬组织，这种细胞瘤持续或间断地释放大量儿茶酚胺，引起持续性或阵发性高血压或多个器官功能及代谢紊乱。临床上表现为高血压、头痛、心悸、多汗及代谢紊乱症候群。

1. 患者应尽量卧床休息或在室内活动，改变体位时不宜过快。外出散步时需有人陪伴，以免高血压突然发作出现危险。

2. 嘱患者进食高蛋白、高维生素、低脂饮食。不宜饮咖啡、浓茶、可可，不宜进食香蕉，以免干扰尿儿茶酚胺的测定。

3. 对高血压阵发性发作的患者，指导其记录吃饭时间及每次排尿时间。一旦高血压发作，即应遵医嘱准确留取4小时或24小时尿，并抽血查儿茶酚胺。

4. 对有明显发作诱因者，如排尿、便后发作，应告诉患者不要憋尿，保持排便通畅，以避免高血压发作。如果肿瘤较大，压迫直肠，导致排便困难时，应进行清洁灌肠。一旦高血压发作时，应立即通知医师并配合紧急处理。

5. 术前应遵医嘱按时服用酚妥拉明。注意观察有无鼻塞、直立性低血压等药物不良反应。服药过程中注意观察患者血压及心率变化。每周测量体重1次。

6. 配合做好各项检查，帮助患者了解检查的目的及意义，如酚妥拉明试验、冷加压试验和组胺试验。留尿检查儿茶酚胺时应在尿液中加入少量盐酸，以防止儿茶酚胺分解影响测定结果。

九、痛风

痛风（gout）是一种异质性疾病，由遗传性和（或）获得性引起的尿酸排泄减少和（或）嘌呤代谢障碍。临床特点：高尿酸血症及尿酸盐结晶、沉积所致的特征性急性关节炎、痛风石、间质性肾炎，严重者呈关节畸形及功能障碍。常伴有尿酸性尿路结石。

（一）饮食护理

1. 急性发作期　应选择无嘌呤食物，如脱脂奶、鸡蛋等，全天液体摄入量应在3000mL以上，两餐之间可饮用碳酸氢钠类液体。

2. 慢性期或缓解期　应选择低嘌呤饮食，如饼干、稻米饭、蔬菜、水果等，嘌呤的进食量每天限制在100～150mg，饮食中应注意补充维生素及铁质，限制脂肪摄入（每天小于50g），即进食低热量、低脂、低嘌呤、高维生素饮食。禁食辛辣刺激性食物，禁饮酒，宜多食偏碱性食物，并大量饮水。

（二）休息与功能锻炼

1. 急性发作期　遵医嘱卧床休息。发作时抬高患肢、局部冷敷，24小时后可行热敷或理疗，关节疼痛缓解3天后可恢复活动。

2. 慢性及缓解期　应先进行理疗，如热敷、按摩等，以促进关节血液循环，减轻肌肉痉挛，然后进行以伸展与屈曲动作为主的功能锻炼。应避免劳累，以防诱发急性发作。

（三）病情观察

观察疼痛的部位、性质、程度，监测尿pH、尿酸的排出量，保持血尿酸的正常范围。

（四）用药护理

1. 应用秋水仙碱时，应注意有无呕吐、腹泻等胃肠道症状。一般口服秋水仙碱片，必要时静脉推注，但速度要慢，一般不少于5分钟，并严防药物外渗。

2. 应用促尿酸排泄药物或抑制尿酸合成药物时，应遵医嘱小剂量给药，逐渐加量，并定期检查肝肾功能，密切观察药物不良反应。

（五）心理护理及健康指导

1. 向患者讲解疾病相关知识，消除其紧张情绪，配合医师治疗，树立战胜疾病的信心。

2. 指导患者学会监测与调节自己的尿液酸碱度，学会使用pH试纸，定期复查肝肾功能及血象。

十、肥胖症

肥胖症（obesity）是指体内脂肪堆积过多和（或）分布异常，体重增加，体重指数 [$BMI=$ 体重（kg）／身高^2（m^2）] ≥30即为肥胖症。它是遗传因素和环境因素共同作用的结果。

1. 做好心理护理，消除患者自卑紧张情绪。如智力异常者，应有家属陪伴并加强安全宣教。

2. 遵医嘱指导患者饮食，按需摄入，限制脂肪和高糖食品，避免过量。鼓励患者多饮水，并建立良好的进食习惯，如细嚼慢咽。

3. 增加日常的运动，并鼓励患者进行锻炼，最好是有氧运动，循序渐进，并持之以恒。

4. 正确留取血、尿、粪标本，并协助完善各项检查。

5. 定期测体重、腰围，必要时监测血糖和血压的变化，并遵医嘱记录出入液量。

十一、尿崩症

尿崩症（diabetes insipidus）是指精氨酸升压素（arginine vasopressin，AVP）又称抗利尿激素（antidiuretic hormone，ADH）严重缺乏或部分缺乏（称中枢性尿崩症），或肾脏对AVP不敏感（肾性尿崩症），致肾小管吸收水的功能障碍，从而引起多尿、烦渴、多饮与低比重尿和低渗透尿为特征的一组综合征。此病以青少年为多见，男性多于女性，男女之比为2∶1。

1. 病情缓解期应适当休息，避免剧烈的运动；疾病发作期，应卧床休息。

2. 保证患者有足够的水分摄入，并禁烟、茶、咖啡及刺激性食品。

3. 遵医嘱记录患者每天出入液量，必要时监测尿比重。

4. 每天测体重，需在每天同一时间穿同样的衣服称体重，监测体重的变化。

5. 对需要做禁水加压试验的患者，要耐心、细致地介绍做此项检查的目的和重要性，取得患者的配合。对未成年人需要家属陪同和配合。

6. 正确留取标本并及时送检。

7. 指导患者正确使用药物。如使用升压素，应慎防用量过大引起水中毒；长期服用氢氯噻嗪的患者注意观察有无低钾、高尿酸血症；口服氯磺丙脲的患者，应注意观察血糖及有无水中毒的现象。

8. 做好患者的心理护理，安慰患者，增强患者战胜疾病的信心。

9. 做好健康指导，介绍尿崩症的基本知识及治疗方法；告知患者准确监测液体平衡的重要性，遵医嘱准确地记录出入液量；坚持治疗并定期复查。

第八节　风湿性疾病护理常规

一、系统性红斑狼疮

系统性红斑狼疮（systemic lupus erythematosus，SLE）是一种以多器官、多系统损害，体内有多种致病性自身抗体（特别是抗核抗体）为特征的自身免疫性疾病。临床有发热、皮疹、关节痛、浆膜炎、肾炎等表现。青年女性多见，好发于15～35岁。起病多数缓慢，缓解与发作常交替出现。

（一）常规护理

按内科疾病患者的一般护理。

（二）休息与活动

急性期应卧床休息，以减少消耗，预防并发症发生。

（三）饮食

给予高蛋白、高热量、高维生素、低盐、低脂清淡饮食，注意钙质的补充，避免辛辣等刺激性食物。

（四）病情观察

1. 注意观察患者有无皮肤黏膜损害、雷诺现象、关节肿痛、心力衰竭、肾功能不全、出血倾向、呼吸困难及神经症状等，并对症处理。观察患者的生命体征变化，测体温、脉搏、呼吸、血压每天1次。

2. 高热时按高热常规护理。

3. 血浆置换时，做好术前、术中、术后护理。

（五）药物治疗护理

注意药物不良反应，如糖皮质激素、免疫抑制药所致的血压增高、骨质疏松、低钾、低钙、白细胞减少、继发感染、精神异常、内分泌失调等。

（六）心理护理

本病病程长且病情容易反复，患者易产生悲观心理，应多关心、鼓励患者，帮助其树立战胜疾病的信心。

（七）健康指导

1. 避免加重病情的各种诱因，如妊娠、感染、某些药物及手术等。

2. 具有光敏性的患者，居家及外出时避免阳光直射，室内应挂有色不易透光窗帘。

3. 女性患者忌用碱性肥皂、化妆品及其他化学药品，育龄女性注意避孕。

4. 应按时服药，不得自行减量或停药。

5. 病情稳定期可适当工作、锻炼，天气寒冷时注意保暖，防止受凉感冒。

二、类风湿关节炎

类风湿关节炎（rheumatoid arthritis，RA）是一种以对称性、多关节、小关节病变为主的慢性全身性自身免疫性疾病。临床表现为受累关节疼痛、肿胀、功能下降；晚期可出现关节强直、畸形和功能障碍。发病年龄多在20~45岁，男女之比为1：2.4。

（一）常规护理

按内科疾病患者的一般护理。

（二）休息与体位

1. 急性期　应卧床休息，睡硬板床，关节制动，保持关节的功能位置，防止关节畸形、屈曲和痉挛。

2. 恢复期　鼓励患者适当活动，加强关节功能锻炼。

（三）饮食

给予高蛋白、高维生素、营养丰富的饮食，忌生冷、油腻、辛辣等刺激性食物。

（四）病情观察

1. 观察关节肿胀、疼痛、发热及关节功能受限的程度。

2. 注意关节的活动度，有无僵硬、强直、关节周围肌肉挛缩、关节肿胀变形，以及晨僵程度等。

3. 发生晨僵时给予热敷、热水浴等物理治疗来迅速缓解症状。

（五）用药护理

1. 关节疼痛肿胀时遵医嘱给予镇痛药。

2. 使用抗风湿药物、糖皮质激素时应注意观察疗效及不良反应。若出现严重的胃肠道反应、头晕、肝肾功能损害、继发感染、精神症状等应做对症处理。

（六）心理护理

本病病程长，患者多因症状缓解而忽视坚持治疗，护士应告知长期治疗的重要性，培养其良好的遵医行为。

（七）健康指导

1. 恢复期鼓励患者适当活动，加强关节功能锻炼。

2. 晚期关节僵硬，生活不能自理者，协助生活护理，预防压疮。

3. 注意避免或去除各种诱因，如寒冷、外伤、感染、受潮、营养不良、精神刺激等。

4. 指导患者合理应用力学原则，注意保护受损关节。

三、痛风

痛风又称高尿酸血症，嘌呤代谢障碍，属于关节炎的一种。痛风是人体内嘌呤类物质的新陈代谢发生紊乱，尿酸的合成增加或排出减少，造成高尿酸血症，血尿酸浓度过高时，尿酸以钠盐的形式沉积在关节、软骨和肾脏中，引起组织异物炎性反应，即痛风。近些年利用中医药在痛风临床上取得进展性突破，应用中医四联修复激活疗法通过调和气血、滋肾祛风、活血化瘀、软坚散结治疗进展突破，无论病史长短，患病年龄大小，均15～30天见效，症状逐渐消失，治愈后不易复发。

（一）病因

血液中尿酸长期增高是痛风发生的关键原因。人体尿酸主要来源于以下两个方面。

1. 人体细胞内蛋白质分解代谢产生的核酸和其他嘌呤类化合物，经一些酶的作用而生成内源性尿酸。

2. 食物中所含的嘌呤类化合物、核酸及核蛋白成分，经过消化与吸收后，经一些酶的作用生成外源性尿酸。

尿酸的生成是一个很复杂的过程，需要一些酶的参与。这些酶大致可分为两类：促进尿酸合成的酶，主要为5-磷酸核酸-1-焦磷酸合成酶、腺嘌呤磷酸核糖酸转移酶、磷酸核糖焦磷酸酰胺转移酶和黄嘌呤氧化酶；抑制尿酸合成的酶，主要是次黄嘌呤-鸟嘌呤磷酸核苷转移酶。痛风就是由于各种因素导致这些酶的活性异常，如促进尿酸合成酶的活性增强，抑制尿酸合成酶的活性减弱等，从而导致尿酸生成过多。或者由于各种因素导致肾脏排泄尿酸发生障碍，使尿酸在血液中聚积，产生高尿酸血症。

高尿酸血症如长期存在，尿酸将以尿酸盐的形式沉积在关节、皮下组织及肾脏等部位，引起关节炎、皮下痛风石、肾脏结石或痛风性肾病等一系列临床表现。

（二）病理

当血尿酸超过7mg／dL或0.41mmol／L时，血浆就呈饱和状态（在pH7.4，温度37℃及血清钠正常情况下）。在30℃时，尿酸盐的溶解度为4mg／dL，因此针形单钠尿酸盐（monosodium urate，MSU）就会在无血供（如软骨）或血供相对少的组织（如肌腱、韧带）沉积，这些部位包括远端的周围关节及像耳朵等温度较低的组织。严重及患病时间长的患者，单钠尿酸盐结晶可在中央大关节及实质器官如肾脏中沉积。

痛风石是MSU结晶聚集物，最初大到可以在关节的X线片中出现，为"穿凿样"病变，较后期表现为皮下结节，可肉眼观察到或手感觉到。由于尿液pH呈酸性，尿酸易形成晶体，并聚集成结石，可导致阻塞性泌尿系统疾病。

持续高尿酸血症常见的原因是，由于肾脏尿酸盐清除率下降，尤其在接受长期利尿剂治疗的患者，以及肾小球滤过率下降的原发性肾脏病患者。高尿酸血症的程度越高病程越长，发生晶体沉积和急性痛风的机会就越大。然而，仍有很多高尿酸血症的人并未发生痛风。

（三）临床表现

由于尿酸在人体血液中浓度过高，在软组织如关节膜或肌腱里形成针状结晶，导致身体免疫系统过度反应（敏感）而造成痛苦的炎症。一般发作部位为大拇指关节、踝关节、膝关节等。长期痛风患者有发作于手指关节，甚至耳郭含软组织部分的病例。急性痛风发作部位出现红、肿、热、剧烈疼痛，一般多在子夜发作，可使人从睡眠中惊醒。痛风初期，发作多见于下肢。

1. 痛风性肾病　持续性高尿酸血症，20%在临床上有肾病变表现，经过数年或更长时间可先后出现肾小管和肾小球受损，少部分发展至尿毒症。尿酸盐肾病的发生率仅次于痛风性关节损害，并且与病程和治疗关系密切。研究表明，尿酸盐肾病与痛风性关节炎的严重程度无关，即轻度的关节炎患者也可有肾病变，而严重的关节炎患者不一定有肾脏异常。早期有轻度单侧或双侧腰痛，以后出现轻度浮肿和中度血压升高。尿呈酸性，有间歇或持续蛋白尿，一般不超过++。几乎均有肾小管浓缩功能下降，出现夜尿、多尿、尿相对密度偏低。5～10年后肾病加重，进而发展为尿毒症，17%～25%死于肾功能衰竭。

2. 尿路结石　痛风患者的尿呈酸性，因而尿中尿酸浓度增加，较小的结石随着尿排出，但常无感觉，尿沉淀物中可见细小褐色砂粒；较大的结石可梗阻输尿管而引起血尿及肾绞痛，因尿流不畅继发感染成为肾盂肾炎。巨大结石可造成肾盂肾盏变形、肾盂积水。单纯尿酸结石X线上不显影，当尿酸钠并有钙盐时X线上可见结石阴影。

3. 急性梗阻性肾病　见于血尿酸和尿中尿酸明显升高，那是由于大量尿酸结晶广泛性梗阻肾小管所致。痛风常并发高血压、高脂血症、动脉硬化、冠心病及Ⅱ型糖尿病。在年长者痛风死亡原因中，心血管因素远超过肾功能不全。但痛风与心血管疾病之间并无直接因果联系，只是两者均与肥胖、饮食因素有关。

4. 痛风石　又称痛风结节，是人体内因血尿酸过度升高，超过其饱和度而在身体某部位析出的白色晶体。如同一杯盐水中的盐量超过一定限度后，杯底就会出现白色的沉积物一样。析出的晶体在什么部位沉积，就可以发生什么部位的结石，痛风患者除中枢神经系统外，几乎所有组织中均可形成痛风石。

有些痛风石用肉眼不能看到，但在偏振光显微镜下可以见到白色的针状晶体，这些微小的晶体可以诱发痛风性关节炎的发作，还可造成关节软骨和骨质破坏，周围组织纤维化，导致慢性关节肿痛、僵直和畸形，甚至骨折。有些痛风石沉积在体表，如耳轮和关节周围，我们的肉眼就可以看到。还有些痛风石沉积在肾脏，引起肾结石，诱发肾绞痛。

5. 急性关节炎　精神紧张、过度疲劳、进食高嘌呤饮食、关节损伤、手术、感染等为常见诱因。起病急骤，多数患者在半夜突感关节剧痛而惊醒，伴以发热等全身症状。早期表现为单关节炎，以第一跖趾及踇趾关节多见，其次为踝、手、腕、膝、肘及足部其他关节。若病情反复发作，则可发展为多关节炎，受累关节红、肿、热、痛及活动受限，大关节受累时常有渗液。伴有发热，体温可达38～39℃，有时出现寒战、倦怠、厌食、头痛等症状。一般历时1～2周症状缓解。关节炎消退，活动完全恢复，局部皮肤由红肿转为棕红色而逐渐完全消去。有时可出现脱屑和瘙痒，为本病特有的症状。间歇期可达数月或数年，有的患者终身仅发生1次，但多数患者在1年内复发，每年发作1次或数次。

6. 肾脏病变　有20%～25%的原发性痛风患者合并肾结石，其中约85%属于尿酸结石。结石较大时可有肾绞痛、血尿。由于尿酸结石可透过X线，所以需通过肾盂造影才能发现。有20%～40%的患者早期可有间歇性少量蛋白尿。晚期常因间质性肾炎或肾结石而导致肾功能不全。此外，痛风患者常伴高血压、肥胖、动脉硬化、冠状动脉粥样硬化性心脏病等。

（四）诊断

1. 痛风X线检查　骨关节为痛风患者常见的受累部位。骨骼内含有大量钙盐，因而密度较高并与周围软组织形成良好对比。因此，病变易为X线检查所显示。普通X线摄片和X线数字摄影（CR或DR）简单易行，费用较低，可显示四肢骨关节较为明显的骨质改变、关节间隙和骨性关节面异常及关节肿胀。X线平片通常作为了解痛风患者有无骨关节受累的首选影像学检查方法。

X线检查包括常规检查和特殊检查。常规检查应摄取检查部位的正、侧位片，骨骼病变摄片范围应包括一个相邻的关节。特殊检查主要有放大摄影、体层摄影和软组织钼靶摄影。放大摄影系利用小焦点的X线束自焦点向远处不断扩大的原理，使检查部位与胶片或X线感应板之间保持较大距离，从而获得放大图像，以便更好地观察骨骼的细微结构。体层摄影和软组织钼靶摄影正逐渐为CT检查所取代，现已很少应用。

2. 痛风早期诊断

（1）临床诊断急性痛风的标准：反复发作的急性关节炎，伴有血尿酸增高，秋水仙碱试验治疗有效，即在关节炎急性发作的数小时内，每1～2小时服用秋水仙碱0.5～1.0mg，如果是急性痛风，一般在服药2～3次后，关节立即不痛，从寸步难行到可以行走。

（2）美国风湿病协会提出的标准：关节液中有特异的尿酸盐结晶体，或有痛风石，用化学方法或偏振光显微镜观察证实有尿酸盐结晶。上述三项符合一项者即可确诊。具备下列临床、实验室检查和X线征象等13条中的6条者，可确诊为痛风。

1）1次以上的急性关节炎发作。

2）炎症表现在1天内达到高峰。

3）单关节炎发作。

4）观察到关节发红。

5）第一跖趾关节疼痛或肿胀。

6）单侧发作累及第一跖趾关节。

7）单侧发作累及跗骨关节。

8）可疑的痛风石。

9）高尿酸血症。

10）X线检查关节内非对称性肿大。

11）骨皮质下囊肿不伴有骨质糜烂。

12）关节炎症发作期间，关节液微生物培养阴性。

13）典型的痛风足，即第一跖趾关节炎，伴关节周围软组织肿。

总之，急性痛风根据典型临床表现、实验室检查和治疗反应不难诊断。

3. 实验室检查

（1）血、尿常规和血沉：

血常规和血沉检查：急性发作期，外周血白细胞计数升高，通常为（10~20）× 10^9/L，很少超过20×10^9/L。中性粒细胞相应升高。肾功能下降者，可有轻、中度贫血。血沉增快，通常小于60mm/h。

尿常规检查：病程早期一般无改变，累及肾脏者，可有蛋白尿、血尿、脓尿，偶见管型尿；并发肾结石者，可见明显血尿，亦可见酸性尿石排出。

（2）血尿酸测定：急性发作期绝大多数患者血清尿酸含量升高。一般认为采用尿酸氧化酶法测定，男性＞416μmol/L（7mg/dL），女性＞357μmol/L（6mg/dL），具有诊断价值。若已用排尿酸药或肾上腺皮质激素，则血清尿酸含量可以不高。缓解期间可以正常。有2%~3%的患者呈典型痛风发作而血清尿酸含量小于上述水平。

（3）尿尿酸含量测定：在无嘌呤饮食及未服影响尿酸排泄药物的情况下，正常男性成人24小时尿尿酸总量不超过3.54mmol（600mg/24h）。原发性痛风患者90%尿尿酸排出小于3.54mmol/24h。故尿尿酸排泄正常，不能排除痛风，而尿尿酸大于750mg/24h，提示尿酸产生过多，尤其是非肾源性继发性痛风，血尿酸升高，尿尿酸亦同时明显升高。

（4）关节腔穿刺检查：

1）偏振光显微镜检查：将滑液置于玻片上，在细胞内或细胞外可见双折光细针状尿酸钠结晶的缓慢振动图像。用第一级红色补偿棱镜，尿酸盐结晶方向与镜轴平行时呈黄色，垂直时呈蓝色。

2）普通显微镜检查：尿酸钠结晶呈杆状、针状，检出率仅为偏振光显微镜的一半。若在滑液中加肝素后，离心沉淀，取沉淀物镜检，可以提高其检出率。

3）紫外分光光度计测定：采用紫外分光光度计，对滑囊液或疑为痛风结节的内容物进行定性分析来判定尿酸钠，是痛风最有价值的方法。方法是首先测定待测标本的吸收光谱，然后与已知尿酸钠的吸收光谱比较。若两者相同，则测定物质即为已知化合物。

4）紫脲酸铵（murexide）试验：对经过普通光学显微镜或偏振光显微镜检查发现有尿酸钠存在的标本，可行本试验以便进一步予以确认，此法简便易行。其原理是尿酸钠加硝酸后加热产生双阿脲，再加入氨溶液即生成呈紫红色的紫脲酸铵。

5）尿酸盐溶解试验：在有尿酸盐结晶的滑囊液中，加入尿酸氧化酶保温后，尿酸盐结晶被降解为尿囊素可见结晶消失。

（5）痛风结节内容物检查：对于痛风结节进行活检或穿刺吸取其内容物，或从皮肤溃疡处采取白垩状黏稠物质涂片，按上述方法检查，查到特异性尿酸盐的阳性率极高。

（6）X线摄片检查、CT与MRI检查：沉积在关节内的痛风石，根据其灰化程度的

165

不同在CT扫描中表现为灰度不等的斑点状影像。痛风石在MRI检查的T1和T2影像中均呈低到中等密度的块状阴影，静脉注射钆可增强痛风石阴影的密度。两项检查联合进行可对多数关节内痛风石做出准确诊断。

（五）治疗

1. 一般处理　蛋白质摄入量限制在1g／（kg·d）左右。不进食高嘌呤食物（动物心、肝、肾、沙丁鱼等），严格戒酒，避免诱发因素。鼓励多饮水，使尿量在2000mL／d以上。当尿H^+浓度在1000nmol／L（pH6.0以下）时，宜服碱性药物，如碳酸氢钠1～2g，每天3次，使尿H^+浓度维持在316.3～630.9nmol／L（pH6.2～6.5）为宜。若晨尿呈酸性时，晚上加服乙酰唑胺250mg，可使尿保持碱性，增加尿酸溶解度，防止结石形成。同时，不应使用抑制尿酸排泄的药物，如氢氯噻嗪、呋塞米、乙胺丁醇、吡嗪酰胺和烟酸等。

2. 急性关节炎期的治疗　应绝对卧床休息，抬高患肢，避免受累关节负重，持续至关节疼痛缓解后72小时左右方可逐渐活动。应尽早应用下列药物控制关节炎，缓解症状。

（1）秋水仙碱：对控制痛风性关节炎具有显著性疗效，当为首选。一般于服药后6～12小时症状减轻，24～48小时90%以上的患者可得到缓解。常规剂量为每小时0.5mg或每2小时1mg口服，直至症状缓解或出现腹泻等胃肠道不良反应或虽用至最大剂量6mg而病情尚无改善时，则应停用。静脉注射秋水仙碱能迅速奏效，胃肠道不良反应少。用法：秋水仙碱0.5mg，溶于10mL生理盐水，缓慢注射（注射时间不短于5分钟），如病情需要，隔6小时后可再给予1mg，一般24小时总剂量应控制在3mg以内。但应注意的是，如果静脉注射时药液外漏，则可引起组织坏死，应严加防范。此外，秋水仙碱除可引起胃肠道反应外，尚可导致骨髓抑制、肝细胞损害、脱发、精神抑郁、上行性麻痹、呼吸抑制等。因此，原有骨髓抑制及有肝、肾功能损害患者剂量应减半，并密切观察。血白细胞减少者禁用。

（2）非甾体抗炎药：对不能耐受秋水仙碱的患者尤为适用。此类药物与秋水仙碱合用可增强止痛效果，但应在餐后服用，以减轻胃肠道反应。常用的药物有吲哚美辛、吡罗昔康、萘普生、布洛芬、保泰松和羟布宗等。其中以吲哚美辛应用最广。本类药物一般在开始治疗时给予接近最大剂量，以达最大限度地控制急性症状，然后在症状缓解时逐渐减量。

1）吲哚美辛：开始剂量为50mg，每6小时1次，症状减轻后逐渐减至25mg，2～3次／天。此药可有胃肠道刺激、水钠潴留、头晕、皮疹等不良反应，有活动性消化性溃疡症者禁用。

2）布洛芬：常用剂量为0.2～0.4g，2～3次／天，通常2～3天内可控制症状，该药副作用较小，偶可引起胃肠道反应及肝转氨酶升高，应加以注意。

3）保泰松或羟布宗：初始剂量为0.2～0.4g，以后每4～6小时0.1g。症状好转后减为0.1g，3次／天。该药可引起胃炎及水钠潴留，偶有白细胞及血小板减少。有活动性溃疡病及心功能不全者忌用。

4）吡罗昔康：作用时间长，20mg／d，顿服。偶有胃肠道反应。长期用药应注意周围血白细胞数和肝、肾功能。

5）萘普生：抗炎镇痛作用较强，而胃肠道反应较轻，口服0.25g，2～3次／天。

（3）糖皮质激素：对急性关节炎的发作具有迅速缓解作用，但停药后容易复发，且长期应用易致糖尿病、高血压等并发症，故不宜长期应用。仅对用秋水仙碱、非甾体抗炎药治疗无效、不能耐受或有禁忌证者，可考虑短期使用。一般用泼尼松片10mg，3次／天。症状缓解后逐渐减量，以免复发。

（4）抽吸关节液，随后注入皮质类固醇也可控制痛风急性发作。根据受累关节的大小，注入泼尼松龙叔丁乙酯10～50mg。促肾上腺皮质激素（adrenocorticotropic hormone，ACTH）80U单剂量肌内注射是一种非常有效的治疗方法，和静脉用秋水仙碱一样，特别适用于术后不能服药的痛风发作的患者。多关节发作时，也可短期应用泼尼松，如20～30mg／d。偶尔需联合应用几种药物治疗痛风急性发作。

（5）除特殊疗法外，还需要注意休息，大量摄入液体，防止脱水和减少尿酸盐在肾脏内的沉积。患者宜进软食。为了控制疼痛，有时需要可待因30～60mg。夹板固定炎症部位也有帮助。降低血清尿酸盐浓度的药物，必须待急性症状完全控制之后应用。

3. 间歇及慢性期的治疗　虽经上述治疗但症状仍不宜控制、反复发作者，可用小剂量秋水仙碱维持治疗。方法：0.5～1.0mg／d，在用药过程中应密切观察秋水仙碱对骨髓的可能抑制作用和定期复查肝、肾功能。合理应用具有抑制尿酸合成与促进尿酸排泄的药物，控制高尿酸血症，使血尿酸水平维持在360μmol／L（6mg／dL）以下。

这两类药物均无抗炎、止痛作用，通常依据患者的肾功能及24小时尿尿酸排泄量进行选择。如果肾功能正常、24小时尿尿酸排泄量小于3.75mmol者，可选用促进尿酸排泄的药物；如肾功能减退、24小时尿尿酸排泄量大于3.75mmol者，则应用抑制尿酸合成的药物。

（1）抑制尿酸合成的药物：主要有别嘌醇，为黄嘌呤氧化酶抑制剂，它可抑制黄嘌呤氧化酶，使次黄嘌呤和黄嘌呤不能氧化为尿酸。因而可迅速降低血尿酸浓度，减少痛风石及尿酸性结石的形成。若合用促进尿酸排泄的药物，可加快血尿酸水平的下降，并动员沉积在组织中的尿酸盐，溶解痛风石。常用剂量为100mg，2～4次／天。病情需要时可增至200mg，3次／天。直至血尿酸浓度降至360μmol／L（6mg／dL）以下，逐渐减量。用药初期可能会因血尿酸转移性增多而诱发急性关节炎发作，此时可加用秋水仙碱。少数患者使用本药可发生过敏综合征，表现为发热、过敏性皮疹、腹痛、腹泻、白细胞和血小板减少等。应提高警惕，一般经停药和对症治疗均可恢复。个别患者可发生严重的上皮组织中毒性坏死溶解、急性脉管炎、严重的肝肾功能损害等，甚至大面积的肝坏死，病情危重，应积极抢救治疗。通常不良反应多见于有肾功能不全者。因此，伴有肾功能损害的患者，使用剂量应酌情减少并密切观察。此外，老年患者使用此药也应谨慎。

（2）促进尿酸排泄的药物：此类药物主要通过抑制肾小管对尿酸的重吸收，增加尿尿酸排泄而降低血尿酸水平。适用于肾功能正常、每天尿酸排泄量不高的患者。对于24小时尿尿酸排泄量大于3.57mmol（600mg）或已有尿酸性结石形成者，应用此类药有可能造成尿路梗阻或促进尿酸性结石的形成，故不宜使用。为避免用药后因尿中尿酸排泄量急剧增多而引起肾脏损害及肾结石，故应注意从小剂量开始，同时口服碳酸氢钠3～6g／d，以碱化尿液；并多饮水，保持尿量在2000mL／d以上。某些药物如噻嗪类利尿药、呋塞米、乙胺丁醇、吡嗪酰胺、烟酸等，可抑制尿酸的排泄，应避免同时使用。

1）丙磺舒（羧苯磺胺）：初始剂量为0.25g，2次／天，2周后逐渐增至0.5g，3次／天。最大剂量不应超过2g／d。约有5%的患者可发生皮疹、发热、胃肠道反应等不良反应。

2）磺吡酮（苯磺唑酮）：为保泰松的衍生物。其促进尿酸排泄的作用较丙磺舒强，副作也相对较少。与丙磺舒合用具有协同作用。初始剂量一般为50mg，2次／天，渐增至100mg，3次／天，最大剂量为600mg／d。该药对胃黏膜有刺激作用，溃疡病患者慎用。

3）苯溴马隆：具有较强的依他尼酸作用。常用剂量为25～100mg，1次／天。不良反应轻微，少有皮疹、发热和胃肠道反应。

（3）辅助疗法：所有痛风患者都需要摄入大量液体，每日至少3L，尤其是以前患有慢性尿酸结石患者更应如此。服用碳酸氢钠或柠檬酸三钠5g，每日3次，使尿液碱化。临睡前服用乙酰唑胺50mg，能有效碱化晨尿。注意避免尿液过碱化，因为这可能促进草酸钙结晶沉积。因为药物完全可以有效降低血清尿酸盐浓度，所以通常不需要严格限制饮食中嘌呤含量。在痛风静止期应设法减轻肥胖患者的体重。正常皮肤区域的巨大痛风石可以手术切除，其他的痛风石均应通过适当地降低血尿酸治疗，缓慢地解决。为使肾结石崩解可考虑使用体外超声波碎石术。

4. 并发急性肾衰竭的治疗　由尿酸性肾病所致者，应立即给予乙酰唑胺500mg，其后为250mg，3次／天。同时，静脉补充足够的水分，适量滴注1.25%碳酸氢钠溶液。为增加尿量，可静脉滴注呋塞米40～100mg。此外，应尽早给予别嘌醇，初始剂量为8mg／（kg·d），3～4天减为100～300mg／d。尿素氮和肌酐升高显著者，可行血液透析或腹膜透析。

肾盂或输尿管尿酸性结石所致尿路梗阻也可引起急性肾衰竭，除使用别嘌醇和碱化尿液外，可先行经皮肾造口术，以缓解尿路梗阻，待病情稳定后再去除尿路结石。

5. 饮食控制　减少外源性嘌呤来源，避免食入含嘌呤的饮食，如动物内脏、鱼虾类、肉类、豌豆等；防止过胖，一般不主张饮酒，提倡多饮水，保持每天尿量在

2000mL以上。

（六）并发症

依据欧美对痛风患者死亡原因的统计，因痛风而产生的并发症中，以缺血性心脏病占最多，其次是尿毒症、脑血管疾病、恶性肿瘤等。但在亚洲地区日本的研究却以尿毒症居首位，其次才是缺血性心脏病、脑血管疾病及恶性肿瘤。不论是什么样的并发症，这些研究统计数据都值得我们重视。

1. 肾功能障碍　痛风如果没好好治疗，则长期持续高尿酸血症，会使过多的尿酸盐结晶沉淀在肾脏内，造成痛风性肾病，或引起肾功能障碍。

2. 缺血性心脏病　缺血性心脏病，是指输送氧气及营养给心脏肌肉的冠状动脉硬化或阻塞，以致血液的流通受到阻碍，因而引起胸痛及心肌坏死，主要有狭心症及心肌梗死，这就好像自来水管一样，由于污垢阻塞的关系，水管口径越来越小，终致水流量减少或完全不通。严格地说，这种情况所有人均会发生，所不同的是有些人会受到特殊因素的影响而加速进行而已，目前美国心脏病协会就把痛风列为缺血性心脏病的危险因素及动脉硬化的促进因子。因为痛风如未好好治疗，持续的高尿酸血症会使过多的尿酸盐结晶沉淀在冠状动脉内，加上血小板的凝集亢进，均加速了动脉硬化的进展。

3. 肾结石　根据统计，痛风患者出现肾结石的概率为正常人的1000倍左右；由于尿中的尿酸量越多、酸碱度越小，越容易发生结石，因此必须多喝开水，服用小苏打以防止肾结石发生。

4. 肥胖症　我国由于经济快速成长，粮食充足，所以肥胖的人越来越多；肥胖不但会使尿酸合成亢进，造成高尿酸血症，也会阻碍尿酸的排泄，易引起痛风，合并高脂血症、糖尿病等，因此肥胖者应减肥。

5. 高脂血症　痛风的人常暴饮暴食，且多有肥胖现象，因此合并高脂血症的很多患者与发生动脉硬化有很密切的关系。

6. 糖尿病　对痛风病患者做口服葡萄糖负荷试验，结果发现有30%～40%合并轻症非胰岛素依赖型糖尿病，那是肥胖及暴饮暴食引起胰岛素感受性低所致，如能早期应用饮食疗法，并控制体重，胰岛素的感受性很快即可复原。

7. 高血压　痛风患者大约一半合并高血压，除上述因肾功能障碍引起的肾性高血压之外，合并肥胖也是原因之一。由于高血压治疗药常使用降压利尿剂，会抑制尿酸排泄，从而使尿酸值升高，此点必须注意。

（七）预防

痛风病的发作常与饮食不节、着凉、过度劳累有关，因此预防发作应做到以下几点。

1. 戒酒。

2. 避免过度劳累、着凉。

3. 虾、蟹、动物内脏等含嘌呤高的食物应少食，菠菜、豆类等食物应少食。

4. 大量饮水，促进尿酸排泄。

5. 限制食用牛奶、蛋类，大部分蔬菜、水果可不限。

6. 多食发面面食、放碱的粥类，因含碱性物质可促进尿酸排泄，保护肾脏，倡导食用。

（八）护理

1. 应尽量少食蔗糖或甜菜糖 因为它们分解代谢后一半成为果糖，而果糖能增加尿酸生成，蜂蜜含果糖亦较高，不宜食用。应禁止吸烟。痛风患者需要长期注意饮食，合理调配膳食结构，才能防止和延缓痛风并发症的发生。

2. 注意急性期疼痛部位的护理 患者疼痛剧烈，应让患者卧床休息，抬高患肢，关节制动，尽量保护受累部位免受损伤。还应消除应激状态：紧张、过度疲劳、焦虑，强烈的精神创伤时易诱发痛风。应告知患者要劳逸结合，保证睡眠，生活要有规律，以消除各种心理压力。

3. 保持良好的心态 良好的心态是战胜病魔的第一步，它使我们在与病魔的抗争中意志更加坚强、信念更加坚定。痛风患者应树立正确的人生观、价值观和世界观，保持乐观向上的生活态度，相信自己一定能够战胜痛风。

4. 痛风患者在恢复期应加强功能锻炼，控制诱发因素 所有的活动均应避免受损关节过度使用和紧张，同时防止精神刺激、过度疲劳、寒冷潮湿、关节局部损伤等诱发因素，以防加重病情。

5. 在痛风急性发作期应卧床休息 抬高患肢，避免负重，卧床休息可减少体力消耗，保护关节功能，避免关节损伤。

6. 居住环境干燥，通风防潮，注意保暖，避免过度疲劳，多到户外活动，呼吸新鲜空气。

7. 应坚持低嘌呤（或无嘌呤）、低热量、低脂肪、低盐控制及高水分供给"四低一高"膳食原则。多饮水，增加尿酸的排泄，每日最好饮水2000mL以上。

四、多发性肌炎、皮肌炎

多发性肌炎（polymyositis，PM）和皮肌炎（dermatomyositis，DM）是一组以骨骼肌的炎性病变为主的自身免疫病，多侵犯四肢近端及颈部肌群，表现为肌无力、肌痛。伴有特征性皮疹的称为皮肌炎。常累及全身多个脏器，伴发肿瘤的频率高，为10%~30%。男女发病比例为1：3，发病年龄有两个高峰10~14岁、45~54岁，PM与DM发病率比例为2：1。

（一）护理常规

按内科疾病患者的一般护理。

（二）休息与体位

1. 急性期应卧床休息，减轻肌肉负荷；肌肉疼痛时勿按摩，以免加重肌肉损伤。

2. 病情稳定后有计划地进行功能锻炼，以防止肌肉痉挛。

（三）饮食

1. 给予高热量、高蛋白、高维生素饮食。

2. 进食宜缓慢，采用多种烹调方法，指导进食体位，吞咽困难者给予半流质或流质饮食，必要时给予鼻饲。

（四）病情观察

1. 观察皮肤损害，如皮肤水肿、红斑等情况，如有溃疡应对创面进行处置。

2. 密切观察心、肺受累情况。测量心率、呼吸每天1次，注意心律变化，观察面色有无发绀、呼吸情况等，如有病情变化应紧急采取相应措施。

3. 血浆置换时，做好术前、术中、术后护理。

（五）药物治疗护理

对于长期应用激素或免疫抑制药的患者，护理时应注意观察药物不良反应，如胃肠道症状、神经症状等。

（六）心理护理

向患者及家属说明本病的相关知识和自我护理方法，正确对待疾病，做好长期治疗的思想准备。

（七）健康指导

1. 保持皮肤清洁，注意保暖和避免外伤，如有溃疡应及时对创面进行处置。

2. 规律服药，不要因为症状减轻而自行停药。

3. 育龄妇女应避孕，避免一切免疫接种。

五、系统性硬化病

系统性硬化病（systemic sclerosis，SS）曾命名为硬皮病、进行性系统性硬化症，是以局限性或弥漫性皮肤、内脏器官结缔组织纤维化、硬化及萎缩为特点的全身结缔组织病。本病好发于20~50岁，男女比例为1∶（3~4）。

（一）护理常规

按内科疾病患者的一般护理。

（二）休息与体位

急性期有心、肺及肾脏受累者应卧床休息。

（三）饮食

1. 给予高蛋白、高热量、富含维生素饮食。对吞咽困难者，协助其进食，必要时给予鼻饲。

2. 戒烟酒，忌刺激性食物。

（四）病情观察

1. 观察患者皮肤硬化状态。

2. 注意观察有无雷诺现象、关节肌肉疼痛、张口吞咽困难，心、肺、肾损害症状等。出现雷诺现象的患者，应保持皮肤清洁，如有溃疡可局部外搽0.5%新霉素软膏，并注意手部保暖。

（五）药物护理

注意观察激素、细胞毒免疫抑制药等药物不良反应。

（六）心理护理

本病因导致容貌改变及严重影响正常肢体功能，患者易产生悲观情绪，护士应详细解释该病的治疗方法，鼓励患者积极配合治疗，树立战胜疾病的信心。

（七）健康指导

1. 指导患者遵医嘱用药。

2. 保持乐观的情绪。

3. 注意保暖，防止受凉。

4. 防止肢体屈曲挛缩，坚持运动及理疗。

六、强直性脊柱炎

强直性脊柱炎（ankylosing spondylitis，AS）多见于青少年，是一种主要侵犯中轴关节的全身性、慢性、炎症性疾病。病变累及骶髂关节、脊柱和外周关节以及眼、心、肺等多器官。发病年龄多在20～30岁，青年男性居多。

（一）护理常规

按内科疾病患者的一般护理。

（二）休息与体位

1. 急性期　卧床休息，睡硬板床，保持肢体功能位置。

2. 缓解期　采取适当的理疗和体疗，加强肢体功能锻炼。可进行深呼吸、扩胸、游泳、打太极拳等锻炼，加强脊柱和肢体运动，防止脊柱弯曲畸形、骨质疏松和肢体失用性肌肉挛缩。

（三）饮食

1. 给予高蛋白、高维生素、高热量、低盐、低脂、清淡饮食。

2. 注意钙质的补充。

3. 避免食用辛辣刺激性食物，以减少不良刺激。

（四）病情观察

1. 观察有无腰痛、背痛、颈痛和僵硬情况及活动受限程度。

2. 观察有无心、肺、肾受累症状。

3. 观察有无眼部症状，如结膜炎等。

（五）用药护理

观察非甾体抗炎药、免疫抑制药等药物所致的胃肠道反应、脱发、口腔炎等。

（六）心理护理

鼓励患者积极配合治疗，树立战胜疾病的信心。

（七）健康指导

1. 日常生活中注意维持正常的姿势，防止脊柱弯曲畸形，进行深呼吸，加强脊柱和肢体运动。

2. 坚持力所能及的劳动和体育运动。

第二章 外科疾病护理常规

第一节 总论

一、外科疾病一般护理常规

1. 入院接待 患者入院时护士应热情主动迎接，准备好床单位，做好入院宣教，建立住院病历及一览卡，并通知管床医师。

2. 病情观察 测量体温、脉搏、呼吸、血压及体重。体温正常者每天测量4次，3天后改为每天1次；发热及术后患者每天测量4次，体温正常后改为每天1次；高热者每4小时测量1次。掌握病情，了解诊断和治疗，严密观察患者症状及体征变化。

3. 饮食护理 根据病情做好术前、术后饮食指导及饮食前、后护理。

4. 排便护理 3天未排大便者，按病情给予缓泻药、简易通便或灌肠处理（禁食或无渣饮食者除外）。

5. 预防感染 遵守无菌操作原则，护理操作前后必须洗手（或手消毒），防止交叉感染。

6. 急腹症护理 急诊患者明确诊断前暂禁食及禁用镇痛药物，及时告知医师诊治，做好抢救准备及必要处理。

7. 心理护理 关心、安慰患者，增强患者信心，使其积极配合治疗和护理。

8. 健康指导 根据病情做好疾病相关知识及药物知识宣教，指导患者进行手术前后特殊体位及功能锻炼。

二、外科感染

外科感染（surgical infection）是指需要外科手术治疗的感染性疾病和发生在创伤、手术、器械检查或有创性检查、治疗后的感染。按致病菌种类分为非特异性感染和特异性感染两大类。非特异性感染如疖、痈、蜂窝织炎、急性阑尾炎、急性骨髓炎等；特异性感染如破伤风、气性坏疽、结核病等。

1. 体位与休息 适当休息，局部感染患者患肢抬高并制动；全身化脓性感染患者应卧床休息；破伤风患者住单人隔离病房，严格执行接触隔离制度，病室用深色窗帘，避免强光刺激，保持安静，谢绝探视，专人守护；气性坏疽患者执行接触隔离制度，抬高患肢。

2. 饮食与营养　加强营养和支持疗法，给予高蛋白、高热量、丰富维生素饮食，必要时可少量多次输注新鲜血或成分输血，酌情提供肠内或肠外营养支持。

3. 病情观察及药物治疗的护理

（1）局部感染患者观察及护理：观察局部红、肿、热、痛的变化，炎症区域是否扩大，有无全身反应如畏寒、发热等。面部尤其是"危险三角区"的感染严禁挤压。局部感染早期可采用理疗或外敷药物等，促使炎症消退；脓肿有波动时应及时切开引流，保持引流通畅；按医嘱及时应用抗生素治疗；糖尿病患者应积极治疗，控制好血糖水平；做好降温、镇痛等对症处理，加强生活护理。

（2）全身感染患者观察及护理：严密观察病情变化，定时测量体温、脉搏、呼吸和血压，注意神志变化和有无内脏损害表现，注意有无新的转移性脓肿出现，如有应及时切开引流，警惕发生感染性休克。根据医嘱，及时、准确地应用抗生素；预防并发症；高热患者给予物理降温。

（3）破伤风患者观察及护理：密切观察病情变化及用药效果。频繁抽搐者注意抽搐发作的症状、持续时间和间隔时间等，做详细记录；按医嘱使用镇静和安眠药物；保护患者安全，防止意外损伤；床边常规备急救用物，必要时行气管切开。

（4）气性坏疽患者观察及护理：密切观察血压、脉搏、呼吸和体温变化，警惕感染性休克发生；密切观察伤口疼痛、肿胀情况，是否出现捻发音；伤口分泌物做细菌培养，连续3次阴性者可解除隔离。

4. 心理护理　关心和体贴患者，了解患者情绪变化；消除患者及家属的顾虑，缓解其不良情绪；鼓励患者树立战胜疾病的信心。

5. 健康指导　注意个人卫生和皮肤清洁；积极预防和治疗原发病灶，正确、及时处理伤口；加强自我保护，避免创伤；进行功能锻炼，促进患肢功能尽快恢复。

三、手术前后护理常规

1. 外科手术前患者一般护理常规

（1）饮食与休息：根据患者手术的种类、方式、部位和范围，给予饮食指导，鼓励患者摄入营养丰富、易消化的食物。适当活动，保证充足睡眠，减少体力消耗。

（2）心理护理：了解患者心理变化，解除顾虑，取得合作。

（3）常规检查：协助医师做好肝、肾、肺、心脏等重要脏器功能检查，乙型肝炎、输血全套及血型检查，血、尿、粪三大常规检查等。

（4）呼吸系统准备：鼓励患者术前练习有效咳嗽和排痰的方法，吸烟者术前2周停止吸烟，防止呼吸道分泌物过多。已有呼吸道感染者，给予有效治疗。

（5）消化道准备：成年人术前12小时禁食，4～6小时禁水，肠道手术按要求做肠道准备。

（6）皮肤准备：术前1天沐浴、洗头、修剪指甲及更衣，做好手术区皮肤准备。

（7）术前适应性训练：指导患者练习在床上使用便盆，男性患者还应学会在床上使用尿壶；教会患者自行调整体位和床上翻身的方法，以适应术后体位的变化；指导患者练习手术中所需体位，减轻其不适感。

（8）病情观察：观察生命体征及病情变化，详细询问患者有无不宜手术的情况。

（9）健康指导：告知术前准备的重要性，以取得患者的配合；介绍手术室的环境、术中配合注意事项等。

（10）手术日晨护理：

1）测量体温、脉搏和呼吸，详细询问患者有无不宜手术的情况。嘱患者取下活动义齿、戒指、项链、发卡和其他贵重物品。

2）遵医嘱肌内注射麻醉前用药，留置胃管、导尿管等。患者送至手术室前查对姓名、床号、住院病历号、领血单、术中用药，随同患者带入手术室，排尽尿液。

3）患者入手术室后，准备麻醉床，备好床旁用物，根据病情备好急救药品及设备。

2. 外科手术后患者一般护理常规

（1）床边交接：向麻醉师详细了解手术经过，观察患者意识恢复和麻醉苏醒情况，做好床边交接班。搬动患者时动作轻稳，注意保暖。检查静脉输液是否通畅。根据患者麻醉种类及手术部位取适当体位。正确连接各种引流装置，并妥善固定引流袋。

（2）饮食护理：全身麻醉后非消化道手术患者术后6小时无恶心、呕吐可进流食，逐渐改为软食、普通饮食；胃肠道手术后需禁食，禁食期间由静脉补充充足的水、电解质和营养素，必要时早期提供肠内和肠外营养支持，根据胃肠功能恢复情况从流质饮食逐步过渡至普通饮食。

（3）病情观察：

1）生命体征：根据病情及医嘱定时测量患者血压、脉搏、呼吸、体温至生命体征平稳。发现早期休克征象或其他异常情况应立即告知医师，并做好抢救准备。

2）切口观察：观察切口有无渗血、渗液，保持切口敷料清洁、干燥。观察切口有无疼痛及疼痛的时间、部位、性质和规律，并给予相应的处理和护理。

3）引流护理：保持各引流管通畅，防止堵塞或扭曲，观察引流液的量及性状并记录，每天更换引流装置。

4）排尿护理：术后6~8小时未排尿者应检查膀胱是否充盈，可诱导排尿，必要时给予导尿处理。

（4）早期活动：术后1~2天指导患者床上活动，如深呼吸及咳嗽、自行翻身和坐起、四肢主动活动，术后3~4天可试行下床活动，活动程度根据病情循序渐进。

（5）心理护理：加强与患者沟通，了解患者的心理反应，鼓励患者表达自己的感受，给予安慰和解释，消除不良心理。

（6）健康指导：指导患者合理饮食，保证机体足够的能量，有利于康复；鼓励患者早期下床活动，减少并发症发生；保护切口局部皮肤，伤口未愈合者应定时换药；带引流管出院者防止脱出，观察引流情况，定期更换引流装置；注意休息，劳逸结合，促进机体功能的恢复。

第二节　普通外科疾病护理常规

一、单纯性甲状腺肿

单纯性甲状腺肿（simplegoiter）又称地方性甲状腺肿（endemicgoiter），主要是由于环境缺碘引起的，初期表现为两侧呈对称性的弥漫性肿大，逐渐可扪及多个或单个结节，较大的甲状腺肿可引起压迫症状，少数结节性甲状腺肿可继发功能亢进或恶变。一般以非手术治疗为主，但对于有明显压迫症状的巨大甲状腺肿、胸骨后甲状腺肿和结节性甲状腺肿宜做甲状腺大部切除术。

（一）术前护理

1. 按外科术前患者一般护理常规护理。
2. 训练手术体位　术前指导患者训练手术体位（头低、颈过伸位及垫高肩部）。
3. 测定基础代谢率　患者清晨、空腹、安静卧床时测量血压、脉搏，连续3天，计算基础代谢率，排除甲状腺功能亢进。
4. 使用镇静药　术前晚及术晨根据医嘱给予镇静药。
5. 床旁备气管切开用物　床旁备好气管切开包及吸引装置，以备术后抢救使用。

（二）术后护理

1. 按外科术后患者常规护理。
2. 体位护理　术后取平卧位，待血压平稳或全身麻醉清醒后改半卧位，以利于呼吸和引流。在改变卧位、坐起和咳嗽时可用手固定颈部，以减少震动，保持舒适。
3. 饮食护理　术后清醒患者给予少量温或凉开水，若无呛咳、误咽等不适，可逐步给予微温流质饮食，以后逐步过渡到半流质饮食，避免过热饮食使手术部位血管扩张，加重创口渗血。
4. 病情观察

（1）生命体征：定时测量体温、脉搏、呼吸、血压；注意颈部肿胀、渗血情况，及时更换敷料。

（2）并发症的观察及处理：

1）呼吸困难和窒息：气管塌陷，应立即行气管切开或气管内插管。切口内出血压迫气管所致呼吸困难，颈部明显肿胀，应迅速拆开缝线，敞开切口，清除血肿，结扎出血的血管。喉头水肿者遵医嘱立即应用大剂量激素，如地塞米松30mg静脉滴注，若呼吸困难无好转，可行环甲膜穿刺术或气管切开术。黏痰堵塞气道者应立即吸痰或行超声雾化吸入。

2）喉返神经损伤：声音嘶哑，为单侧喉返神经受压或损伤所致，经理疗、发声训练等处理后，一般在3~6个月可逐渐恢复；双侧喉返神经损伤可引起失声，严重者发生呼吸困难甚至窒息。如发生窒息，应立即行气管切开术，并做好气管切开护理。

3）喉上神经损伤：外支神经损伤可引起声带松弛和声调降低；内支神经损伤可引起进食，特别是饮水时发生误咽或呛咳，告知患者经理疗后可自行恢复，消除其紧张、焦虑情绪。

4）手足抽搐：若术中误切或挫伤甲状旁腺，可引起口唇及四肢发紧、麻木、手足刺痛、抽搐等甲状旁腺功能减退表现。应加强监测血钙浓度动态变化。抽搐发作时立即给予10%葡萄糖酸钙或氯化钙10~20mL缓慢静脉推注。

5. 健康指导

（1）功能锻炼：患者在切口愈合后，可逐步练习颈部活动，促进颈部功能恢复。

（2）防治方法：在流行地区，食用碘化食盐，每10~20kg食盐中均匀加入碘化钾或碘化钠1g。多食含碘丰富的海带、紫菜等，必要时遵医嘱给予药物治疗。

二、甲状腺功能亢进症

甲状腺功能亢进症简称甲亢，是由于各种原因致甲状腺素分泌过多而出现全身代谢亢进为特征的内分泌疾病。典型表现为甲状腺呈弥漫性肿大，患者性情急躁、失眠、双手颤动、怕热、多汗、心悸、食欲亢进但消瘦、双侧眼球突出、基础代谢率增高等。

（一）术前护理

1. 按外科术前患者常规护理。

2. 环境与休息　创造安静、舒适的病区环境，避免精神刺激或过度兴奋，保证充足的休息和睡眠。

3. 饮食护理　进食高热量、高蛋白质、高维生素饮食，多饮水。忌浓茶、咖啡、烟酒及辛辣刺激性食物。

4. 基础代谢率测定　测量清晨、空腹、静卧时的血压、脉搏，计算基础代谢率。
公式：基础代谢率% =（脉率+脉压）−111

正常值为±10%，+20%~+30%为轻度甲亢，+30%~+60%为中度甲亢，+60%以上为重度甲亢。

5. 常规检查　颈部摄X线片，了解气管有无受压或移位；心脏彩超或心电图检查，了解心脏有无扩大、杂音或心律失常；喉镜检查，确定声带功能；测定血钙、血磷含量，了解甲状旁腺功能状态。

6. 病情观察

（1）观察患者体重、饮食、睡眠、出汗及血压、脉搏等变化，如有异常报告医师并对症处理。

（2）眼部护理：眼睑不能闭合者注意保护角膜和结膜，预防结膜炎和角膜炎。

7. 药物准备　遵医嘱使用碘剂，常用复方碘溶液（卢戈液），每日3次，第1日每次3滴，第2日每次4滴，依此逐日递增至每次16滴止，维持此剂量至手术。可将碘剂滴在饼干或馒头上一同服用，减少其对口腔和胃黏膜的刺激。术前不用阿托品，以免引起心动过速。

8. 适应性训练　训练患者适应头低肩高体位，可用软枕每天练习数次，使其适应术中颈过伸的体位；指导患者深呼吸和有效咳嗽的方法，有助于术后保持呼吸道通畅。

9. 物品准备　患者床旁备吸引装置、无菌手套、气管切开包。

10. 心理护理　消除患者的顾虑、恐惧及紧张心理，避免情绪激动，减少外界的刺激，树立战胜疾病的信心。

（二）术后护理

1. 按外科术后患者常规护理。

2. 体位与引流　术后取平卧位，待血压平稳或全身麻醉清醒后改半卧位，以利于呼吸和引流。

3. 饮食护理　患者清醒后给予少量温或凉开水，若无呛咳、误咽等不适，可逐步给予微温流质饮食，以后逐步过渡到半流质饮食，避免过热饮食使手术部位血管扩张，加重创口渗血。

4. 病情观察　严密观察病情，监测血压、脉搏、呼吸、体温变化，观察患者有无切口出血、声音嘶哑、呛咳、误吸等并发症发生。

5. 急救护理　术后12~36小时如出现高热（>39℃）、脉快而弱（>120次／分）、烦躁、大量出汗，甚至谵妄、昏迷并伴呕吐、腹泻等甲状腺危象的表现，应立即告知医师，并配合急救。

（1）立即吸氧，物理降温，建立静脉通道，根据医嘱输入大量葡萄糖溶液。

（2）药物应用：按医嘱口服复方碘化钾溶液3~5mL，紧急时将10%碘化钠5~10mL加入10%葡萄糖溶液500mL中静脉滴注，同时按医嘱应用肾上腺皮质激素、普萘洛尔、镇静药等药物，有心力衰竭者按医嘱给予洋地黄类药物。

6. 特殊药物应用的护理　术后继续服用复方碘化钾溶液，每天3次，从每次16滴开始，逐日每次减少1滴，直至病情平稳。年轻患者术后口服甲状腺素，每天30~60mg，连服6~12个月，以抑制促甲状腺素的分泌和预防复发。

7. 健康指导

（1）心理疏导：引导患者正确面对疾病，积极配合治疗，合理控制情绪，保持精神愉快。

（2）用药指导：告知甲亢术后继续服药的重要性、方法并督促执行。若出现心悸、手足震颤、抽搐等症状时应及时就诊。

三、甲状腺肿瘤

甲状腺肿瘤（thyroid tumor）分为良性和恶性两类。良性肿瘤常见于甲状腺腺瘤（thyroid adenoma），原则上应早期切除。恶性肿瘤常见于甲状腺癌（thyroid carcinoma），除未分化癌外（预后差），基本治疗方法是手术切除，并辅助应用口服甲状腺素片、放射性核素治疗及外放射治疗等。

（一）术前护理

1. 按外科术前患者一般护理。

2. 训练手术体位　术前指导患者训练手术体位（软枕垫于肩部，保持头低、颈过伸位）。

3. 术前检查　协助医师完成各项化验检查：影像学检查了解有无气管受压或移位；喉镜检查确定声带功能；测定血钙和血磷含量，了解甲状旁腺功能状态。

4. 心理护理　安慰患者，消除患者顾虑和恐惧，必要时按医嘱给予镇静药或安眠药物。

5. 床旁备气管切开用物　床旁备好气管切开包及吸引装置，以备术后抢救使用。

（二）术后护理

1. 按外科术后患者一般护理。

2. 体位与引流　术后取平卧位，待血压平稳或全身麻醉清醒后改半卧位，保持呼吸道和引流管通畅。

3. 病情观察　监测血压、脉搏、呼吸、体温变化，观察患者有无切口出血、声音嘶哑、呛咳、误吸、手足抽搐等并发症发生，发现异常及时告知医师，并协助处理。

4. 饮食护理　麻醉完全清醒或病情稳定后可进少量温或凉流质饮食，以后逐步过渡到半流质及软食，禁忌过热流质饮食，以免加重创口出血。

5. 健康指导

（1）功能锻炼：加强肩关节和颈部功能锻炼，促进颈部的功能恢复。

（2）心理疏导：不同病理类型的甲状腺肿瘤的预后有明显差异，指导患者调整心态，积极配合后续治疗。

（3）服药指导：甲状腺全切除者，根据医嘱早期给予足量甲状腺素制剂口服，抑制促甲状腺激素的分泌，预防肿瘤复发。

（4）定期复诊：指导患者进行颈部自检，出院后定期复诊，若发现结节、肿块等，及时治疗。

四、甲状腺癌

甲状腺癌即甲状腺组织的癌变。自20世纪80年代中期苏联切尔诺贝利核电站泄漏事故以后，甲状腺癌是40多年来发病率增长最快的实体恶性肿瘤，年均增长6.2%。目前，已是占女性恶性肿瘤第5位的常见肿瘤。

（一）病因

甲状腺癌的病因不是十分明确，可能与饮食因素（高碘或缺碘饮食）、放射线接触史、雌激素分泌增加、遗传因素有关，或其他由甲状腺良性疾病，如结节性甲状腺肿、甲亢、甲状腺肿瘤特别是慢性淋巴细胞性甲状腺炎演变而来。

（二）病理

根据目前的研究，某些基因，如trk、met、ret／PTC基因，ras基因，myc基因，TSH受体及gsp基因，RB基因，p53基因，p16基因，nm23基因，Fas／FasL基因，bcl-2基因，血管生成因子，MMPs和FAK，钠／碘同向转运体，Pax8-PPARrl和端粒酶与甲状腺癌的发生有一定关系。

（三）分类

甲状腺癌一般可分为分化型甲状腺癌［包括甲状腺乳头状（微小）癌和甲状腺滤泡状癌］、低分化型甲状腺癌（如髓样癌）和未分化型甲状腺癌，还有一些少见的恶性肿瘤，如甲状腺淋巴瘤、甲状腺转移癌及甲状腺鳞癌等。其中，甲状腺乳头状癌的比例约为90%，甲状腺滤泡状癌的比例约为5%，甲状腺髓样癌的比例约为4%，其余为甲状腺未分化癌等其他恶性肿瘤。

（四）临床表现

通常分化型甲状腺癌以女性多见，男女比例约为3：1，且分化型甲状腺癌的发病率随着年龄的增加而上升，常见年龄30～60岁。症状：分化型甲状腺癌发展缓慢，患者可发现颈部有逐渐增大的无痛性肿块，被自己或体检无意中发现，或在B超等检查时发现。在病变晚期，可出现不同程度的声音嘶哑、发音困难、吞咽困难和呼吸困难。体检癌肿多质硬，表面或可光滑，边界或可清楚。如果癌肿局限在甲状腺腺体内，则可随吞咽上下活动；若已侵犯气管或邻近组织，则较为固定。

（五）诊断

1. 辅助检查　分化型甲状腺癌患者甲状腺功能检查多正常，但如果是由其他疾病如甲亢或桥本甲状腺炎转变而来，则有相应的甲状腺功能异常。

B超对分化型甲状腺癌的诊断非常有帮助。分化型甲状腺癌在B超中大多数为实质性肿块，但部分也可为以实质成分为主的混合性肿块。甲状腺乳头状癌在B超中多呈低或极低回声，实质内多出现微小钙化或沙砾样钙化，其后方不伴声影；肿块的形态可异常呈垂直位或竖立状，肿块周边血供多丰富。甲状腺滤泡状癌在B超中多为非常均质的高回声肿块，血供丰富。而肿块的大小、边界是否清楚、形态是否规则、肿块周边是否有声晕并不是判断肿块是否是恶性的重要指标。

目前，比较主张对B超怀疑恶性的肿块在B超定位下行细针穿刺细胞学检查（fine-needle aspiration，FNA）。此方法可进一步明确肿块的性质。这一检查最好在B超定位下进行。

一般分化型甲状腺癌在同位素扫描中多呈冷结节。但现在同位素检查对判断甲状腺肿块的性质意义不大。

如果怀疑分化型甲状腺癌有淋巴结转移或已侵犯周围器官和组织，如气管、食管和神经、血管等，则最好增加CT或磁共振检查来了解淋巴结转移的范围和肿块与气管、食管或神经、血管侵犯的程度，以利于手术方案的制定和判断是否能手术切除。

2. 鉴别诊断　分化型甲状腺癌患者应该和结节性甲状腺肿、亚急性甲状腺炎和慢性淋巴细胞性甲状腺炎和硬化性甲状腺炎进行鉴别诊断。

（六）治疗

甲状腺乳头状（微小）癌是最为典型的亲淋巴型肿瘤，无论单侧还是双侧癌会首先并主要转移至颈部淋巴结。据文献报道，有20%～90%的乳头状（微小）癌患者在诊断的同时即发现存在区域淋巴结转移，仅在后期才出现远处血行转移。而甲状腺滤泡状癌则主要通过血行远处转移至肺、骨、脑和肝等器官，但其颈淋巴结转移规律与乳头状癌相似。

颈部淋巴结可分为Ⅰ～Ⅶ区。

Ⅰ区：包括颏下和下颌下区的淋巴结。

Ⅱ区：颈内静脉上组淋巴结。

Ⅲ区：颈内静脉中组淋巴结。

Ⅳ区：颈内静脉下组淋巴结。

Ⅴ区：含锁骨上淋巴结以及颈后区所包括的淋巴结。

Ⅵ区：包括气管食管沟、气管前和喉前淋巴结。

Ⅶ区：位于胸骨上切迹下方的上纵隔淋巴结。

一般Ⅱ～Ⅵ区淋巴结与甲状腺癌转移有关。通常Ⅱ～Ⅴ区淋巴结统称为颈侧区淋巴结，Ⅵ区淋巴结又称为中央区淋巴结。

分化型甲状腺癌的淋巴结转移有一定规律，中央区多为淋巴结转移的第一站。一般分化型甲状腺癌先转移至同侧的中央区淋巴结，但个别也可转移至对侧的中央区淋巴结，随后转移至同侧颈侧区淋巴结；但也有个别癌肿如位于甲状腺上的肿瘤会出现跳跃式转移，即首先转移至同侧颈侧区的淋巴结。这里有必要强调的是位于甲状腺峡部的分化型甲状腺癌，根据我们的临床经验，它会首先转移至双侧的中央区淋巴结。

B超对发现颈部淋巴结是否有转移非常方便也比较敏感。由于中央区淋巴结多位于甲状腺后方且直径很小，一般颈部B超难于发现。但如果B超发现中央区有肿大的淋巴结，排除桥本甲状腺炎所致就要考虑转移的可能。而颈侧区淋巴结相对比较表浅，B超检出率较高。如果B超发现颈部淋巴门结构消失，且出现钙化或液化，同时淋巴结血供丰富，就要高度怀疑有转移。

由于分化型甲状腺癌预后良好，彻底的手术切除能达到根治的效果。即使分化型甲状腺癌出现身体其他部位的转移，也可通过甲状腺切除后行^{131}I治疗达到缓解疾病的效果，因此手术是治疗分化型甲状腺癌最重要的手段。

由于甲状腺乳头状（微小）癌有50%以上的中央区淋巴结转移率，因此，最新一期我国分化型甲状腺癌治疗的指南中建议：不管术前是否发现中央区淋巴结有问题，都建议对甲状腺乳头状（微小）癌行中央区的淋巴结清扫；同时，由于颈侧区淋巴结的转移率也达30%，因此，指南建议对于术中冰冻发现有中央区淋巴结转移者，可考虑做功能性颈淋巴结清扫术，且最好能做保留颈丛的功能性颈淋巴结清扫术。对于甲状腺的切除范围，指南对有放射线接触史或身体其他部位有转移或双侧癌或甲状腺癌侵犯至包膜外或肿瘤直径大于4cm或乳头状癌中的高细胞型、柱状细胞型、弥漫硬化型、岛状细胞型等不良病理亚型或双侧颈部淋巴结有转移者，建议施行双侧甲状腺全切除术，对于没有放射线接触史或没有身体其他部位转移或没有侵犯甲状腺包膜或肿瘤直径小于1cm或没有不良病理亚型者，可以施行患癌侧甲状腺腺叶切除+峡部切除。对于甲状腺滤泡状癌，指南建议如果术后证实是广泛浸润型伴全身转移的，施行双侧甲状腺全切除术；对于微小浸润型的，建议施行患癌侧腺叶切除+峡部切除。

对于分化型甲状腺癌都比较倾向于做双侧甲状腺全切除术。这一术式的优点是可以避免术后残留甲状腺复发而施行第二次手术，避免了施行第二次手术的风险；而且，术后可以进一步进行^{131}I治疗，有利于彻底治疗。同时甲状腺全切除后，可以通过测定血清甲状腺球蛋白（Tg）的水平而及早知晓有无复发。当然，施行甲状腺全切除术会增加喉返神经和甲状旁腺损伤的风险，会给患者的生活和工作造成一定影响。

（七）预防

幼年时应避免颈部多次的放射线接触；同时，目前发现碘特别是高碘饮食和甲状腺癌的发生有一定关系。因此，建议饮食方面碘要适量，既不要缺碘饮食也不要高碘饮食。也就是说，如果平时食用有碘盐，建议适量进食海鲜，但尽量少吃海带、虾皮、紫菜和淡菜等含碘量高的食物。如果食用无碘盐，要每周进食适量海鲜以补充碘。

（八）护理

1. 甲状腺手术患者护理计划

（1）恐惧：

护理诊断相关因素：①对自身疾病认识不够；②害怕检查、治疗；③环境改变；④对手术效果有顾虑。

预期目标：①消除恐惧感；②适应病房环境；③积极配合术前治疗、护理；④对手术树立良好的信心。

护理措施：①与患者亲切交谈，使患者放心，以消除患者的不满和烦躁；②提供安静舒适的环境，避免各种不良刺激；③说明手术的安全性及必要性，帮助患者树立战胜疾病的信心；④过度紧张或失眠者，按医嘱给予镇静剂；⑤指导患者掌握消除恐惧的方法，如听音乐、看书、散步、与室友交心等。

（2）营养失调：

护理诊断相关因素：与甲状腺素分泌过多、高代谢有关。

预期目标：①体重稳定或增加；②血生化检查正常；③伤口按期愈合。

护理措施：①给予高热量、高蛋白、高维生素、清淡、易消化的饮食，宜少量多餐，均衡进食；②术后给予温热或凉的流质、半流质饮食；③按医嘱给予抗甲状腺药物和碘剂，以降低其代谢率，减少消耗。

（3）疼痛：

护理诊断相关因素：①手术切口；②不当的体位改变；③吞咽。

预期目标：①疼痛感减轻或消失；②自行掌握放松技术和自我催眠术。

护理措施：①术后1～2天内给予温流质饮食，以减轻因吞咽困难引起的疼痛；②指导患者使用放松技术或自我催眠术，以减轻其对疼痛的敏感度；③指导患者取半卧位，正确保护手术切口；④避免颈部弯曲或过伸或快速的头部运动，以防气管压迫或引起伤口牵拉痛；⑤起床时用手支持头部，以免被牵拉。

（4）有窒息的危险：

护理诊断相关因素：①伤口出血；②喉头水肿；③痰液阻塞；④喉返神经损伤。

预期目标：①保持正常的呼吸形态；②呼吸道通畅；③语言清楚。

护理措施：①按需输氧，床旁备气管切开包；②术后取半卧位，利于伤口引流，减少颈部张力，避免剧烈咳嗽、说话过多等，消除出血诱因；③若出现咳嗽、喉部喘鸣、痰多不易排出，行超声雾吸入，必要时行气管切开术；④如声音嘶哑、呼吸不畅时，提示喉返神经损伤，立即通知医师处理。

（5）有出血的危险：

护理诊断相关因素：与术中大血管损伤结扎不紧有关。

护理措施：①严密观察敷料渗出情况及引流量，术后伤口引流量不超过100mL；

184

②严密观察颈部创口有无肿胀，如引流出血液多而快，应通知医师，积极术前准备。

（6）有体温升高的危险：

护理诊断相关因素：与术后感染及出现甲亢危象有关。

预期目标：①患者的体温保持在正常范围内；②患者和家属能说出体温过高的早期表现。

护理措施：①密切观察体温、脉搏、血压的变化，保持环境温度稳定；②如有体温升高的迹象，应迅速进行物理降温、吸氧并报告医师，给予药物激素、碘剂，以免甲亢危象的发生。

2. 甲状腺手术护理

（1）术前准备：

1）按外科一般术前护理。

2）甲状腺功能亢进者术前准备：

①口服复方碘溶液，从5滴开始，每日增加1滴至15滴，3次／天；或者每日10滴，3次／天，连续服2周。

②口服普萘洛尔10～20mg，每日3次，脉搏小于60次／分钟者，停服1次。

③测定基础代谢率，控制在正常范围。

④保护突眼，白天戴墨镜。

⑤高热量、高维生素饮食。

⑥术前用药禁用阿托品。

3）让患者了解术中体位的需要，睡眠时涂眼药膏。指导患者做颈部固定身体活动的练习，以适应术后的需要。

4）准备气管切开包、小沙袋、无菌手套、氧气、吸引器。

（2）术后护理：

1）按外科一般术后护理常规准备。

2）颈丛麻醉或全麻清醒后取半卧位。

3）严密观察患者血压、脉搏、呼吸、体温的变化，观察有无声音嘶哑、呛咳、呼吸困难等症状。

4）颈两侧置沙袋。

5）手术当日禁食，术后第二天给予流质饮食，第一次饮白开水，防止呛咳吸入肺。

6）甲亢术后继续服复方碘溶液7天，服15滴者每日减少1滴直至停止。

7）双侧甲状腺次全或全切术后要长期服用甲状腺素片，观察有无甲状腺危象征兆。

8）观察有无手足抽搐，面部、口唇周围和手心足底肌肉强直性抽搐和麻木，若有应给予补充10%葡萄糖酸钙或氯化钙11～20mL，轻者口服钙剂，并在饮食上控制含磷较高的食物，如牛奶、蛋黄、鱼等。

（3）健康指导：

1）练习颈部运动，防止挛缩。

2）遵医嘱口服甲状腺素片，注意定期复查血象。

3）如有声音嘶哑、音调变低出院后应继续行理疗、针灸，以促进恢复。

4）指导患者了解甲状腺功能减退的临床表现，门诊随访。

3. 甲状腺手术并发症的预防及护理

（1）术后出血：多发生在术后48小时内，是术后最危急的并发症。主要由止血不彻底、不完善或因结扎线脱落引起。术后咳嗽、呕吐、过频活动或谈话是出血的诱因。

1）术中采用先结扎后缝扎，杜绝止血不彻底、不完善或结扎线脱落的现象。缝皮前将甲状腺简易负压引流装置放于创腔的最低处，以利于引流和准确记录。

2）术后让血压平稳患者取半坐卧位，严密观察P、R、BP的变化，有无发生呼吸困难和窒息。

3）观察颈部是否迅速增大，切口敷料有无渗血。

4）指导患者使用正确的咳嗽方法，针对不同原因引起的呕吐进行相应处理，限制探视，让患者尽量使用手势或书写等方法沟通，以减少出血的发生。

（2）甲状腺危象：主要是由于术前准备不足，甲亢症状未能很好地控制。

1）术前稳定患者情绪，减少心理刺激，充分了解其心理状况，针对性的解释、开导和安慰是预防甲状腺危象的关键。

2）术前常规给患者服2周卢戈氏液，对心率较快者，给予普萘洛尔，精神紧张者给予地西泮及一些对症处理，使术前患者基本情况稳定在心率90次／分钟以下，基础代谢率控制在适当范围内，腺体缩小变硬。

3）术后48小时内，应将体温控制在38℃以下，以物理降温为主，可用温水浴或温酒精擦浴。

4）危象发生时，临床表现主要为高热（可达40～42℃），脉快而弱（120次／分钟以上）、烦躁、大汗、谵妄，甚至昏迷。出现此种情况应立即行物理降温，还可用冰水100～300mL灌肠或冰水内加退热药物保留灌肠，给予氧气吸入，静脉输入葡萄糖溶液，在严密监测的同时根据医嘱给予口服复方碘化钾溶液，紧急时用10%碘化钠5～10mL加入10%葡萄糖液500mL中静脉滴注，氢化可的松200mg或地塞米松20mg加10%葡萄糖500mL静脉滴注，普萘洛尔5mg加入葡萄糖溶液100mL中做静脉滴注等。

（3）喉返神经、喉上神经损伤：是甲状腺手术中重要的并发症。由术中操作不慎，牵拉或血肿压迫神经或直接挫伤引起。本组1例甲状腺癌根治术，因癌肿较大、粘连，分离时牵拉致暂时性损伤，患者表现声音嘶哑，经针灸理疗、使用促进神经恢复的药物，3个月后逐渐恢复。1例甲亢患者术中结扎甲状腺上极血管造成损伤，患者术后饮水时发生呛咳、误吸现象，经治疗后恢复。

1）术中操作轻柔，力求保留腺体和后膜的完整，结扎上极血管时尽可能靠近腺体，且避免过分牵拉血管。

2）术后正确评估患者的声音，清醒后向患者提问，力求简短，并仔细注意其声音的改变，尽量避免过多说话。

3）保持呼吸道通畅，观察呼吸的频率、节律，有无呼吸困难、窒息等情况，床边放置拆线包、气切包、吸痰设备及急救药品，以备急救。

4）进食时特别是饮水时，观察有无发生呛咳、误吸等情况，协助患者坐起进食或进半流质食物，进食速度不宜过快。

（4）手足抽搐：由于术中误切或挫伤甲状旁腺，以致出现低钙抽搐。多发生于术后1~3天。

1）仔细检查切下的腺体，若发现有甲状旁腺，立即移植于颈部肌肉层中。

2）定时巡回、严密观察，注意面部、口唇周围和手、足有无针刺和麻木感。

3）饮食适当控制，限制含磷较高的食物，如牛奶、瘦肉、蛋黄、鱼类等。给予患者高钙低磷食物，如绿叶蔬菜、豆制品和海味等，症状轻者，口服钙片和维生素D_3，每周测血钙或尿钙1次，随时调整用药剂量，在抽搐发作时，应立即静脉缓慢推注10%葡萄糖酸钙，以解除痉挛。

4. 甲状腺功能亢进护理　甲状腺功能亢进简称甲亢，是一种内分泌疾病。因甲状腺激素分泌过多而引起体内氧化代谢过程加速，导致一系列新陈代谢增高。临床症状为甲状腺肿大、精神紧张、心悸、手抖、怕热、食欲增加、体重减轻、眼睛突出等，基础代谢率增高。

本病多见于女性，病因目前未明。弥漫性甲状腺脓肿伴功能亢进，可能与自体免疫反应中所产生的某些球蛋白对甲状腺的刺激有关。少数由于高功能性腺瘤引起，常表现为结节性甲状腺肿伴功能亢进。本病在中医学上属"瘤病"范围。

（1）护理要点：患者在症状明显和治疗早期，应卧床休息，避免剧烈运动。当心率、基础代谢率和同位素[131]I吸收率等恢复正常后，可逐步恢复工作。

（2）饮食：以高热量、高蛋白、高糖及富含B族维生素类食物为主。低盐，不宜饮浓茶、咖啡等刺激性饮料。

（3）并发浸润性突眼时，睡眠时应抬高头部，外出时戴黑眼镜；眼睑不能闭合，睡眠时涂眼膏保护，最好戴眼罩。

（4）合并周期性瘫痪时，应防止受凉、饱餐和劳累。

（5）合并重症肌无力时，应防止过度疲劳和情绪波动。

甲亢可能有多种并发症，其中以甲状腺危象最为危险，可危及生命。凡感染发热尤其是肺部感染、强烈精神刺激、不规则服药、过度劳累等诱因均可引起危象发生。老年患者危象较多见，应予以特别监护。危象症状：高热可达40℃，心率120~200次/分钟以上，烦躁、嗜睡、恶心、呕吐、腹泻、谵妄、昏迷等。如遇以上情况，必须立即送医院抢救。

五、急性乳腺炎

急性乳腺炎（acute mastitis）是指乳房的急性化脓性感染，好发于产后3～4周哺乳期，以初产妇多见。主要是由于乳汁淤滞、乳头破损、细菌侵入、抗病能力下降所致。临床表现有患侧乳房胀痛，继之出现寒战、高热等全身症状。治疗主要是抗感染、脓肿引流等。

1. 休息与活动　注意休息，适当运动，劳逸结合。

2. 饮食护理　进高热量、高蛋白、高维生素、低脂饮食，保证充足的水分摄入。

3. 病情观察及处理　定时测量体温、脉搏、呼吸，观察疼痛、局部红肿范围及有无波动感等情况。

（1）炎症早期暂停哺乳，排空乳汁，并用宽松的胸罩托起乳房，做好局部热敷、药物外敷或理疗，高热者给予物理或药物降温。

（2）已形成脓肿者，做好术前准备，行脓肿切开引流术，保持引流通畅，及时更换敷料。

4. 控制感染　遵医嘱早期应用抗生素治疗。

5. 健康指导

（1）加强个人卫生：保持乳头、乳晕清洁，妊娠期定期用肥皂及温水清洗两侧乳头，妊娠后期每天清洗1次；产后每次哺乳前、后均需清洁乳头；乳头内陷者于妊娠期经常挤捏、提拉乳头。

（2）养成良好哺乳习惯：定时哺乳，排空乳汁；培养婴儿不含乳头睡眠的好习惯。保持婴儿口腔卫生，及时治疗婴儿口腔炎。乳头、乳晕破损时应暂停哺乳，症状严重时应及时就诊。

六、乳腺癌

乳腺癌（breast cancer）是女性最常见的恶性肿瘤之一。早期常无自觉症状，多在无意中发现乳房肿块，最多见于乳房的外上象限，肿块为无痛、单发、质硬、表面不光滑，与周围组织分界不清且不易推动。可有乳头内陷、"酒窝征""橘皮样"改变等乳房外形变化；晚期出现恶病质表现。治疗以手术为主，辅以化疗、放疗、激素治疗、免疫治疗等综合治疗措施。

（一）术前护理

1. 按外科术前患者一般护理。

2. 饮食护理　进高热量、高蛋白、高维生素饮食。

3. 终止妊娠或哺乳　孕妇发现乳腺癌应及时终止妊娠，哺乳期给予回乳药，停止哺乳。

4. 心理护理　加强心理疏导，消除患者的顾虑和恐惧，帮助其树立战胜疾病的信心。

5. 皮肤准备　除常规备手术区皮肤外，植皮者需做好供皮区的皮肤准备。

（二）术后护理

1. 按一般外科术后患者常规护理。

2. 体位与引流　术后麻醉清醒、血压平稳后取半卧位，以利于呼吸和引流。

3. 饮食护理　术后6小时无恶心、呕吐及病情稳定者，可正常进食，保证足够热量和维生素摄入。

4. 病情观察　严密观察生命体征变化，若出现胸闷、呼吸困难，及时报告医师处理。

5. 伤口护理

（1）手术部位用弹力绷带加压包扎，观察敷料有无渗血、渗液，包扎松紧度以能容纳一手指，不影响患者呼吸，能维持正常血供为宜。

（2）抬高患侧上肢，观察患侧上肢温度、脉搏及皮肤颜色。禁忌经患侧上肢测血压、抽血、做静脉或皮下注射等。

（3）负压吸引压力适宜，妥善固定引流管，保持引流通畅，严密观察引流液的量、颜色及性状并做好记录。

6. 辅助治疗　伤口愈合后根据患者病情进行放疗或化疗。放疗期间应注意有无放射性皮炎发生；化疗期间注意检查肝、肾功能及白细胞计数，若白细胞计数$<3 \times 10^9 /$L，应停止化疗并对症处理。

7. 心理护理　鼓励患者逐步接受自我形象的改变，正确面对疾病和治疗，鼓励其家人或朋友多给予关心、支持，积极参加适当的社会活动。

8. 健康指导

（1）功能锻炼：术后1~3天开始手指及腕部的主动和被动活动；3~5天活动肘部；5~7天鼓励患者以患侧手指触摸对侧肩部及同侧耳朵的锻炼；术后1~2周，待皮瓣基本愈合后，可进行肩关节活动，循序渐进地做抬高患侧上肢、手指爬墙、梳头等锻炼。

（2）出院指导：告知患者坚持手臂功能锻炼，近期避免用患侧上肢搬动、提取重物；5年内避免妊娠；教会患者乳房自查方法，坚持治疗，定期复诊。

七、腹外疝

腹外疝（abdominal external hernia）是腹腔内某一脏器或组织连同腹壁膜，经腹壁薄弱点或孔隙向体表突出。腹壁强度降低和腹内压力增高是发病的两个主要因素。临床上可分为易复性疝、难复性疝、嵌顿性疝和绞窄性疝四种类型。除禁忌证外，一般应尽早施行手术治疗。

（一）术前护理

1. 按外科术前患者一般护理常规护理。

2. 活动与休息　疝块较大者多卧床休息，减少活动；下床活动时使用疝带压住疝环口，防止腹腔内容物脱出而造成疝嵌顿。

3. 消除诱因　若有咳嗽、便秘、排尿困难等诱因，应做先期处理，吸烟者术前1~2周戒烟，以防术后咳嗽，注意保暖，预防感冒。

4. 观察腹部体征　若患者腹痛，疝块突然增大、紧张发硬且触痛明显，用手推送不能回纳腹腔，应警惕发生嵌顿性疝的可能，立即告知医师，紧急处理。

5. 术前准备　嵌顿性及绞窄性疝需行紧急手术，应做好术前准备，如有脱水和电解质、酸碱平衡失调，应迅速补液予以纠正。

（二）术后护理

1. 按一般外科术后患者常规护理。

2. 体位与活动　传统疝修补术后当天取平卧位，膝下垫一软枕，使髋关节屈曲，以减轻腹壁张力和切口疼痛，第2天可改为半卧位，术后3~5天可离床活动；无张力疝修补术后平卧24小时，可早期下床活动。年老体弱、复发性疝、绞窄性疝、巨大疝者可适当延迟下床活动时间。

3. 饮食护理　术后6~12小时无恶心、呕吐可进流质饮食，次日可进软食，逐渐过渡至普食。

4. 并发症观察及预防

（1）阴囊水肿：可用"丁"字带托高阴囊，并用0.5~1.0kg沙袋压迫手术部位24小时，防止局部发生血肿，注意观察阴囊肿胀情况。

（2）切口感染：保持切口敷料清洁、干燥，避免大小便污染。术后及时、合理应用抗菌药。观察患者体温和脉搏变化，切口有无红、肿、热、痛等感染情况，一旦发现及时处理。

5. 健康指导

（1）预防感冒：注意保暖，预防感冒咳嗽。

（2）饮食指导：多吃粗纤维饮食，防止便秘，必要时使用缓泻药，保持大便通畅，避免增加腹内压。

（3）活动与休息：出院后逐渐增加活动量，3个月内避免参加重体力劳动或剧烈运动。

八、急性化脓性腹膜炎

急性化脓性腹膜炎（acute purulent peritonitis）是一种常见的外科急腹症。表现为持续性剧烈腹痛、恶心、呕吐、感染中毒症状，甚至休克。腹部压痛、反跳痛、腹肌紧张是腹膜炎的标志性体征。绝大多数继发性腹膜炎需要及时手术，手术治疗时尽可能去除原发病灶，彻底清理腹腔，并充分引流。

（一）术前护理

1. 按外科术前患者一般护理常规护理。

2. 体位护理　患者如无休克应取半卧位，以利于呼吸、循环和使感染局限。

3. 饮食护理　禁食，胃肠减压，以减轻腹胀和腹痛，改善肠壁血液循环，利于胃肠功能的恢复。

4. 病情观察

（1）生命体征：密切观察患者腹部症状和体征变化，尤其注意腹痛、腹胀有无加剧，若发现异常，应及时通知医师，配合处理。

（2）呕吐物：观察呕吐物的颜色、量及性状，如呕吐黄绿色胆汁或棕褐色粪样肠内容物，提示有肠麻痹可能。

（3）出入液量：记录24小时出入液量，维持每小时尿量30～50mL，保持液体出入量平衡。

5. 药物应用　遵医嘱补充液体、电解质等，纠正水、电解质及酸碱平衡失调；合理应用抗菌药物；必要时输血或血浆，以维持有效的循环血量。诊断不明确时，慎用镇痛药，以免掩盖病情。

（二）术后护理

1. 按一般外科术后患者常规护理。

2. 体位与活动　血压稳定后，由平卧位改为半卧位。协助患者翻身和床上活动，鼓励尽早下床活动，预防肠粘连。

3. 饮食护理　禁食，行胃肠减压，待肛门排气后，可进流质饮食，逐步过渡到半流质饮食、软食及普通饮食。

4. 病情观察

（1）切口及引流：保持切口敷料干燥，如有渗血或渗液时应及时更换；密切观察患者有无切口感染征象。保持引流管通畅，密切观察引流液的颜色、量及性状并做好记录。

（2）并发症的观察：如术后3～5天腹部出现触痛、体温升高、脉速、排便次数增多，伴里急后重、尿频等，应警惕有肠间脓肿、膈下脓肿及盆腔脓肿形成可能，及时通知医师。

5. 药物应用　遵医嘱合理使用抗菌药物；保持静脉输液通畅，维持体液平衡；需长时间禁食的患者，应及早考虑给予肠外营养支持，提高机体防御和修复能力。

6. 健康指导

（1）饮食指导：鼓励患者循序渐进、少量多餐，进食高热量、高蛋白、高维生素食物，促进手术切口的修复和愈合。

（2）定期复诊：原有消化系统疾病史者，若出现恶心、呕吐、腹痛、发热或原有消化系统疾病症状加重，应立即就诊。

九、腹部损伤

腹部损伤（abdominal injury）是常见的外科急症，指由各种原因所导致的腹壁和（或）腹腔内器官损伤。按损伤后体表皮肤是否完整可分为开放性损伤和闭合性损伤两类。轻微的腹部损伤，可无明显症状和体征；严重者可出现休克、感染而危及患者生命。根据病情采取非手术治疗和手术治疗，早期诊断和及时治疗是降低死亡率的关键。

（一）急救护理

1. 首先处理危及生命的因素，如心搏骤停、窒息、开放性气胸、大出血等。

2. 疑有休克者应迅速建立静脉通道，及时输液、输血、扩充血容量，维持有效循环。

3. 对开放性腹部损伤者，妥善处理伤口，及时止血、包扎固定。已脱出的内脏器官，切忌自行回纳腹腔，以免加重腹腔污染。

（二）术前护理

1. 按外科术前患者一般护理常规护理。

2. 体位护理　绝对卧床休息，禁止随意搬动伤员，以免加重腹痛；协助患者采取舒适体位。

3. 禁饮食、禁灌肠　因腹部损伤患者可能有胃肠道穿孔或肠麻痹，故诊断明确前应绝对禁食、禁水、禁灌肠，防止肠内容物漏出增加，加重腹痛和病情。

4. 病情观察

（1）定时观察体温、呼吸、脉搏、血压变化，并做好记录。

（2）观察腹痛性质、程度、时间、规律、伴随症状及诱发因素，肝浊音界有无缩小或消失，有无移动性浊音等。

5. 药物应用　遵医嘱静脉输液，应用抗菌、止血药，必要时输血、抗休克治疗。明确诊断前慎用镇痛药；开放性腹部外伤者，肌内注射破伤风抗毒素1500U（注射前须做皮试）。

6. 心理护理　同情、理解患者，耐心解释病情，介绍治疗过程，增强其战胜疾病的信心和勇气。

（三）术后护理

1. 按一般外科术后患者常规护理。

2. 体位与活动　血压稳定后，给予患者半卧位。协助患者翻身和床上活动，鼓励尽早下床活动，预防肠粘连。

3. 饮食护理 禁食、禁水，行胃肠减压至肠功能恢复，待肛门排气后，可进流质饮食，逐步过渡到半流质饮食、软食及普食。

4. 病情观察

（1）严密观察患者体温、呼吸、脉搏、血压变化，并做好记录。

（2）保持切口敷料干燥，如有渗血或渗液时应及时更换；密切观察有无切口感染征象。保持引流管通畅，观察引流液的颜色、量及性状并做好记录。

（3）并发症观察：如术后3～5天腹部出现触痛、体温升高、脉速、排便次数增多，伴里急后重、尿频等，应警惕有肠间脓肿、膈下脓肿及盆腔脓肿形成可能，及时通知医师。鼓励患者深呼吸，协助咳嗽排痰，预防肺部感染。

5. 药物应用 遵医嘱合理使用抗菌药物；保持静脉输液通畅，维持体液平衡；需长时间禁食的患者，应及早考虑给予肠外营养支持，提高机体防御和修复能力。

6. 健康指导

（1）加强宣传：积极宣传劳动保护、安全生产、交通规则等知识，避免意外损伤的发生。

（2）普及急救知识：发生意外事故时，能进行简单的急救或自救；一旦发生腹部损伤，应及时就诊，以免耽误诊治。

（3）出院指导：加强锻炼，增加营养，促进康复，不适随诊。

十、胃、十二指肠溃疡大出血

胃、十二指肠溃疡（gastroduodenal ulcer）是指发生于胃、十二指肠的局限性圆形或椭圆形的全层黏膜缺损。胃、十二指肠溃疡大出血，是上消化道大出血中最常见的原因。突然大量呕血和排柏油样黑便是其主要症状，5%～10%的患者需要外科手术治疗。

（一）术前护理

1. 按外科术前患者一般护理常规护理。

2. 体位与休息 取平卧位，绝对卧床休息。有呕血者，头偏向一侧，保持呼吸道通畅。

3. 饮食护理 暂禁饮食，出血停止后，可进流质或无渣半流质饮食。

4. 病情观察 严密观察患者血压、脉搏、尿量、中心静脉压和周围循环情况，并做好记录。观察和记录呕血、便血情况；注意有无口渴、肢冷、尿少等循环血量不足的表现，如有异常，应及时告知医师处理。

5. 药物应用 应遵医嘱补液、输血、应用止血药。情绪紧张者，可适当给予镇静药。

6. 心理护理 关心、安慰患者，消除其紧张和恐惧心理，使其积极配合治疗和护理。

（二）术后护理

1. 按一般外科术后患者常规护理。

2. 体位护理 麻醉清醒、血压稳定后，给予患者低半卧位，以利于呼吸和循环。

3. 饮食护理 术后禁饮食，行胃肠减压，待肛门排气后拔除胃管，当天可饮少量水或米汤；第2天进半量流质饮食，每次50～80mL；第3天进全量流质饮食，每次100～150mL；第4天可进半流质饮食；第10～14天可进软食。少食产气食物，忌生、冷、硬和刺激性食物，注意少食多餐，开始时每天5～6餐，逐步减少进餐次数并增加每次进餐量，慢慢恢复至正常饮食。

4. 病情观察 严密观察患者生命体征、切口及引流情况，记录24小时出入液量。观察有无术后出血、感染、吻合口瘘或十二指肠残端破裂、消化道梗阻、倾倒综合征等并发症，如发现异常，及时告知医师处理。

5. 药物应用 禁食2～3天，如有腹胀可肌内注射新斯的明0.5～1.0mg，15分钟后行低压灌肠。禁食期间行肠外营养或肠内营养，应用抗菌药物。

6. 健康指导

（1）心理疏导：自我调节情绪，保持乐观的心理状态。

（2）活动与休息：避免熬夜、过度劳累。

（3）饮食指导：少吃多餐，避免辛辣、刺激性食物，戒烟、酒。进食后如有呕吐等不适，及时就诊。

（4）用药指导：避免服用对胃黏膜有损害的药物，如阿司匹林、吲哚美辛、皮质类固醇等。

十一、胃穿孔

胃穿孔是溃疡病患者最严重的并发症之一。主要是暴饮暴食所致，暴饮暴食能引起胃酸和胃蛋白酶增加，而很容易诱发胃穿孔。

（一）病因

胃穿孔最常见的原因是消化性溃疡。由于溃疡不断加深，穿透肌层和浆膜层，最后穿透胃或十二指肠壁而发生穿孔。穿孔后可发生几种不同的后果。如穿孔前溃疡底已与胰、肝等邻近脏器发生粘连，形成穿透性溃疡，此为慢性穿孔，少数病例溃疡底与横结肠粘连，穿孔后形成胃结肠瘘。以上两种情况大多发生在胃、十二指肠后壁溃疡穿孔，如溃疡穿孔后迅速与大网膜或附近脏器发生粘连，则可在穿孔周围形成脓疡。

（二）病理

胃穿孔的口径以3～6mm多见，最小者似针尖，超过10mm者亦很少。一般胃溃疡穿孔比十二指肠溃疡的穿孔大，且多位于幽门附近小弯侧。胃溃疡的位置越高，预后越差。贲门下的溃疡穿孔，死亡率可达80%。大弯侧的溃疡多属恶性。急性穿孔，起初是由于胃与十二指肠内容物引起的化学性腹膜炎。炎症的范围与程度决定于穿孔的大小、注入腹腔的量与性质，以及患者的健康状态与反应性强弱。一般经8～12小时后，转变为细菌性腹膜炎，若注入腹腔的内容物完全无菌，甚至24小时后腹腔渗出液培养仍为阴性。腹膜炎发生后，不论是化学性或细菌性，势必引起渗出反应。注入腹腔的内容物越多，刺激性越强和时间越长，则腹腔内渗液越多，炎症越明显，并发肠麻痹越严重。亚急性穿孔由于孔小或已被堵塞，腹腔漏出量少，因此仅限于右上腹有炎症病变。慢性穿孔实际上是在穿破之前，周围已经愈合。如穿入胰腺，可引起局部胰腺炎症反应；如穿入小网膜腔，由于漏出量很少，经网膜包裹后形成小网膜腔脓肿；如与胆囊或肝脏面愈合，可形成胃胆囊瘘或十二指肠胆囊瘘，或肝下脓肿，而其他部位完全无炎症反应。

（三）临床表现

1. 一般表现　胃、十二指肠溃疡向深部发展，可穿通胃或十二指肠壁，为溃疡病的常见并发症，但比出血要少一半，占溃疡病住院治疗患者的20%～30%。溃疡病穿孔根据其临床表现可分为急性、亚急性和慢性三种。穿孔的类型主要取决于溃疡的部位，其次决定于溃疡发展的进程与周围组织器官。如溃疡位于胃或十二指肠的游离面、前壁或上下缘，往往产生急性穿孔，胃与十二指肠内容物流入游离腹腔，引起急性腹膜炎。穿孔小或很快被堵塞，尤其是在空腹时发生，腹腔污染仅限于右上腹部，这种穿孔常称为亚急性穿孔。溃疡位于胃或十二指肠的后壁，由于紧贴邻近器官，易受粘连限制，或被包裹在小网膜囊内，称穿透性溃疡或包裹性穿孔，属于慢性穿孔。后壁的溃疡穿入胰腺，往往侵蚀血管，故常并发出血。临床多见的类型为急性穿孔，其次是亚急性穿孔。

穿孔发生前数天，往往胃痛加重。但约10%的患者可无疼痛，这并非溃疡发展迅速，而是早已存在，临床上可无自觉症状。另有15%左右的患者溃疡病史不是很清楚，故一般只有3／4的患者能从病史中提示溃疡病穿孔的可能性。一旦溃疡突然穿破，患者顿觉上腹部剧痛，难以忍受，以至于被迫卧床，因此患者多能清楚地回忆起发作的时间和地点以及当时的情景。疼痛可放射至后背或右肩，根据胃肠内容物在腹腔扩散的量与方向而定。刺激横膈的顶部，患者觉肩部酸痛；刺激胆囊后方的膈肌与腹膜，患者觉右肩胛骨下方疼痛；刺激小网膜腔，患者仅觉相应下背痛。当胃肠内容物弥散至全腹时，则引起全腹持续性剧痛。由于大量胃肠内容物是沿右结肠旁沟流至右侧髂窝，故此处的症状特别明显，易误诊为阑尾炎。疼痛发作后，伴随恶心、呕吐；若吐出物中带有鲜血，对诊断溃疡病穿孔有提示意义。"出血的溃疡很少穿孔，而穿孔的溃疡很少出血"，这是Finsterer的格言，事实上并不见得完全正确。

由于在不同的时期有不同的临床表现，故可分为以下三期。

（1）初期：在发生穿孔的初期，往往出现戏剧性的变化。突然猛烈的刺激，引起神经循环系统的立即反射，可产生神经性或原发性休克。患者面色苍白，四肢发凉，出冷汗，脉搏快而弱，血压下降，体温不升，呼吸短促。一般时间不长即自行好转。

（2）反应期：穿孔1~4小时以后，腹痛减轻，患者主观感觉良好，自认为危机已过，如果此时来到急诊常常容易误诊。患者觉四肢温暖，面色恢复常态，脉搏有力，血压回升，体温可略高于正常。此时患者能起立行动，思饮，但呼吸仍困难，拒绝牵涉腹肌的动作。如不来就诊常延误诊断。

（3）腹膜炎期：一般穿孔8~12小时以后，多转变成细菌性腹膜炎，临床表现与任何原因引起的细菌性腹膜炎相似。全身软弱、口干、恶心、呕吐，由于刺激横膈而引起呃逆、体温升高、心悸气短、尿量减少，血压开始下降，病情不断恶化，以至于发展到真正休克。体征呈焦虑不安状、唇干、舌干有苔、眼球内陷。因腹式呼吸受抑制，故呼吸急促并有青紫。全腹肌紧张如板状，压痛显著，拒按，全腹可引出反跳痛。有的压痛与反跳痛在右下腹比较明显，亦被误诊为阑尾炎。晚期多能叩出移动性浊音。一般病程进入细菌性腹膜炎的阶段，腹腔常有1000~2000mL的液体。肝浊音消失，但胀气的横结肠位于肝与前腹壁之间时，亦出现鼓音。为鉴别腹腔有无游离气体存在，可令患者取左侧卧位，如于侧腹肝区仍叩出鼓音，则可否定为横结肠积气造成之假象，能进一步说明膈下有游离气体。通常肠鸣音完全消失，若腹膜炎不十分广泛，还可能有节段肠蠕动，则仍能听到少量肠鸣音，或低调气过水声。直肠指诊，可于右前壁引出触痛，但不比阑尾炎穿孔的触痛明显。亚急性穿孔的临床表现一般较轻，肌紧张限于上腹部，下腹部仍软。压痛与反跳痛亦只在上腹部可以引出，下腹部仍能听到肠蠕动音。慢性穿孔表现为持续性疼痛代替既往规律性胃痛，而程度亦较过去重，且限于一个小的范围内。上腹有局限性深压痛，有的能触及肿块。

2. 影像学表现　胃肠道穿孔的主要X线表现是气腹，即腹膜腔内出现游离气体。关于气腹的显示方法，一般是采用透视与照片检查。少量气腹的显示则尤为重要，如病情允许，立位透视并转动体位观察，此时往往能显示患者膈下新月形的游离气体的存在，因为气体总是具有浮游到腹腔最高处去的倾向，确定了膈下游离气体后，应即时照片以供临床参考。

在病情危重而不能坐或站立时，可采用仰卧侧位投照，此时气体可上升至前腹侧壁，可以见到腹壁与肝和肠之间有气层，使肝前下缘和肠外壁显示。

如情况只允许照仰卧位片时，只要能详细地认真阅片，亦可能发现有价值的征象。

（1）见到明确的腹腔内脏器（胃肠和肝脾）的外壁。

（2）腹腔内某些韧带（如肝脏前面的镰状韧带）的明确显示。

见到这些征象应考虑有气腹存在。如无气腹发现而临床又高度提示有急性胃肠道穿孔时，必要时可经胃管抽吸胃液后注入空气约300mL，则空气可从穿孔处逸出，形成膈下游离气体，有助于胃、十二指肠溃疡穿孔的诊断。

长期以来，气腹是放射医师诊断胃肠道穿孔的依据并为临床医师所接受。但气腹并不一定都是由胃肠道穿孔或破裂所引起的，亦可见于腹部手术后、子宫及附件穿破、

196

产气细菌腹内感染和肠气囊肿并发破裂等。

（四）诊断

胃肠道穿孔引起的气腹需与正常解剖变异间位结肠相鉴别，透视下转动体位可以鉴别。

胃肠道穿孔的传统诊断方法为摄取腹部X线平片，观察膈下、腹壁下有无游离气体，以此作为主要诊断依据，但是准确性有限。

（五）治疗

1. 应急方法　由于情绪波动或暴饮暴食之后，胃溃疡患者很容易并发胃穿孔，一旦发生相关症状，应立即考虑到胃穿孔的可能。在救护车到达之前，应做到以下几点。

（1）不要捂着肚子乱打滚，应朝左侧卧。理由是穿孔部位大多位于胃部右侧。朝左卧能有效防止胃酸和食物进一步流向腹腔以致病情加剧。

（2）如果医务人员无法及时到达，但现场又有些简单医疗设备，患者可自行安插胃管。具体方法：将胃管插入鼻孔，至喉咙处，边哈气边用力吞咽，把胃管咽入胃中。然后用针筒抽出胃里的东西，这样能减轻腹腔的感染程度，为患者赢得治疗时间，记住此时患者也必须朝左侧卧。

2. 疾病治疗　胃穿孔的严重之处在于穿孔之后大量胃肠液流入腹腔，引起化学性或细菌性腹膜炎及中毒性休克等，如不及时抢救可危及患者生命。无腹膜炎发生的小穿孔，可采用保守疗法，禁食，放置鼻胃管抽吸胃内容物，输液补充水与电解质，应用抗菌药物预防腹腔继发感染。饱餐后穿孔，常伴有弥漫性腹膜炎，需在6~12小时内进行急诊手术。慢性穿孔，进展较缓慢，穿孔至毗邻脏器可引起粘连和瘘管，亦常需外科手术治疗。

（六）预防

1. 少吃油炸食物　因为这类食物不容易消化，会加重消化道负担，多吃会引起消化不良，还会使血脂增高，对健康不利。

2. 少吃腌制食物　这些食物中含有较多的盐分及某些可致癌物，不宜多吃。

3. 少吃生冷和刺激性食物　生冷和刺激性强的食物对消化道黏膜具有较强的刺激作用，容易引起腹泻或消化道炎症。

4. 规律饮食　研究表明，有规律地进餐，可形成条件反射，有助于消化腺的分泌，更有利于消化。

5. 定时定量　要做到每餐食量适度，每日3餐定时，到了规定时间，不管肚子饿不饿，都应主动进食，避免过饥或过饱。

6. 温度适宜　饮食的温度应以"不烫不凉"为度。

7. 细嚼慢咽　以减轻胃肠负担。对食物充分咀嚼次数越多，随之分泌的唾液也越多，对胃黏膜有保护作用。

8. 饮水择时　最佳的饮水时间是晨起空腹时及每次进餐前1小时，餐后立即饮水会稀释胃液，用汤泡饭也会影响食物的消化。

9. 注意防寒　胃部受凉会使胃的功能受损，故要注意胃部保暖不要受寒。

10. 避免刺激　不吸烟，因为吸烟使胃部血管收缩，影响胃壁细胞的血液供应，使胃黏膜抵抗力降低而诱发胃病。应少饮酒，少吃辣椒、胡椒等辛辣刺激食物。

11. 补充维生素C　维生素C对胃有保护作用，胃液中保持正常的维生素C的含量，能有效发挥胃的功能，保护胃部和增强胃的抗病能力。因此，要多吃富含维生素C的蔬菜和水果。

（七）护理

1. 注意事项　避免刺激，主要是避免食用太过辛辣的食品，最好是坚持流食一段时间。注意腹部的保暖，尤其是夜间；多吃一些易消化的食物，少吃多餐。

（1）应规律进餐，可以少量多次，并避免粗糙、过冷、过热和刺激性大的饮食，如辛辣食物、浓茶、咖啡等。

（2）戒烟、限酒。

（3）缓解精神紧张。

（4）必要时使用药物促使溃疡加速愈合。有些药物能够使胃酸分泌减少，有些药物会给溃疡面敷上一层诸如铝盐或蛋白质的保护膜；应禁用能损伤胃黏膜的药物，如阿司匹林、吲哚美辛、保泰松等。

2. 术后护理

（1）心理护理：患者由于发病突然，表现为剧烈腹痛、病情危重，多数患者需紧急手术治疗，加之患者对住院环境的陌生，因而产生焦虑、恐惧心理。因此，护理人员要体贴关心患者，语言温和，态度和蔼。消除患者紧张害怕的心理，各项护理操作轻柔、准确到位，减轻其痛苦。为患者创造安静无刺激的环境，缓解患者的焦虑。

（2）术后监护：

1）术后置患者于监护室，妥善安置患者。主管护士及时了解麻醉及手术方式，对腹腔引流管、胃管、氧气管、输液管妥善固定。若为硬膜外麻醉应平卧4~6小时，若为全麻，在患者清醒前应去枕平卧，头偏向一侧，保持呼吸道通畅。术后6小时重点监测血压，平稳后取半卧位，有利于呼吸，并防止膈下脓肿，减轻腹部切口张力，有效缓解疼痛。

2）密切观察患者生命体征及神志变化，尤其是血压及心率的变化，术后3小时内每30分钟测量1次，然后改为1小时测量1次。4~6小时后若平稳改为4小时测1次。

（3）胃肠减压的护理：

1）密切观察胃管引流的颜色及性质，记录24小时引流量。胃大部切除术后多在当天有陈旧性血液自胃管流出，24～48小时内自行停止转变为草绿色胃液。

2）保持有效的胃肠减压，减少胃内的积气、积液，维持胃处于排空状态，促进吻合口早日愈合。观察胃管是否通畅，发现胃管内有凝血块或食物堵塞时及时用注射器抽出，生理盐水10～20mL反复冲洗胃管致其通畅。

3）留置胃管期间给予雾化吸入，每日2次，有利于痰液排出，并可减轻插管引起的咽部不适。

4）做好健康指导：主管护士应仔细讲解胃管的作用及留置的时间，取得患者的合作。防止其自行拔管，防止重复插管给患者造成痛苦和不良后果。

（4）腹腔引流管的护理：腹腔引流管要妥善固定，避免牵拉、受压、打折，保持其通畅。术后24小时注意观察患者有无内出血的征兆，一般术后引流量≤50mL，淡红色，多为术中冲洗液。引流液黏稠时经常挤捏管壁保持通畅。每日更换引流袋防止逆行感染，同时利于观察。术后3～5天腹腔引流液＜10mL可拔除引流管。

（5）饮食护理：胃大部切除胃空肠吻合术，由于消化道重建改变了正常的解剖生理关系，因此饮食要少食多餐，循序渐进。术后24～48小时肠蠕动恢复可拔除胃管，当日可少量饮水。第2日进全流食，50～80mL/次，第3日进全流食，100～150mL/次，避免可导致胃肠胀气的食物，以蛋汤、菜汤、藕粉为好。第6日进全量半流食，术后10～14天可进干饭，2周后恢复正常饮食。

（6）术后常见并发症的观察与护理：

1）术后出血：术后严密观察血压及脉搏变化，腹腔内出血常表现为失血性休克症状，伴有腹胀、全腹压痛、反跳痛明显等腹膜刺激征。因此护理中要严密观察患者腹部变化。

2）感染：饱餐后的胃、十二指肠急性穿孔造成弥漫性腹膜炎，术后可能出现腹腔或切口感染。患者一般术后3～5天体温逐渐恢复正常，切口疼痛消失。若此时体温反而升高，局部出现疼痛和压痛，提示炎症的存在。曾有报道，术后第4～5天患者体温升高，出现伤口感染，给予拆除部分缝线，充分引流，每日伤口换药，约2周后愈合。

3）吻合口梗阻：表现为患者拔除胃管或进食后腹胀，伴有呕吐，胃内容物可混有胆汁液体。患者出现吻合口梗阻，碘剂造影显示胃空肠吻合口狭窄，考虑炎性水肿。经禁食、输液等保守治疗后水肿消失。

十二、胃癌

胃癌（carcinoma of stomach）在我国各种恶性肿瘤中居首位，好发年龄在50岁以上，男女发病率之比为2：1。临床表现早期缺乏特异性，患者常有上腹隐痛、食欲减退、嗳气、反酸等消化道症状，晚期会出现恶病质表现。手术治疗为首选方法，对中、晚期胃癌，积极辅以化疗、放疗及免疫治疗等综合治疗以提高疗效。

（一）术前护理

1. 按外科术前患者一般护理常规护理。

2. 饮食与营养　给予高热量、高蛋白、高维生素、低脂肪、易消化、少渣食物，注意少食多餐。合并幽门梗阻者术前应禁食（完全性梗阻）或给予无渣饮食（非完全性梗阻）。静脉输液纠正营养不良及电解质、酸碱平衡失调，提高手术耐受性。

3. 心理护理　关心、安慰患者，向患者解释手术治疗的必要性，树立其战胜疾病的信心。

（二）术后护理

1. 按一般外科术后患者常规护理。

2. 体位护理　麻醉清醒、血压稳定后，给予患者半卧位，以利于呼吸和循环。

3. 饮食护理　术后禁食，行胃肠减压，待肛门排气后拔除胃管，当天可饮少量水或米汤；第2天进半量流质饮食，每次50～80mL；第3天进全量流质，每次100～150mL；第4天可进半流质饮食；第10～14天可进软食。少食产气食物，忌生、冷、硬和刺激性食物，注意少食多餐，开始时每天5～6餐，逐步减少进餐次数并增加每次进餐量，慢慢恢复至正常饮食。

4. 病情观察　严密观察患者生命体征变化，记录24小时出入液量。观察有无术后出血、感染、吻合口瘘或十二指肠残端破裂、消化道梗阻、倾倒综合征等并发症，如发现异常，应及时告知医师处理。

5. 切口及引流管护理　观察切口有无渗血、渗液，保持切口敷料干燥。胸腹联合切口置胸腔引流管者，应妥善固定并保持引流管通畅、密闭，严格无菌操作，2～3天后可拔管。

6. 药物应用　禁食2～3天，如有腹胀可肌内注射新斯的明0.5～1.0mg，15分钟后行低压灌肠。禁食期间行肠外营养或肠内营养，应用抗菌药物。化疗期间注意观察白细胞计数，若低于3.5×10^9／L应停止化疗，对症处理。

7. 健康指导

（1）心理疏导：保持良好的心理状态，劳逸结合。

（2）饮食指导：进食易消化、富含维生素饮食，少量多餐，忌食生、冷、硬、油煎、酸、辣等刺激性及易胀气食物，戒烟、酒。

（3）定期复诊：术后化疗、放疗期间定期随访，检查肝功能、血常规等，预防感染。术后初期每3个月复查1次，以后每半年复查1次，至少复查5年。若有腹部不适、饱胀、肝区肿胀、锁骨上淋巴结肿大等表现时，应及时复查。

十三、肠瘘

肠瘘（intestinal fistula）是指肠管与其他空腔脏器、体腔或体表之间存在异常通道，肠内容物经此通道进入其他脏器、体腔或至体外，可引起全身及局部生理功能紊乱。治疗原则为营养支持、控制腹腔感染及手术治疗。

（一）非手术治疗

1. 体位护理　取低半卧位，以利于漏出液积聚于盆腔和局限化，减少毒素吸收。

2. 营养支持　根据医嘱提供肠外或肠内营养支持，纠正水、电解质及酸碱平衡紊乱。

（1）高位肠瘘：①瘘孔小，漏出物不多者可进饮食，增加热量和蛋白质。②瘘孔大，无梗阻者可进流质饮食；同时，分别放置引流管（也可用气囊导管行负压吸引），一管收集近端内容物，另一管滴注要素饮食。③漏出液过多难以控制者，需静脉补充营养，防止水、电解质紊乱及非酮症性昏迷等并发症。

（2）低位肠瘘：给予高蛋白、高热量、高维生素的少渣饮食，避免腹泻。

3. 病情观察

（1）生命体征：密切观察患者生命体征变化，并做好记录。

（2）腹部症状和体征：观察有无压痛、反跳痛等腹膜刺激征。

（3）负压吸引及腹腔冲洗：保持负压吸引及腹腔冲洗通畅，防止引流管扭曲及脱落，观察吸引液的颜色、量及性状，并做好记录。

4. 心理护理　向患者及家属解释肠瘘的发生、发展过程及治疗方法，消除其顾虑，积极配合各项治疗和护理，增强其战胜疾病的信心。

5. 基础护理

（1）预防压疮：臀、背部使用软垫或气垫，定时翻身、按摩。

（2）瘘口护理：观察瘘口局部有无红、肿、痛及周围皮肤糜烂的感染征象。保持瘘口周围皮肤清洁、干燥，局部清洁后涂抹10%复方氧化锌软膏。漏出液较多时，可粘贴瘘口袋收集漏出液。

（二）术前护理

1. 按外科术前患者一般护理常规护理。

2. 肠道准备　术前3天进少渣半流质饮食，口服肠道不吸收抗生素；术前2天进无渣流质饮食，术前1天禁食。术前3天开始用生理盐水灌洗瘘口，术日晨从肛门及瘘管行清洁灌肠。

3. 皮肤准备　去除胶布，暴露局部皮肤，清除瘘口周围污垢，保持皮肤清洁、干燥。

4. 药物应用　根据创面与瘘口分泌物的细菌培养和药敏试验结果，遵医嘱合理应用抗菌药物，并观察其效果。

（三）术后护理

1. 按一般外科术后患者常规护理。

2. 体位护理　麻醉苏醒、生命体征稳定后可给予患者半卧位，利于呼吸和引流，减轻切口疼痛。

3. 饮食与营养　禁食期间持续应用全胃肠外营养支持，逐步恢复肠内营养或经口饮食。

4. 病情观察　严密监测生命体征变化，并做好记录。观察切口渗血、渗液情况，警惕出血性休克的发生；观察有无切口感染、腹腔感染和再次肠瘘的发生。观察有无肝、肾功能障碍。

5. 引流护理　肠瘘术后常留置较多引流管，应了解各种引流管的作用，并注明各管道名称，防止错接。严格无菌操作，妥善固定，避免扭曲、滑脱，保持通畅，观察并记录各引流液的颜色、性状和量。

6. 心理护理　关心、安慰患者，耐心解释，使其积极配合各项治疗和护理，增强患者战胜疾病的信心。

7. 健康指导

（1）饮食指导：切忌暴饮暴食，早期以低脂肪、适量蛋白质、高糖类、清淡、低渣饮食为宜；肠功能恢复后逐步增加蛋白质与脂肪含量。

（2）活动与锻炼：指导患者术后早期进行床上活动，如翻身、肢体伸屈运动等，并逐渐增加活动量；如病情许可，鼓励其尽早下床活动，以促进肠蠕动，防止肠粘连。

十四、结肠癌、直肠癌

结肠癌（carcinoma ofcolon）、直肠癌（carcinoma of rectum）是消化道常见的恶性肿瘤。早期多无明显症状，病情发展后，因癌肿部位不同而出现不同的症状或体征表现，如排便习惯和粪便形状的改变、腹痛、黏液血便、腹部肿块等。原则上采取手术为主，同时辅以放疗、化疗等综合治疗。

（一）术前护理

1. 按外科术前患者一般护理常规护理。

2. 饮食与营养　摄入高蛋白、高热量、高维生素、易消化的营养丰富的少渣饮食。根据医嘱输液，纠正水、电解质、酸碱平衡紊乱，必要时给予少量多次输血，以纠正贫血和低蛋白血症。

3. 肠道准备　术前3天进少渣半流质饮食，术前2天进无渣流质饮食。术前3天口服肠道抗生素，如甲硝唑0.4g，每天3次；并口服维生素K，如维生素K 48mg，每天3次。术前2天服用缓泻药，如50% $MgSO_4$ 30~60mL口服；番泻叶15g泡茶500mL饮用；术前1天服用肠道灌洗液2000mL，于2小时内服完；术前晚及术日晨行清洁灌肠。

4. 皮肤准备　直肠肛管癌患者需备肛门周围、会阴部及腹部皮肤。

5. 心理护理　关心、体贴患者，尤其对需做结肠造口的患者要耐心解释，告知结肠造口的作用，如何减少造口对日常生活的影响，帮助患者增强治疗疾病的信心。

（二）术后护理

1. 按一般外科术后患者常规护理。

2. 体位护理　麻醉苏醒、病情稳定后取半卧位，以利于呼吸和引流。

3. 饮食与营养　术后禁食，持续胃肠减压，行肠外营养。2～3天肛门排气或结肠造口排气后可拔除胃管，进少量流质饮食，逐步增加饮食量，术后1周改为少渣半流质饮食，2周左右可进少渣普食，注意补充高热量、高蛋白、高维生素、低脂食物，避免胀气或有刺激性气味的食物，注意饮食卫生，避免腹泻。

4. 病情观察

（1）生命体征：监测体温、血压、脉搏、呼吸的变化并做好记录。

（2）术后并发症：观察有无切口感染、吻合口瘘的症状和体征，如有异常及时通知医师并协助处理。术后7～10天禁忌灌肠，以免影响吻合口的愈合。

5. 引流护理　保持腹腔引流管、尿管引流通畅，避免引流管受压、扭曲和滑脱，观察并记录引流液的颜色、量及性状，如引流管周围敷料渗湿，应及时更换。

6. 辅助化疗　观察化疗药物反应，白细胞计数低于$3.5 \times 10^9 / L$时应立即停药，并对症处理。

7. 结肠造口护理

（1）造口开放前护理：用凡士林或生理盐水纱布保护造口周围皮肤，外层敷料渗湿后应及时更换，防止感染。观察有无肠段回缩、出血、坏死等并发症发生。

（2）保护腹壁切口：结肠造口一期开放者，术后1～2天给予粘贴造口袋，及时更换造口袋，防止造口袋渗漏，粪便污染腹壁切口。

（3）指导使用造口护理用品：向患者介绍结肠造口的护理方法和护理用品。

（4）预防造口并发症：预防造口周围皮炎发生，更换造口袋时，观察造口周围皮肤有无湿疹、充血、水疱、破溃；指导患者扩肛，每天1～2次，预防结肠造口狭窄。

8. 心理护理　消除患者及家属顾虑，帮助其逐渐适应造口，参加适量运动和社交活动，逐步恢复正常生活。

9. 健康指导

（1）自我护理：合理饮食，适量运动，保持心情舒畅，学习并掌握自我护理技巧。

（2）造口扩张：出院后2～3个月每1～2周扩张造口1次，若发现腹痛、腹胀、排便困难等造口狭窄征象应及时就诊。

（3）定期复诊：每3～6个月复查1次。行放疗、化疗的患者定期检查血常规，尤其是白细胞和血小板计数。

十五、门静脉高压

门静脉高压（portal hypertension）是指门静脉血流受阻、血液淤滞而引起门静脉及其分支的压力增高（>24cmH$_2$O）的一组病理综合征。在我国90%以上的门静脉高压是由于肝炎后肝硬化引起的肝窦变窄或闭塞。临床表现为脾大、脾功能亢进、呕血和黑便、腹腔积液等。治疗原则为预防和控制急性食管、胃底曲张静脉破裂引起的上消化道出血，解除或改善脾大、脾功能亢进，治疗顽固性腹腔积液。

（一）常规护理

按一般外科疾病患者常规护理。

（二）急性出血期护理

1. 体位护理　迅速安置患者到抢救病房或重症监护室，取平卧位，绝对卧床休息。

2. 保持呼吸道通畅　呕血时，平卧头偏向一侧，勿坐起，及时清除呕吐物和血迹，防止呕吐物误吸引起窒息或吸入性肺炎，并做好口腔护理。

3. 禁食、禁水。

4. 恢复血容量　迅速建立静脉通道，输血、输液补充血容量，保证重要脏器的血液灌注，避免不可逆损伤。

5. 应用止血药　用冰盐水或加血管收缩药做胃内灌注，遵医嘱应用止血药，如血管升压素、生长抑素等。

6. 病情观察

（1）生命体征：给予心电监护，监测患者生命体征变化，定时测量血压、脉搏、呼吸，监测尿量及中心静脉压的变化；观察有无失血性休克。

（2）呕血、黑便：密切观察呕血和黑便次数及颜色、性质及量，并做好记录。

7. 三腔双囊管护理

（1）置管前准备：检查三腔双囊管性能完好，做好标识，向患者解释放置三腔双囊管的目的、意义，取得患者配合。

（2）置管配合：平卧位头偏向一侧或取侧卧位，及时清除口腔、鼻腔分泌物；用液状石蜡润滑鼻腔，保持黏膜湿润，按要求置入三腔双囊管。

（3）置管后护理：三腔双囊管压迫期间应每12小时放气20～30分钟，避免黏膜因长时间受压而发生溃烂、坏死。床边备剪刀，严密观察并适当调整牵引绳松紧度，谨防气囊上滑堵塞咽喉，如发生呼吸困难或窒息，应立即剪断三腔双囊管的气囊管。三腔双囊管放置48～72小时或出血停止24小时后，可考虑拔管。拔管时，放松牵引，先排空食管气囊，再排空胃气囊，继续观察24小时后若无出血，口服液状石蜡30～50mL，缓慢、轻巧地拔出三腔双囊管。如气囊压迫48小时，胃管内仍有鲜红血液流出，说明气囊压迫止血无效，应做好急诊手术准备。

8. 心理护理　减轻患者恐惧、焦虑情绪，积极取得患者的配合。

（三）术前护理

1. 按外科术前患者一般护理常规护理。

2. 活动与休息　注意休息，避免劳累，以减轻肝脏负担，必要时卧床休息。

3. 饮食护理　给予低脂、高热量、高维生素饮食。肝功能正常者给予优质蛋白饮食，肝功能不良者应限制蛋白质摄入。忌进食粗糙、干硬及刺激性食物。饮食不宜过热，口服药片需研成粉末冲服；腹腔积液者给予低盐饮食。

4. 避免引起腹压升高的因素，如便秘、咳嗽、负重、劳累及恶心等。

5. 病情观察

（1）定时观察患者血压、脉搏、呼吸及有无皮肤、牙龈出血及呕血、黑便等出血征兆。

（2）密切观察患者有无神志淡漠、嗜睡、谵妄等肝昏迷先兆。

（3）腹腔积液者注意观察腹围和体重的变化；使用利尿药时应详细记录24小时出入液量，并观察有无低钾、低钠血症。

6. 分流手术前准备

（1）分流手术前2～3天口服肠道不吸收的抗生素，以减少肠道氨的产生，预防术后肝性脑病。

（2）术前晚给予清洁灌肠，但忌用肥皂水灌肠，避免术后因肠胀气而致血管吻合口受压。

7. 心理护理　患者常有焦虑、易怒、忧郁、失眠等情绪，多与患者沟通，给予安慰和鼓励，增强患者的信心，使其积极配合治疗。

（四）术后护理

1. 按一般外科术后患者常规护理。

2. 体位与活动　麻醉清醒前去枕平卧，头偏向一侧，以免误吸呕吐物；麻醉清醒、血压平稳后取半卧位；分流术后48小时内，患者取平卧位，2～3天后改半卧位，避免过多活动，翻身时动作要轻柔，手术后不宜过早下床活动，一般需卧床1周，以防血管吻合口破裂。

3. 饮食护理　肠蠕动功能恢复后，指导患者进食流质饮食，逐步改为半流质及软食；门腔静脉分流术后患者应限制蛋白质和肉类食物摄取量；忌食粗糙、刺激性和过热食物。

4. 病情观察　密切观察生命体征和神志变化，若发现患者定向力减退、嗜睡与躁动交替等，应警惕肝昏迷。观察切口渗出情况，保持切口敷料干燥。

5. 引流护理　保持胃肠减压和腹腔引流管通畅，观察和记录引流液的性状和量，及时发现有无腹腔内出血的征兆。

6. 预防静脉栓塞　脾切除术后2周内，隔天检查血小板计数，如超过$300 \times 10^9 / L$，应观察有无肠系膜血栓形成的迹象，如有无腹痛、腹胀和便血。必要时，遵医嘱给予抗凝治疗，并注意用药前后凝血时间的变化。

（五）健康指导

1. 心理疏导　树立乐观、稳定的心态，积极配合治疗。

2. 活动与休息　保证足够的休息，避免劳累和过度活动。

3. 饮食指导　少量多餐，规律进食，忌食粗糙、刺激性和过热食物，禁烟、酒，浓茶。

4. 自我护理　用软毛牙刷刷牙，避免牙龈出血，防止外伤。

5. 定期复诊　坚持服药，定期复查。

十六、原发性肝癌

原发性肝癌（primary livercancer）是指发生于肝细胞和肝内胆管上皮细胞的癌，是我国常见的恶性肿瘤之一，高发于东南沿海地区。临床表现为肝区疼痛、肝大、食欲减退、腹胀、恶心、呕吐、消瘦、乏力、发热等消化道和全身症状。手术治疗为首选方法，辅以化疗、放疗、免疫治疗和基因治疗、中医中药治疗等综合治疗。

（一）术前护理

1. 按外科术前患者一般护理常规护理。

2. 活动与休息　适度活动，注意休息，避免劳累，以减轻肝脏负担，降低肝脏代谢率。

3. 饮食护理　给予高热量、高维生素、高蛋白和低脂、易消化饮食，必要时给予静脉营养支持，提高手术耐受力。

4. 病情观察　严密观察患者生命体征、神志及黄疸程度改变，及时发现肝昏迷征兆；观察有无呕血、黑便、剧烈腹痛等情况，及时发现上消化道出血及肝癌破裂征兆。

5. 疼痛护理　协助患者采取舒适卧位，指导患者减轻疼痛的方法，必要时遵医嘱给予镇痛药或应用镇痛泵镇痛。

6. 术前准备　遵医嘱术前3天应用维生素K肌内注射，以改善凝血功能。术前一晚清洁灌肠，减少氨的产生。备足够的新鲜血，避免术中输入大量库血而引起凝血障碍。

7. 心理护理　帮助患者正视现实，减轻悲哀等不良心理，积极配合治疗。

（二）术后护理

1. 按一般外科术后患者常规护理。

2. 体位与活动　术后24小时内取平卧位，生命体征稳定后可取半卧位；为防止术后肝断面出血，一般不鼓励患者早期下床活动，同时应避免剧烈咳嗽。

3. 饮食护理　术后禁饮食、持续胃肠减压，待肠蠕动功能恢复后可进流质、半流质饮食，直至正常饮食。给予低脂、高热量、适量蛋白质、高维生素、易消化的食物。禁食期间应给予营养支持或静脉适量补充白蛋白和血浆，以提高机体抵抗力。对肝功能不良伴腹腔积液者，严格控制水和钠盐的摄入量，记录24小时出入液量。

4. 病情观察

（1）生命体征：监测生命体征变化，严密观察切口渗出、尿量、腹胀等情况，及时发现有无腹腔内出血的征兆。

（2）神志观察：密切观察有无肝性脑病的早期症状，若发现患者出现性格变化，如神志淡漠、欣快感、嗜睡、谵妄等前驱症状时，及时通知医师。

（3）血氨测定：监测血氨变化，保持大便通畅，促进肠道内氨的排出。

5. 保护肝脏　持续氧气吸入48～72小时，以增加肝细胞的供氧量；遵医嘱给予护肝药物，以促进肝细胞代偿和再生；避免使用巴比妥类等对肝细胞有损害的药物。

6. 引流护理　妥善固定各引流管，保持腹腔引流、T管引流通畅，注意有无胆汁瘘及腹腔内出血征象。

7. 药物应用　遵医嘱应用抗生素，预防感染。

8. 区域化疗护理

（1）向患者解释肝动脉和门静脉置泵化疗的目的及注意事项。

（2）严格无菌操作，防止导管阻塞，注药后用肝素稀释液（25U／mL）2～3mL冲洗导管，保持导管通畅。

（3）严密观察化疗药物的反应，观察患者有无恶心、呕吐、腹痛等症状。

9. 健康指导

（1）活动与休息：在病情和体力允许的情况下，可适量活动，注意休息，避免劳累。

（2）饮食指导：进食富含维生素、低脂、适量蛋白、易消化的食物，如有腹腔积液、水肿，应限制钠盐的摄入量。

（3）定期复诊：坚持治疗，定期复查，不适随诊。

十七、胆石症和胆道感染

胆石症（cholelithiasis）是指胆道系统（包括胆囊和胆管内）发生结石的疾病。发病原因主要与胆道感染和代谢异常等因素有关。胆石症的治疗原则是以手术治疗为主，也可根据情况采用内镜或溶石治疗；胆道感染较轻的患者可采用非手术治疗，感染严重者应积极防治休克，创造条件及时手术。

（一）术前护理

1. 按一般外科术前患者常规护理。

2. 饮食护理　根据病情指导患者进食清淡饮食，忌油腻食物；禁食或呕吐频繁者应静脉补充营养，维持水、电解质平衡。

3. 病情观察　严密观察患者生命体征及病情变化，若患者寒战、高热、腹痛加重、腹痛范围扩大，应及时报告医师，警惕感染性休克的发生，并积极配合处理。密切观察患者有无出血倾向，如出现出血倾向，遵医嘱应用维生素K及其他止血药。

4. 缓解疼痛　指导患者卧床休息，采取舒适卧位，必要时根据医嘱应用镇痛药物，并评估镇痛效果。

（二）术后护理

1. 按一般外科术后患者常规护理。

2. 体位与活动　术后取平卧位，生命体征稳定后给予半卧位；待病情稳定后，应鼓励患者下床活动。

3. 饮食护理　胆囊切除及胆总管引流患者，禁食2～3天；奥狄括约肌切开成形术及胆总管-十二指肠吻合术，禁食5天，禁食期间应静脉补充营养。肠鸣音恢复后给予流质、半流质饮食，逐步过渡到高蛋白、高热量、高维生素、低脂、易消化饮食。

4. 病情观察　监测患者生命体征变化，观察有无血压下降、脉搏细速、面色苍白等腹腔内出血征象；严密观察患者神志，预防肝昏迷的发生，如患者出现神志淡漠、嗜睡、谵妄等，立即通知医师处理；观察患者的黄疸消退情况。

5. T管护理

（1）妥善固定：防止因患者翻身、活动、搬动时被牵拉而脱出。引流袋放置时切勿超过胆囊平面，以免胆汁反流。

（2）保持通畅：定时由近端向远端挤捏T管，保持引流通畅，防止扭曲、折叠及受压。

（3）密切观察：观察并记录胆汁颜色、量和性质，术后24小时内引流量为300～500mL，恢复进食后，T管每天引流胆汁量可增至600～700mL，以后逐渐减少至每天200mL左右。术后1～2天胆汁的颜色呈混浊淡黄色，以后逐渐加深、清亮，呈黄褐色。若胆汁量突然减少甚至无胆汁引出或胆汁量引出过多，应及时检查原因，并通知医师处理。

（4）预防感染：更换引流袋时应严格执行无菌操作，观察引流管周围有无渗出，有胆汁渗漏者，清洗消毒后用锌氧油膏保护皮肤。T管脱出时，用无菌纱布加盖引流口，并告知医师及时处理。密切观察有无腹膜炎发生。

（5）拔管护理：术后第10～14天试行夹管1～2天，患者若无腹胀、腹痛、发热、黄疸等症状，可经T管做胆道造影。如造影证实胆管无狭窄、结石、异物，胆道通畅，可考虑拔管。拔管前T管应开放24小时，充分引流造影剂，再次夹管，患者无不适时即可拔管。拔管后残留窦道用凡士林纱布填塞。T管不能拔除者可带管出院，择期再行治疗。

6. 心理护理　稳定患者情绪，树立战胜疾病的信心。

7. 健康指导

（1）饮食指导：指导患者进低脂、高热量、高维生素、高蛋白、易消化饮食，忌油腻，避免进食过饱。

（2）T管护理：带T管出院患者，应指导患者做好T管护理，预防感染，防止脱落，观察胆汁颜色、量和性状的变化，如有不适或引流异常应及时就诊。

（3）定期复诊：非手术治疗者应坚持服药，定期复诊，出现不适症状及时治疗。

十八、肠内营养

肠内营养（enteral nutrition，EN）是指经口或喂养管提供维持人体代谢所需营养素的一种营养支持方法。凡胃肠道功能正常，或存在部分功能者，应首选EN进行营养支持。

（一）心理护理

耐心解释肠内营养支持的必要性、临床意义和可能出现的并发症，取得患者及家属理解、支持和配合。

（二）喂养管护理

1. 妥善固定　在喂养管进入鼻腔或腹壁处做好标记，以防止喂养管移位而导致误吸。

2. 保持通畅　患者卧床、翻身时应避免打折、压迫或牵拉喂养管。每天输注前、后及给药前后须冲洗喂养管，连续输注肠内营养液者，每4～8小时用温开水冲管1次，避免管腔堵塞。

（三）基础护理

留置鼻胃（肠）管者，每天用油膏涂搽鼻腔黏膜，口腔护理每天2次。胃、空肠造瘘者，应保持造瘘口周围皮肤干燥、清洁。

（四）并发症预防与护理

1. 预防误吸

（1）合适体位：根据喂养管位置及病情，置患者于合适体位，以避免误吸发生。

（2）估计胃内残留量：每次输注前应检查患者胃内残留量，若残留量>150mL，应延迟或暂停输注，必要时加用胃动力药物，以防胃潴留引起反流而致误吸。

（3）严密观察：患者若突然出现呛咳、呼吸急促或咳出类似营养液的痰液时，应鼓励和刺激患者咳嗽，以排出吸入物和分泌物，必要时经鼻导管或气管镜清除误吸物。

2. 减少胃肠道不适

（1）避免污染：保持调配容器无菌，营养液现配现用，在容器中悬挂输注时间应小于6～8小时；输注导管应每天更换1次。

（2）温度适宜：滴注时将营养液加温至37℃左右为宜，夏季室温下直接输入，冬季可用热水袋置于管周围或使用加温器管外加热营养液。

（3）控制输注量和速度：速度从慢到快，量由少到多。可从250～500mL／d开始，在5～7天逐渐达到全量。输注速度从20mL／h开始，视适应程度逐步加速并维持滴速为100～120mL／h，以输液泵控制滴速为佳。

3. 并发症观察

（1）胃肠道并发症：腹泻、腹胀、恶心、呕吐等，及时发现、妥善处理。

（2）代谢性并发症：水、糖代谢异常，及时发现、及时处理。

十九、肠外营养

肠外营养（parenteral nutrition，PN）是指通过静脉途径提供人体代谢所需的营养素。当患者禁食，所需营养素均经静脉途径提供，称为全胃肠外营养（total parenteral nutrition，TPN）。

（一）心理护理

耐心解释肠外营养支持的必要性、安全性和临床意义，取得患者及家属的理解、支持和配合。

（二）全营养混合液（total nutrient admixture，TNA）的保存和输注

1. TNA液配制后若暂时不输注，应保存于4℃冰箱内，并在配制后24小时内输完。

2. 为避免降解，TNA液内不宜添加其他治疗用药，如抗生素等，水溶性维生素宜在输注时加入TNA液。

3. 输注时护理

（1）避免污染：TNA液输注系统和输注过程应保持连续性，不宜中断，以防污染。

（2）控制输液速度：根据营养液的总量，计算出每小时用量及滴数，避免输注速度过快。

（3）维持水、电解质平衡：对已有水、电解质平衡紊乱者，应先予以纠正，再输注TNA液。

（三）发热护理

其发生与营养素产热有关，一般不需特殊处理可自行消退，必要时可给予物理降温或使用药物降温。

（四）静脉导管护理

1. 保持通畅　输液结束时，行脉冲式冲管和稀释肝素钠溶液正压封管，以防导管内血栓形成。避免导管受压、扭曲或滑脱。

2. 预防感染　定期消毒导管置入部位，更换敷料，并标明更换日期。观察、记录局部有无红、肿、热、痛等感染征象，一旦发生，应及时拔除导管。

（五）并发症观察

严密观察病情变化和局部情况，及时发现有无与静脉置管、感染、代谢等相关并发症，并做好相应处理。

第三节　神经外科疾病护理常规

一、神经外科一般护理常规

1. 按一般外科疾病患者常规护理。
2. 体位护理　颅脑损伤及开颅术后的患者在病情许可时，抬高床头15°～30°。
3. 饮食与营养　神志清醒者，给予低盐饮食。昏迷者，留置胃管行鼻饲饮食。颅内压增高患者，必须严格控制液体摄入量。成年人每天补液量不超过2000mL，补液速度宁慢勿快。
4. 病情观察

（1）意识情况：观察患者意识变化，按其意识障碍程度可分为嗜睡、意识模糊、昏睡和昏迷，如果患者意识由清醒转为昏迷或昏迷进行性加深，说明有脑受压或脑疝发生。

（2）瞳孔观察：双侧瞳孔的形状、大小、是否等大、等圆，对光反射是否灵敏等。

（3）生命体征：危重患者每15～30分钟测量生命体征1次。如果脉搏慢而有力，呼吸深慢，血压进行性升高，应警惕颅内压增高或脑疝的发生。伤后早期，由于组织创伤反应，可有中等程度发热，伤后即发生持续性高热，多系丘脑下部或脑干损伤。如果体温降至正常后又增高，应考虑感染性并发症。

（4）其他：肢体活动是否对称，肌力及肌张力情况，有无瘫痪。有无急性颅内压增高的表现，如剧烈头痛、频繁呕吐等。
5. 保持呼吸道通畅　及时清除呼吸道分泌物及呕吐物，呕吐时将头偏向一侧以免误吸。短期不能清醒者，行气管插管或气管切开，必要时使用呼吸机辅助呼吸，加强气管插管、气管切开患者的护理。
6. 排尿、排便护理

（1）排尿困难者，定时按摩膀胱；如伴有尿潴留，留置尿管；长期留置尿管者，行膀胱冲洗及外阴擦洗每天2次；尿失禁者，男性患者可用尿套，女性患者按时接尿，及时更换床单，保持会阴部干燥。

（2）3天以上未排大便者，给予缓泻药或开塞露通便。颅内压增高患者，禁用大量液体灌肠。

7. 躁动护理　躁动患者禁用麻醉药（冬眠疗法除外）。癫痫发作者可遵医嘱给予镇静药，如地西泮、苯巴比妥等。应用床护栏及约束带，防止外伤及意外。

8. 预防并发症

（1）压疮：保持皮肤清洁、干燥，定时翻身。

（2）暴露性角膜炎：眼睑闭合不全者，给予眼膏保护，用纱布遮盖眼睑。

（3）肺部感染：加强呼吸道护理，定期翻身拍背，保持呼吸道通畅。

（4）失用综合征：加强语言、肢体功能训练，保持肢体处于功能位，每天2～3次做四肢关节被动活动及肌肉按摩，防止肢体挛缩和畸形。

9. 健康指导

（1）饮食指导：给予营养丰富的食物，保证机体的营养供给，不能进食者，给予鼻饲。

（2）康复锻炼：加强功能锻炼，预防肌肉萎缩，最大限度地恢复运动功能。

二、颅内压增高

颅内压增高（intracranial hypertension）是许多颅脑疾病所共有的综合征。当颅腔内容物体积增加或颅腔容积减少超过颅腔可代偿的容量，导致颅内压持续高于1.96kPa（200mmH$_2$O），并出现头痛、呕吐和视盘水肿三主征时，称为颅内压增高。处理原则是尽早解除原发病因；病因不明者或一时不能解除病因者，可采用脱水治疗，应用激素、冬眠低温治疗及手术减压等。

1. 按一般神经外科疾病患者常规护理。

2. 体位护理　绝对卧床休息，避免颅内压骤然升高，抬高床头15°～30°。

3. 氧气吸入　持续或间断吸氧，改善脑缺氧，使脑血管收缩，降低脑血流量。

4. 饮食与营养　成年人每天液体入量不宜超过2000mL，可根据患者意识状态、胃肠功能状况确定饮食种类。鼻饲者，鼻饲液或肠内营养液温度应与患者的体温相同或略低于体温水平。

5. 病情观察　密切观察患者意识、瞳孔、生命体征变化，警惕颅内高压危象的发生。急性颅内压增高时，常有明显的进行性意识障碍，甚至昏迷，应警惕脑疝发生，频繁呕吐时应避免误吸或窒息。

6. 药物应用

（1）脱水治疗：常用20%甘露醇125～250mL，15～30分钟滴完，可间隔4～6小时重复使用1次，每天2～4次；呋塞米20～40mg，口服、静脉或肌内注射，每天2～4次。应用过程中注意观察血电解质、血糖及肾功能和尿量的变化；病情危重者，准确记录24小时出入液量，维持水、电解质平衡。脱水药物应按医嘱定时给药，停药前逐渐减量或延长给药间隔时间，防止颅内压反跳。

（2）激素治疗：按医嘱给药，注意保护注射部位的血管，避免静脉炎的发生，观察有无消化道应激性溃疡等不良反应。

（3）抗癫痫药物治疗：遵医嘱定时、定量给予抗癫痫药物，一旦发作应及时给予抗癫痫及降低颅内压处理，癫痫发作时应注意安全防护。

7. 过度通气护理　根据病情，按医嘱给予肌松药后，调节呼吸机各项参数，增加通气次数，降低$PaCO_2$，使脑血管收缩，减少脑血流量，降低颅内压。但应定时进行血气分析，加强气道护理。

8. 冬眠低温疗法护理　将患者安置于单人房间，室内光线宜暗，遵医嘱给予足量冬眠药物，物理降温时注意局部皮肤的保护，避免冻伤；复温不可过快，以免出现颅内压"反跳"、体温过高或酸中毒等。

9. 心理护理　头痛、呕吐等不适，应及时处理，以缓解患者烦躁不安、焦虑等心理反应。

10. 健康指导　躁动患者应该寻找原因及时处理，切忌强制约束。如有尿潴留，应及时留置尿管。

三、急性脑疝

当颅腔内某一分腔有占位性病变时，该分腔的压力高于邻近分腔，导致脑组织由高压区向低压区移位，部分脑组织被挤入颅内生理空间或裂隙，压迫脑干，产生相应的临床症状和体征，称为脑疝（brain hernia）。脑疝是颅内压增高的危象和引起死亡的主要原因，关键在于及时发现和处理。

1. 按一般神经外科疾病患者常规护理。

2. 急救护理

（1）快速静脉输注20%甘露醇、呋塞米等强效脱水利尿药，并观察脱水效果。

（2）保持呼吸道通畅，有效给氧。呼吸不畅者应立即行气管插管，必要时行气管切开。

（3）密切观察意识、呼吸、血压、心率、瞳孔变化，观察有无肢体运动功能障碍，如有异常，及时通知医师处理。

（4）快速做好术前特殊检查及术前准备。

四、颅脑损伤

颅脑损伤（head injury）占全身损伤的15%～20%，仅次于四肢损伤，常与身体其他部位的损伤复合存在，其致残率及致死率均居首位，可分为头皮损伤（scalp injury）、颅骨损伤（skull injury）、脑损伤（brain injury），三者可单独或合并存在。

1. 按一般神经外科疾病患者常规护理。

2. 体位护理　绝对卧床休息，解除休克者可采用头高位，抬高床头15°～30°。

3. 饮食与营养 损伤急性期禁食48～72小时，输液维持营养及水、电解质平衡，无消化道出血者可给予流质、半流质或软食，昏迷者给予鼻饲。

4. 生命体征 严密监测患者体温、脉搏、呼吸及血压的变化，密切观察患者意识、瞳孔及神经系统体征等情况，及时发现颅内压增高及脑疝的早期迹象。观察有无颅内低压综合征，大量脑脊液外漏可引起剧烈头痛、眩晕、呕吐、厌食、反应迟钝、脉细弱、血压偏低等，出现颅内压过低时补充大量水分可缓解其症状。

5. 预防感染 保持伤口清洁、干燥，根据医嘱应用抗生素及破伤风抗毒素。

6. 心理护理 轻型脑损伤患者鼓励尽早自理生活，对恢复期的头痛、耳鸣、记忆力减退者给予解释与宽慰，使其树立战胜疾病的信心。

7. 健康指导

（1）脑脊液漏护理：指导患者勿挖耳抠鼻，勿用力屏气排便、咳嗽、擤鼻或打喷嚏，禁忌腰椎穿刺。

（2）用药指导：外伤性癫痫患者应定期服用抗癫痫药物，不得单独外出。

（3）功能锻炼：指导患者进行语言及记忆力锻炼。加强肢体功能训练，防止肢体挛缩和畸形。

第四节 胸外科疾病护理常规

一、心胸外科一般护理常规

1. 按一般外科疾病患者常规护理。

2. 活动与休息 注意休息，适量活动，避免劳累，保证充足睡眠。

3. 饮食与营养 进普食，有水肿、心肺功能不全者应给予低盐饮食。食管疾病有梗阻或压迫症状时，给予半流质或流质饮食，必要时静脉补充水、电解质或提供肠内、肠外营养。

4. 病情观察

（1）生命体征：患者入院后测量体温、脉搏、呼吸，每天4次，连续测3天，若体温在37.5℃以上，继续测至体温正常3天，测体重、血压每周1次。

（2）症状和体征：观察有无胸痛、胸闷、气促、咳嗽、咳痰、咯血、呕吐等情况。

5. 辅助检查 肺部疾病患者，收集清晨痰液行痰培养及药敏试验检查，必要时送痰标本查抗酸杆菌、癌细胞等。

6. 心理护理 关心、安慰患者，耐心解释，消除其顾虑及恐惧，树立战胜疾病的信心。

7. 健康指导

（1）预防呼吸道感染：对嗜烟、酒患者，劝其戒除，减少术后呼吸道分泌物。

（2）口腔护理：朵贝溶液、甲硝唑或生理盐水漱口，每天3~4次。

（3）体位引流：肺部化脓性疾病者痰量多时需行体位引流。按病灶部位指导患者采取合适体位，如病灶在下叶，取俯卧位，床脚抬高15°~20°；病灶在中叶，取仰卧位，床脚抬高15°~20°；病灶在上叶，取半卧位，床头抬高30°~60°。每天2~3次，每次10~15分钟，以促进痰液排出，并记录24小时痰量及性状。

二、胸部损伤

胸部损伤（thoracic trauma）是指胸壁、胸膜及胸腔内脏器，由于外来暴力作用或器械（刀、枪等）所致的损伤。根据是否穿破壁层胸膜、胸膜腔，即与外界是否相通，分为闭合性和开放性两大类。严重损伤者往往可发生呼吸循环障碍，严重缺氧、休克等，必须及时抢救。

（一）急救处理

1. 连枷胸　用厚敷料加压包扎患处胸壁，以消除反常呼吸。

2. 开放性气胸　用多层凡士林纱布外加棉垫迅速封闭胸壁伤口，变开放性气胸为闭合性气胸。

3. 积气量多的闭合性气胸或张力性气胸　立即用粗针头于伤侧第2肋间锁骨中线处刺入胸膜腔排气，再施行胸腔闭式引流。

4. 休克　立即补充血容量，抗休克处理。病情无明显好转且出现胸膜腔内活动性出血者，应迅速做好剖胸探查止血术的准备。

（二）体位护理

病情稳定者取半卧位，休克患者取休克卧位。

（三）饮食护理

暂禁饮食。

（四）病情观察

1. 生命体征　严密观察患者生命体征、神志、瞳孔、胸部、腹部和肢体活动等情况，警惕复合伤发生。

2. 保持呼吸道通畅　氧气吸入，观察患者呼吸频率、节律及幅度等，患者是否有气促、发绀、呼吸困难等症状，有无气管移位、皮下气肿等。

3. 必要时测定中心静脉压（central venous pressure，CVP）和尿量等，注意观察有无心脏压塞征象。

（五）胸腔闭式引流

保持胸腔闭式引流管通畅，观察引流液的颜色、量及性状，若引流血量≥200mL／h，并持续2～3小时以上，警惕活动性出血。

（六）药物应用

遵医嘱补液（有创伤性湿肺的患者，应控制输液速度15～30滴／分钟），使用抗生素，应用镇痛药，有开放性伤口者应注射破伤风抗毒素。

（七）心理护理

关心、安慰患者，消除其顾虑及恐惧，帮助其树立战胜疾病的信心。

（八）健康指导

1. 活动与休息　鼓励患者早期活动，注意适当休息，合理营养，指导训练腹式深呼吸及有效咳嗽、排痰。

2. 定期复诊　定期复查，不适随诊。肋骨骨折患者3个月后复查X线片，以了解骨折愈合情况。

三、肺癌

肺癌（lung cancer）是呼吸系统常见的恶性肿瘤，多数起源于支气管黏膜上皮，亦称支气管肺癌。早期常无症状，癌肿增大后，可出现刺激性咳嗽、痰中带血，当阻塞较大的支气管时，可出现胸闷、气促、胸痛等症状；晚期由于肿瘤压迫或转移，可发生与受累组织相关的征象。原则上以手术为主，结合放疗、化疗、中医中药治疗及免疫治疗等综合治疗方法。

（一）术前护理

1. 按一般心胸外科疾病患者常规护理。

2. 活动与休息　注意休息，适当活动。长期卧床患者，指导其做深呼吸运动及吹瓶或吹气球练习，病情许可者鼓励下床活动。

3. 饮食与营养　给予高热量、高蛋白、高维生素、易消化饮食，必要时可静脉补充营养。

4. 呼吸道护理　指导并劝告患者戒烟，保持口腔卫生。痰液多时行体位引流，痰液黏稠不易咳出者可行超声雾化吸入、吸痰等，遵医嘱应用抗生素或祛痰药等。

5. 心理护理　关心、安慰患者，耐心解释，消除其顾虑及恐惧，帮助其树立战胜疾病的信心。

6. 术前指导

（1）指导患者练习腹式呼吸，有效咳嗽和排痰，以促进肺扩张，指导患者练习使用深呼吸训练器。

（2）训练手术侧手臂及肩部主动活动，以维持关节正常功能。

（3）讲解术后配合方法，介绍术后放置胸腔引流管的目的及注意事项。

（二）术后护理

1. 按一般外科术后患者常规护理。

2. 体位护理　肺叶切除者可取平卧位或侧卧位，肺段切除术或楔形切除术者选择健侧卧位，全肺切除术者，取1/4侧卧位，若有血痰或支气管瘘管，取患侧卧位。血压稳定后可取半坐卧位。

3. 饮食护理　患者意识恢复且无恶心、呕吐现象，拔除气管插管后即可开始饮水。肠蠕动恢复后，可开始进流质、半流质饮食，逐渐过渡至普食，给予高热量、高蛋白、高维生素、易消化饮食。

4. 病情观察

（1）生命体征：术后2~3小时，每15分钟测量生命体征1次，脉搏和血压稳定后，改为0.5~1小时测量1次，术后24~36小时严密监测血压波动情况。

（2）切口：观察切口有无红、肿、热、痛等感染征象；观察切口敷料是否干燥，如有渗湿应及时更换。

（3）并发症：观察有无出血、感染、肺不张、支气管胸膜瘘、肺水肿、呼吸窘迫综合征等并发症，如有异常及时通知医师处理。

5. 呼吸道护理　观察患者呼吸频率、幅度及节律，以及双肺呼吸音，有无气促、发绀等征象，指导患者深呼吸，有效咳嗽、咳痰，有缺氧症状时给予氧气吸入，注意观察有无呼吸窘迫现象发生。

6. 胸腔引流　保持引流通畅，观察引流液的色、量及性状，当引流血量>200mL/h，持续2~3小时以上，警惕有活动性出血。全肺切除患者术后所置的胸腔引流管一般呈钳闭状态，应定时开放，每小时1次，每次5~10分钟，每次放液量不宜超过100mL，速度宜慢，以维持气管、纵隔于中间位置，避免引起纵隔移位。

7. 药物应用　遵医嘱补液，使用抗生素，注意输液的量和速度，全肺切除术后患者应控制钠盐摄入，24小时补液量宜控制在2000mL左右，速度以20~30滴/分钟为宜。疼痛患者可适当给予镇痛药，同时观察患者呼吸频率、节律、幅度，是否有呼吸受抑制的征象。

8. 心理护理　关心、安慰患者，耐心解释，消除其顾虑及恐惧，帮助其树立战胜疾病的信心，使其积极配合。

9. 健康指导

（1）活动与休息：鼓励患者早期下床活动。术后第1天，生命体征平稳，协助患者下床或在床旁站立移步；第2天起，可扶持患者绕病床在室内行走3~5分钟，根据病情逐渐增加活动量。

（2）功能锻炼：进行腹式深呼吸、有效咳嗽咳痰、吹气球等训练，促进肺膨胀；进行抬肩、抬臂、举手过头或拉床带活动，预防术侧肩关节强直及失用性萎缩。

（3）出院指导：出院后数周内，进行呼吸运动及有效咳嗽练习，加强营养，注意口腔卫生，戒烟，定期复查，不适随诊。

四、食管癌

食管癌（esophageal carcinoma）是一种常见的消化道肿瘤。早期常无自觉症状，偶有轻微的吞咽不适，中晚期典型症状为进行性吞咽困难，患者逐渐消瘦、贫血、脱水及营养不良。以手术治疗为主，辅以放疗、化疗等综合治疗。

（一）术前护理

1. 按一般心胸外科疾病患者常规护理。

2. 饮食与营养　能进食者给予高热量、高蛋白、高维生素、易消化、无刺激性饮食；对于仅能进流食或不能进食且营养状况较差者可静脉补充液体、电解质或提供肠内、肠外营养。

3. 口腔护理　进食后漱口，保持口腔卫生，积极治疗口腔疾病。

4. 呼吸道准备　指导患者进行有效咳嗽、咳痰和腹式深呼吸训练，吸烟者劝其戒烟。

5. 胃肠道准备

（1）术前1周遵医嘱口服抗生素溶液冲洗食管，起到局部消炎和抗感染作用。

（2）术前8小时禁食、4小时禁饮。对进食后有滞留或反流者，术前1天用生理盐水加抗生素口服或置胃管行食管冲洗。结肠代食管患者，按普通外科术前肠道清洁准备。

（3）术晨常规置胃管，通过梗阻部位时不能强行进入，以免穿破食管。

（二）术后护理

1. 按一般外科术后患者常规护理。

2. 体位护理　血压稳定后取半卧位，利于呼吸和引流。

3. 饮食护理

（1）术后禁饮食3～4天，持续胃肠减压，禁吞咽唾液，抗生素漱口液漱口，每天4～6次，保持口腔清洁卫生。

（2）术后3～4天胃肠功能恢复后，可经胃或空肠营养管滴入营养丰富的流质饮食。开始可用5%葡萄糖盐水缓慢滴入60～100mL，如无腹胀、腹痛等不良反应，术后5～6天开始进食全量清流质（如鱼汤、混合奶、菜汤等）饮食，每小时给予100mL，每日6次。

（3）术后3周患者若无特殊不适可进普食，注意少量多餐，避免进食生、冷、硬、刺激性食物，进食不宜过多、过快。

4. 病情观察

（1）生命体征：术后持续监测患者生命体征变化，平稳后可1～2小时测量1次。

（2）切口：保持切口敷料干燥，有渗出时及时更换，观察局部有无红、肿、热、痛等感染征象。

（3）并发症：进食后如出现呼吸困难、刺激性咳嗽、胸痛、脉速、体温升高、血象增高等症状，应警惕发生吻合口瘘。立即停止进食，行胸腔闭式引流、抗感染及营养支持治疗。若胸腔闭式引流量多，性状由清亮逐渐转为混浊，患者出现胸闷、气急、心悸甚至血压下降等症状，提示有乳糜胸，应尽早行胸导管结扎术及胸腔闭式引流术。

5. 呼吸道护理　听诊双肺呼吸音，观察患者有无缺氧征兆，注意呼吸频率、幅度及节律变化。鼓励患者深呼吸、有效咳嗽咳痰。咳痰不畅时行雾化吸入、吸痰，必要时气管切开，保持呼吸道通畅。

6. 引流护理　妥善固定各引流管，保持引流通畅，观察引流液的颜色、量及性状，并做好记录。如胃管脱出，应严密观察病情，不应盲目插入，以免发生吻合口瘘。

7. 药物应用　遵医嘱使用抗生素，静脉补充营养，维持水、电解质、酸碱平衡。化疗患者避免输液外渗，如有恶心、呕吐等不良反应，对症处理。

8. 心理护理　关心、安慰患者，耐心解释，消除其顾虑及恐惧，帮助其树立战胜疾病的信心，使其积极配合。

9. 健康指导

（1）饮食指导：少量多餐，细嚼慢咽。避免进食过硬、刺激性食物和碳酸饮料。饭后勿立即平卧，睡眠时将枕头垫高，防止胃液反流至食管。

（2）定期复诊：定期复查，坚持后续治疗。

五、纵隔肿瘤

纵隔是一间隙，前面为胸骨，后面为胸椎，两侧为纵隔胸膜，上连颈部，下止于膈肌。其内肿瘤种类繁多，常见有纵隔肿瘤（mediastinal tumor）、畸胎瘤（teratoma）、神经源性肿瘤（neurogenic tumor）、胸腺瘤（thymoma）等。约1／3的患者无症状，常见症状有胸痛、胸闷、咳嗽、气促等，部分可并发重症肌无力，表现为眼睑下垂、乏力，进食或呼吸困难等。治疗方法有手术切除、放疗、化疗等。

（一）术前护理

1. 按一般心胸外科疾病患者常规护理。

2. 饮食护理　给予高热量、高蛋白、高维生素饮食，有吞咽困难者，可静脉补充营养。做好口腔护理，预防呼吸道并发症。

3. 病情观察　观察患者肌无力进展情况，在危象控制、病情稳定后方可手术，以保证治疗效果，减少术后并发症的发生。

4. 药物应用　伴有肌无力的患者，应慎用或禁用镇痛药如吗啡、哌替啶（杜冷丁），镇静药如巴比妥、地西泮等，抗生素类药如链霉素、新霉素、卡那霉素等，以免加重病情。

5. 用物准备　伴有肌无力患者，术前准备呼吸机，床边备气管切开包，以备抢救时用。

（二）术后护理

1. 按一般外科术后患者常规护理。

2. 体位护理　病情稳定后取半卧位，利于呼吸和引流。

3. 饮食护理　早期禁饮食，以免呛咳引起误吸。待患者清醒后，给予流质、半流质饮食，逐渐过渡至普食。

4. 病情观察

（1）生命体征：每15～30分钟测量生命体征1次，稳定后可改为每1～2小时测量1次。

（2）切口：保持切口敷料干燥，渗出时及时更换，观察局部有无红、肿、热、痛等感染征象。

（3）危象监测：术后24～48小时严密观察、判断、处理三种危象的发生（肌无力危象、胆碱能危象、反拗危象），如呼吸骤停，应立即气管插管，呼吸机辅助呼吸。

（4）并发症：合并感染的畸胎瘤患者，术后严密观察有无全身感染征象及切口愈合情况；神经纤维瘤切除术后者，密切观察胸腔内出血情况，及时止血，补充血容量。

5. 呼吸道护理　观察呼吸频率、幅度及节律变化，注意有无缺氧征象。常规给予氧气吸入，及时清除呼吸道分泌物，指导有效咳嗽、排痰，保持呼吸道通畅。

6. 引流护理　保持各引流管通畅，观察并记录引流液的颜色、量及性状。

7. 药物应用　重症肌无力患者术后禁用或慎用镇痛药及镇静药，向患者做好解释，取得配合。遵医嘱按时、有效、安全使用控制肌无力的药物，并观察用药后的效果及不良反应。

8. 心理护理　关心、安慰患者，耐心解释，消除其顾虑及恐惧，帮助其树立战胜疾病的信心，使其积极配合。

9. 健康指导

（1）用药指导：重症肌无力患者术后按医嘱坚持服药，不可擅自停药。

（2）出院指导：患者保持情绪稳定，心情舒畅，坚持肢体功能锻炼，定期复查，不适随诊。

六、先天性心脏病

先天性心脏病（congenital heart disease）是指先天发育异常而未能自愈的一组心脏病，其中以动脉导管未闭（patent ductus arteriosus，PDA）、房间隔缺损（atrial septal defect，ASP）、室间隔缺损（ventricular septal defect，VSD）和法洛四联症（tetralogy of fallot，TOF）为常见。

（一）术前护理

1. 按一般心胸外科疾病患者常规护理。

2. 活动与休息　心功能不良者应限制活动量，必要时卧床休息。

3. 呼吸道护理　指导有效咳嗽、排痰，避免受凉，防止呼吸道感染，遵医嘱给予低流量氧气吸入，每天3次，每次30分钟。

4. 药物应用　应用极化液供给心脏能量；给予右旋糖酐-40（低分子右旋糖酐）等药物静脉滴注，以减轻血液黏稠度。

5. 术前测量　测量身高、体重，便于计算术中、术后用药。

6. 心理护理　加强心理疏导，消除患者恐惧心理，帮助其树立战胜疾病的信心。

（二）术后护理

1. 按一般外科术后患者常规护理。

2. 体位与活动　血压稳定后取半卧位，利于呼吸和引流。术后2～3天，鼓励患者下床活动，促进康复。

3. 饮食护理　术后禁饮食，患者清醒、拔除气管插管后可进食，由流质、半流质饮食逐渐过渡至普食。

4. 病情观察

（1）监测生命体征、心电图和动脉血氧饱和度，每15～30分钟测量动脉压及中心静脉压1次，平稳后视病情延长测量时间。

（2）呼吸功能：观察呼吸频率、幅度及节律变化，患者有无缺氧征象。使用呼吸机期间应注意血气分析变化，调整好呼吸机参数，定时湿化气道，及时吸除痰液，保持呼吸道通畅。脱机拔管后，定时翻身、拍背，指导有效咳嗽、排痰。

（3）循环功能：注意患者皮肤颜色、温度、湿度、有无发绀、动脉搏动及毛细血管和静脉充盈情况；准确记录出入液量，每小时尿量不得少于1mL／kg。

（4）切口及引流：妥善固定引流管，防止扭曲、滑脱，保持切口敷料干燥和引流管通畅，观察引流液的颜色、量及性状，做好记录，警惕活动性出血。

（5）其他：观察患者神志、瞳孔、四肢活动情况。观察有无高血压、感染、出血、喉返神经损伤、脑部并发症等，如有异常，立即通知医师并处理。

5. 药物应用　遵医嘱补液，使用抗生素、止血药、强心利尿药等药物。注意控制输液量和输液速度，特殊用药注意浓度、剂量准确，以微量泵注入为宜。

6. 心理护理　关心、体贴患者，消除其顾虑及恐惧，帮助患者树立战胜疾病的信心，使其积极配合。

7. 健康指导　加强营养，适量活动，3个月内避免剧烈运动。定期复查，不适随诊。

七、心脏瓣膜病

心脏瓣膜病是临床常见的后天性心脏病（acquired heart disease）之一，病因多为风湿、感染等。主要表现有心慌、气促、下肢水肿，活动后呼吸困难并逐渐加重，晚期有重度心力衰竭症状。瓣膜疾病一旦造成循环系统血流动力学紊乱，应尽早手术治疗，如瓣膜置换术、瓣膜成形术及闭式分离术。

（一）术前护理

1. 按一般心胸外科疾病患者常规护理。

2. 病情观察　密切观察心率、心律及脉搏变化，有无缺氧征象。术前服用洋地黄者，应观察有无中毒症状，如恶心、呕吐、脉率减慢、心律失常、黄绿视等。

3. 药物应用

（1）遵医嘱应用强心、利尿等药物，必要时静脉滴注极化液，观察用药效果。

（2）术前3天停用洋地黄。

（3）长期使用利尿药患者，注意补充电解质。

4. 控制病情，预防并发症

（1）感染性心内膜炎或心包炎造成瓣膜损害的患者，宜在感染控制后再手术。

（2）控制风湿活动，宜在红细胞沉降率正常2～4周后手术。

（3）气促和呼吸困难者，给予氧气吸入，以改善缺氧。

5. 活动与休息　减少活动量，必要时绝对卧床休息。

6. 心理护理　做好心理护理及健康教育，取得患者及家属的配合。

（二）术后护理

1. 按一般外科术后患者常规护理。

2. 体位护理　麻醉未清醒时取平卧位，头偏向一侧。意识恢复、生命体征平稳者可取半卧位，以利于呼吸和引流。

3. 病情观察

（1）生命体征：严密观察患者生命体征变化，尤其是心率和心律变化。

（2）呼吸功能：严密监测患者呼吸频率、节律、深浅度及呼吸音变化。机械通气辅助呼吸者，定时湿化气道，及时吸除痰液，拔除气管插管后给予雾化吸入，指导患者深呼吸及有效咳嗽、咳痰，保持呼吸道通畅。

（3）四肢微循环：密切观察四肢皮温、甲床颜色等。

（4）出入量：维持体液负平衡，出量稍大于入量，保持尿量>1mL／（kg·h）。

（5）切口及引流：保持切口敷料干燥和引流通畅，若引流液>200mL／h，持续2～3小时，提示胸腔有活动性出血的可能，应立即通知医师处理。

4. 药物应用　遵医嘱给予利尿、扩血管、血管活性药物及洋地黄制剂，以减轻心脏前、后负荷，增强心肌收缩力。使用抗凝药物，观察牙龈、鼻腔、消化道等有无出血情况，必要时应暂停或减少抗凝药用量。抗凝期间观察有无血栓形成及栓塞，观察瓣膜声音是否改变，有无动脉栓塞，如脑血管栓塞时，轻者表现为头晕、头痛，重者出现偏瘫、昏迷，发现异常立即告知医师。

5. 预防感染　加强口腔、皮肤的护理，避免黏膜和皮肤破损，积极治疗感染病灶，预防上呼吸道感染。

6. 健康指导

（1）用药指导：向患者及家属做好服用抗凝药物知识宣教，遵医嘱定时、定量服用，不可漏服、多服。根据凝血酶原时间（一般为正常对照值的1.5～2倍）调节抗凝药用量。抗凝治疗期间一般不用维生素K，不应用阿司匹林类解热镇痛药，严密观察患者有无出血倾向。

（2）活动与休息：术后3个月内以休养为主，3～6个月根据心功能情况循序渐进增加活动量，6个月以后如无异常，可考虑恢复全天工作，但避免重体力劳动和剧烈运动。

（3）定期复诊：嘱患者出院3个月后定期复查，不适随诊。

八、冠状动脉粥样硬化性心脏病

冠状动脉粥样硬化性心脏病（coronary atherosclerotic heart disease）简称冠心病，是由于冠状动脉粥样硬化，引起冠状动脉管腔狭窄或阻塞，导致心肌供血不足和缺氧而引起的心脏病。心绞痛是其主要症状，多在劳动、情绪激动、寒冷、饱餐时诱发，还可出现心律失常、心源性休克甚至心脏停搏和心肌梗死。内科治疗无效时可采用冠状动脉旁路移植术治疗。

（一）术前护理

1. 按一般心胸外科疾病患者常规护理。

2. 活动与休息　减少活动量，尽量卧床休息，失眠者适当给予镇静药。

3. 饮食护理　进食清淡、低脂肪、低胆固醇、高蛋白饮食，多吃蔬菜和水果，防止便秘发生。

4. 病情观察　观察患者胸痛情况，判断疼痛性质，遵医嘱使用硝酸甘油等药物，观察心电图变化。

5. 药物应用　高血压、糖尿病患者，应在术前用药控制病情；服用洋地黄及钙通道阻滞药者，应在术前36小时停药；术前1周停用阿司匹林等抗凝药；术前1天，给予抗生素预防感染。

6. 心理护理　向患者及家属讲解手术目的、过程和注意事项，减轻其紧张和恐惧心理，增强其战胜疾病的信心。

7. 术前指导

（1）术前戒烟2周以上，冬季注意保暖，防止上呼吸道感染。

（2）指导、训练患者深呼吸、有效咳嗽。

（3）指导患者床上活动，说明术后翻身的重要性。

（二）术后护理

1. 按一般外科术后患者常规护理。

2. 活动与锻炼　取大隐静脉处用弹力绷带包扎并抬高肢体。次日即开始活动肢体，以避免发生下肢深静脉血栓或血栓性静脉炎，促进侧支循环的建立。

3. 病情观察

（1）心功能监护：持续心电监护，连续监测患者动脉压、左房压、中心静脉压、动脉血氧饱和度等，识别心律失常及心肌梗死征象。

（2）呼吸系统：呼吸机辅助呼吸4~10小时，定时湿化吸痰。根据动脉血气分析结果及患者心功能情况逐渐脱离呼吸机并拔除气管插管。拔除气管插管后，给予超声雾化吸入，鼓励患者深呼吸及有效咳嗽、排痰，保持呼吸道通畅，预防和控制呼吸道感染。

（3）循环系统：维持血容量和水、电解质平衡，术后维持血红蛋白在10g／L左右，血红蛋白过高会增加血液黏稠度和循环阻力，密切监测凝血酶原时间变化。

（4）肾功能：术后留置导尿管，并保持尿量> 1mL／（kg·h）。密切观察患者尿液的颜色及量的改变，详细记录24小时出入液量，限制水、钠摄入。

4. 药物应用　术后次日应开始口服阿司匹林，每天3次，每次10~20mg，以避免吻合口血栓形成。术后应用肝素等进行抗凝治疗，以防旁路移植的血管发生栓塞。

5. 健康指导

（1）饮食指导：进食富含维生素和粗纤维的低脂饮食，少食多餐，避免因进食过量、便秘而增加心脏负担。

（2）活动与休息：根据心功能恢复情况逐渐增加活动量，术后1年内避免重体力劳动和剧烈运动。

（3）用药指导：遵医嘱按时、按量正确应用抗凝、强心类药物，注意观察药物的不良反应。

（4）定期复诊：加强心功能锻炼，定期复查，不适随诊。

九、体外循环

体外循环（extracorporeal circulation）是将体内回心静脉血引至体外，与人工心肺机进行氧合，然后再由血泵输回动脉系统，继续血液循环的生命支持技术。先天性心脏病、人工瓣膜置换和冠状动脉旁路移植等心脏手术，都需在体外循环下进行。

（一）术前护理

1. 按一般心胸外科疾病患者常规护理。

2. 活动与休息　适量活动，注意休息，以免加重心脏负担。冠心病或主动脉瘤患者术前应卧床休息。

3. 饮食护理　给予高热量、高蛋白、高维生素饮食，增强手术耐受力。冠心病患者应进食低脂、低胆固醇饮食，心功能欠佳者限制钠盐摄入，进食较少者可静脉补充营养，如输注白蛋白、血浆、全血等，以纠正低蛋白血症和贫血。

4. 病情观察　观察患者生命体征及有无胸闷、胸痛、缺氧征象等，做好相应处理。

5. 药物应用　遵医嘱补液，给予强心、利尿、抗凝等药物治疗，观察用药后的效果。术前3~5天停用抗凝血药、洋地黄、利尿药等药物，给予口服氯化钾，以防术中出血或发生洋地黄毒性反应及心律失常。

6. 预防及控制感染　指导患者戒烟，冬季注意保暖，防止感冒和呼吸道感染，加强口腔、皮肤卫生，积极治疗感染病灶。

7. 术前测量　测量身高、体重，计算体表面积等，便于计算术中、术后用药剂量。

8. 心理护理　关心、安慰患者，消除其顾虑及恐惧，帮助其树立战胜疾病的信心，使其积极配合。

9. 特殊检查　做好心导管及造影等特殊检查的护理。

（二）术后护理

1. 按一般外科术后患者常规护理。

2. 体位护理　麻醉未清醒时取平卧位，头偏向一侧。清醒后，生命体征平稳者取半坐卧位，利于呼吸和引流。

3. 饮食护理　患者清醒，拔除气管插管后，进流质、半流质饮食，逐渐过渡至普食。给予高热量、高蛋白、高维生素、纤维丰富的低脂、低钠食物。

4. 病情观察

（1）循环系统：

血压及心功能：持续有创动脉压、左房压、右房压、肺动脉及肺动脉楔压等监测，每15~30分钟测量1次，平稳后延长测量时间。测量时先调试好零点，在患者安静情况下测量；应严格无菌操作，防止导管折断或脱落、出血，避免空气进入，保持管道通畅；定时观察动脉穿刺部位有无出血、肿胀以及远端皮肤颜色和温度等；拔管后压迫局部防止出血。

体温：术后体温≤35℃时应保暖复温，若体温>38℃应立即行物理降温；体温≥39℃，应遵医嘱给予药物降温，以免因高热导致心肌耗氧量增加。

肤色、皮温：密切观察患者皮肤的颜色、温度、湿度、动脉搏动以及口唇、甲床、毛细血管和静脉充盈情况。

输液：严格无菌操作，保持静脉输液通畅。遵医嘱补液，使用抗生素、止血、强心、利尿等药物，注意控制输液量及输液速度，特殊药物注意浓度、剂量准确，以微量泵注入为宜，并观察用药效果。

（2）呼吸系统：

妥善固定：妥善固定气管插管，防止脱出或移位；气管导管气囊每4～6小时放气1次，防止呼吸道黏膜因长时间压迫而糜烂、出血。

病情观察：严密观察患者呼吸频率、幅度、节律及呼吸音，每15～30分钟听诊呼吸音1次并记录。密切观察患者有无发绀、鼻翼翕动、点头状或张口呼吸及神志情况，监测动脉血气分析，根据结果，调整呼吸机参数。

保持呼吸道通畅：机械通气患者应定时湿化气道，及时清除呼吸道分泌物及呕吐物，拔除气管插管后给予雾化吸入，指导患者深呼吸及有效咳嗽、排痰，预防呼吸道感染。

（3）肾功能监护：术后留置导尿管，每小时测尿量，维持尿量>1mL／（kg·h），注意有无血红蛋白尿；准确记录24小时出入液量；减少或停止肾毒性药物使用，减少含钾食物摄入，防止发生高血钾。

（4）神经系统监护：术后严密观察患者的意识、瞳孔、运动及感觉有无异常。神志不清、烦躁者应考虑脑损伤，立即告知医师并处理。

（5）心包、纵隔引流管护理：

保持通畅：保持引流管通畅，每15～30分钟挤压1次。

病情观察：观察并记录每小时引流液的颜色、量及性状。术后3～4小时内，若10岁以下的小儿血性引流量>50mL／h，成年人>100mL／h，引流液呈鲜红色，有较多血凝块，并伴有低血容量表现，考虑有活动性出血的可能。严密观察有无心脏压塞征象，一旦确定有活动性出血及心脏压塞，应立即做好开胸止血手术准备。

（6）并发症观察：密切观察患者有无出血、感染、心律失常、心力衰竭、低心排综合征、急性肾衰竭、脑功能障碍等并发症，如有异常，及时处理。

5. 心理护理　关心、安慰患者，消除其顾虑和恐惧，帮助其树立战胜疾病的信心，使其积极配合。

6. 健康指导

（1）活动与锻炼：术后第1天，鼓励患者坐起，在床上活动；术后第2～3天，视病情可下床活动，逐渐增加活动次数及活动量。大隐静脉-冠状动脉旁路移植术后2小时即可开始被动活动，每天抬高患肢5～10次，行患侧下肢、脚掌（趾）功能锻炼。

（2）饮食指导：给予高维生素的均衡饮食，少量多餐，避免因进食过量、便秘而增加心脏负担。冠心病患者进低脂、低胆固醇饮食，伴心力衰竭者进低钠饮食。

（3）出院指导：

活动与休息：术后1年内避免重体力劳动及剧烈活动。

用药指导：遵医嘱用药，长期服用抗凝药物者注意观察有无出血倾向，定期测定凝血酶原时间，及时调整药物剂量。一般不使用维生素K，避免使用阿司匹林类解热镇痛药。

定期复诊：定期复查，不适随诊。

第五节　泌尿外科疾病护理常规

一、泌尿外科一般护理常规

1. 按一般外科疾病患者常规护理。

2. 饮水与补液　肾功能良好者，鼓励患者多饮水或适当补液，每天饮水可达2000～3000mL；肾衰竭、尿少、尿闭、全身水肿者，应严格限制补液量及饮水量，并准确记录24小时出入液量。

3. 排尿观察　观察患者有无排尿异常，如少尿、无尿、尿频、尿痛、排尿困难及尿潴留等。观察尿液颜色、性状及量的改变，如血尿、脓尿、乳糜尿。有血尿者应注意观察血尿的量，分辨是初始血尿、全程血尿还是终末血尿，是间歇性血尿还是持续性血尿等。

4. 标本收集　根据检查要求，正确收集晨尿或24小时尿液做肾功能检查。

5. 引流管护理　因病情需要而留置引流管的患者，应做好引流管的护理。

（1）妥善固定：患者活动或翻身时注意引流管有无牵拉、移位或脱落。

（2）保持通畅：经常检查引流管有无堵塞、扭曲或受压，保持引流管通畅。

（3）无菌操作：更换引流管或引流袋时应严格无菌操作，防止污染，引流液避免逆流，预防感染。

（4）严密观察：观察引流液的颜色、性状及量并准确记录，发现异常及时通知医师处理。

6. 健康指导　做好疾病相关知识及药物知识健康宣教，取得患者配合。

二、泌尿系统结石

泌尿系统结石（urolithiasis）又称尿石症，是泌尿外科的常见病。包括上尿路（肾、输尿管）结石和下尿路（膀胱、尿道）结石。典型临床表现为疼痛和血尿，并发感染时有尿路刺激症状。治疗原则为去除病因，根据结石的大小、数目、部位、肾功能和全身情况及有无并发症制定治疗方案。目前临床上分为非手术治疗和手术治疗两类方法。非手术治疗方法有口服排石药物和体外冲击波碎石治疗。手术治疗方法分为微创手术和开放手术两类。其中微创手术主要为钬激光碎石术，因为创伤小、疼痛轻、术后恢复快，患者乐于接受。

（一）非手术治疗

1. 按一般泌尿外科患者常规护理。

2. 活动与休息　鼓励患者多活动，适当做一些跳跃性的体育运动，以促进结石排出。肾绞痛发作时患者应卧床休息，根据医嘱应用解痉、镇痛药物。

3. 饮食护理　适当调整饮食，延缓结石增长速度，减少复发。肾功能良好者，可大量饮水，每天2000～4000mL。保持每天尿量>2000mL，以利于结石排出。

4. 药物应用　口服排石药物者，按医嘱行黄体酮（20mg／d）肌内注射，以扩张输尿管平滑肌，增加输尿管蠕动。有尿路感染者，根据尿细菌培养及药物敏感试验结果选用抗生素。

（二）术前护理

1. 按一般泌尿外科患者常规护理。

2. 控制感染　有感染或血尿者，应控制感染后方可手术。

3. 术前准备　术前1天准备手术区域及会阴部皮肤，根据医嘱备血，术前晚行普通灌肠1次。行开放手术者，术前半小时拍摄腹部平片。

4. 心理护理　关心、安慰患者，耐心解释，消除其顾虑与恐惧，帮助其树立战胜疾病的信心。

（三）术后护理

1. 按一般外科术后患者常规护理。

2. 体位与休息　上尿路结石术后取侧卧位或半卧位，以利于引流；肾实质切开者，应卧床2周；经膀胱镜钳夹碎石后，适当变换体位，增加排石。较大结石碎石后宜采取患侧卧位，以利于结石随尿液排出。

3. 饮食护理　术后禁食12小时，肠功能恢复后方可进食。可进高蛋白、高维生素、营养丰富的半流质或软食，少进易胀气的食物。

4. 病情观察

（1）生命体征观察：术后监测患者生命体征变化，及时准确做好记录。

（2）切口护理：保持切口敷料干燥，观察切口有无渗血、渗液。

5. 引流管护理　观察引流液的颜色、量和性质，并保持通畅。肾造口管一般于术后12天拔除，拔管前先夹管2～3天，若患者无患侧腰痛、漏尿、发热等不良反应，即可拔除肾造口管。开放手术后留置腹膜后引流管，一般于术后3～5天拔除。

（四）健康指导

1. 大量饮水 肾功能恢复良好者，鼓励患者多饮水，并在饮水后多活动，每天宜饮水2500～3000mL。成年人保持每天尿量2000mL以上，以防结石复发。

2. 饮食指导 含钙结石者宜食用含纤维丰富的食物，限制含钙成分多的食物摄入，如牛奶、豆制品等。草酸盐结石者宜进食低草酸饮食，少食菠菜、马铃薯、芝麻酱等。磷酸盐结石者宜少食排骨、蛋黄、咖啡等。尿酸结石者不宜摄入含嘌呤高的食物，如动物内脏、鱼、肉及家禽等。

3. 用药指导 采用药物降低有害成分，碱化或酸化尿液，预防结石复发。

4. 定期复诊 泌尿系统结石复发率高，应告知患者定期行尿液化验、X线或B超检查，观察有无结石复发、残余结石等情况。

三、肾结石

肾结石指发生于肾盏、肾盂及肾盂与输尿管连接部的结石。多数位于肾盂、肾盏内，肾实质结石少见。平片显示肾区有单个或多个圆形、卵圆形或钝三角形致密影，密度高而均匀。边缘多光滑，但也有不光滑呈桑葚状。肾是泌尿系统形成结石的主要部位，其他任何部位的结石都可以原发于肾脏，输尿管结石几乎均来自肾脏，而且肾结石比其他任何部位结石更易直接损伤肾脏，因此早期诊断和治疗非常重要。根据结石成分的不同，肾结石可分草酸钙结石、磷酸钙结石、尿酸（尿酸盐）结石、磷酸铵镁结石、胱氨酸结石及嘌呤结石六类。

（一）病因

肾结石形成主要原因就是饮食。它是由饮食中可形成结石的有关成分摄入过多引起的。

1. 草酸积存过多 体内草酸的大量积存，是导致肾结石的因素之一。如菠菜、豆类、葡萄、可可、茶叶、橘子、番茄、土豆、李子、竹笋等这些人们普遍爱吃的东西，正是含草酸量较高的食物。医师通过研究发现：200g菠菜中含草酸725.6mg，如果一人一次将200g菠菜全部吃掉，食后8小时，检查尿中草酸排泄量为20～25mg，相当于正常人24小时排出的草酸平均总量。

2. 嘌呤代谢失常 动物内脏、海产食品、花生、豆角、菠菜等，均含有较多的嘌呤成分。嘌呤进入体内后，要进行新陈代谢，它代谢的最终产物是尿酸。尿酸可促使尿中草酸盐沉淀。如果一次过多地食用了含嘌呤丰富的食物，嘌呤的代谢又失常，草酸盐便在尿中沉积而形成尿结石。

3. 脂肪摄取太多 各种动物的肉类，尤其是肥猪肉，都是含脂肪多的食品。吃多了体内脂肪必然增高，脂肪会减少肠道中可结合的钙，因而引起对草酸盐的吸收增多，如果一旦出现排泄功能故障，如出汗多、喝水少、尿量少，肾结石很可能就在这种情况下形成。所以，医师们常讲，为了预防得结石病，热天要多喝点水，吃了油水多的食物时，也要多喝点水，以促进排尿畅通，稀释尿液成分，就减少了得结石的危险。

（二）分类

大多数结石可混合两种或两种以上的成分。

1. 草酸钙结石　最为常见，占肾结石的80%以上，在酸性或中性尿中形成，发病多为青壮年，以男性多见。常呈黄褐色或石铜色，表面平滑（单水草酸钙）、粗糙（双水草酸钙），男性发病多见，多有家庭史，在X线片上清晰可见。尿沉渣内常有草酸钙结晶。宜低钙及低草酸饮食。少食牛奶及乳制品、豆制品、肉类、动物内脏（如肝、心、肾、肠等），还有巧克力、浓茶、芝麻酱、蛋黄、香菇、菠菜、虾皮、萝卜、芹菜、土豆等。食糖中纤维素可减少尿钙的形成，如麦麸食品中的麦麸面包、米糠也有同样作用，对复发性高钙尿结石有效，维生素B_1、维生素B_6缺乏使尿草酸增多，应增加富含此类维生素的食物，如谷物、干果、坚果等。

2. 磷酸钙结石　占结石的6%～9%，在碱性尿中形成，也以男性青壮年多发，多有家庭史。结石为白色，表面粗糙，常呈鹿角状，质地较硬，在X线片上清晰可见。磷酸钙结石的饮食同草酸钙结石相同。在低磷食物中，宜少食肉类、鱼类及骨头汤。

3. 尿酸结石　占结石的6%，在酸性尿中形成，当尿pH大于6.7时结石溶解，以男性多见。表面光滑，常呈鹿角状，色黄或棕褐色，质地较硬，在X线片上模糊不清或不能出现。尤以痛风患者更常见，通常有家庭史。尿沉渣内可见尿酸结晶。天然虾青素是一种强抗氧化剂，它可以阻止核酸氧化分解，防止尿酸结石形成。

（三）临床表现

1. 临床表现个体差异很大，决定于结石的病因、成分、大小、数目、位置、活动度、有无梗阻感染以及肾实质病理损害的程度。轻者可以完全没有症状，严重的可发生无尿、肾功能衰竭、中毒性休克及死亡。

2. 结石嵌顿于肾盂输尿管交界部或输尿管内下降时，可出现肾绞痛，为突然发作的阵发性刀割样疼痛，疼痛剧烈难忍，患者辗转不安，疼痛从腰部或侧腹部向下放射至膀胱区，外阴部及大腿内侧，有时有大汗、恶心、呕吐。

3. 由于结石对黏膜损伤较重，故常有肉眼血尿。疼痛和血尿常在患者活动较多时诱发。结石并发感染时，尿中出现脓细胞，有尿频、尿痛症状。

4. 当继发急性肾盂肾炎或肾积脓时，可有发热、畏寒、寒战等全身症状。双侧上尿路结石或肾结石完全梗阻时，可导致无尿。

（四）诊断

1. 实验室检查

（1）尿化验：可分为一般检查和特殊检查。

1）一般检查：主要为尿常规包括pH、相对密度（比重）、红细胞、脓细胞、蛋白、糖、晶体等。尿路结石患者的尿中可以发现血尿、晶体尿和脓细胞等。尿pH的高低常提示某种类型的结石：磷酸钙、碳酸磷灰石结石患者的尿pH常高于7.0；而尿酸、胱氨酸和草酸钙结石患者的尿pH常小于5.5。可见镜下血尿或肉眼血尿。但15%的患者没有血尿。在非感染性结石，可有轻度的脓尿。

2）特殊检查：

①尿结晶检查：应留取新鲜尿液。如看见苯样胱氨酸结晶提示可能有胱氨酸结石；如尿中发现尿酸结晶，常提示尿酸结石可能；发现信封样的晶体就可能是二水草酸钙结石；棺材盖样晶体则为磷酸镁铵结石；在疑有磺胺类药物结石的患者的尿中会发现磺胺结晶。

②尿细菌培养：菌落>10^5/mL者为阳性。药敏试验则可了解最有效的抗生素。尿培养如为产生尿素的细菌，则有感染结石存在的可能。

③24小时尿的化验：须正确收集24小时的尿液，尿液计量要准确。化验的内容包括24小时尿钙、磷、镁、枸橼酸、尿酸、草酸、胱氨酸等。

（2）血生化检查：

1）正常成人血清钙为2.13～2.60mmol／L（8.5～10.4mg／dL），无机磷为0.87～1.45mmol／L（2.7～4.5mg／dL）。原发性甲状旁腺功能亢进的患者血清钙高于正常值，常在2.75mmol／L（11mg／dL）以上，且同时伴有血清无机磷降低。

2）正常成人男性血清尿酸不超过416.36mmol／L（7mg／dL），女性则不超过386.62mmoL／L（6.5mg／dL）。当超过此值时为高尿酸血症。痛风的患者血尿酸增高。

3）肾结石伴有肾功能障碍，常有酸中毒，此时血清电解质改变，血清钠和二氧化碳结合力降低，血钾不同程度地升高。肾小管酸中毒时可出现低钾和高氯血性酸中毒。

4）尿素氮和肌酐的测定：可了解患者的肾功能，当肾功能受到损害时血中的尿素氮、肌酐可有不同程度的增高。

总之，对尿路结石患者的血液和尿液化验有助于了解其肾功能、结石有无并发感染、结石可能的类型及结石成因，并对指导结石的治疗及预防起作用。

2. 影像学检查

（1）X线检查：是诊断尿路结石最重要的方法。包括腹部平片、排泄性尿路造影、逆行肾盂造影或做经皮肾穿刺造影等。

1）尿路X线平片：是诊断尿路结石最基本的方法。根据肾、输尿管、膀胱、尿道区的不同X线阴影，可以初步得出有无结石的诊断。结石中的含钙量不同，对X线的透过程度也不同。大约40%可以根据在X线平片上显示的致密影来判断结石的成分，草酸钙结石最不透X线，磷酸镁铵次之，尿酸结石是最常见的可透X线的结石。胱氨酸结石因含硫而略不透X线。但是茚地那韦结石及某些基质结石在平扫的CT片可以显影。肾钙化常见于髓质海绵肾（接近沉积在扩张的集合管）。也可与腰椎横突的密度进行比较，并做出诊断。还有10%的不含钙结石不易被X线平片所发现。

腹部的钙化阴影可与尿路结石相混淆。这些钙化的阴影主要有：①肠道内的污物及气体。②肠系膜淋巴结钙化阴影。③骨骼部分的骨岛形成（如骶髂关节区域），以及第11、12肋软骨钙化。④骨盆区域的静脉钙化所形成的"静脉石"阴影。⑤体外的异物干扰（如纽扣、裤带上打的结等）。⑥消化道钡剂检查后没有排净的钡剂。

2）排泄性尿路造影：除可以进一步确认在X线平片上不透X线阴影与尿路的关系外，还可见患侧上尿路显影延迟，肾影增大，肾盂及梗阻上方的输尿管扩张、迂曲等改变，并据此了解肾脏的功能情况。必要时需延长造影的时间以求患侧满意显影。对输尿管壁段的结石，充盈的膀胱影可掩盖结石的影像，此时可嘱患者排尿后再摄片。可透X线的结石在静脉尿路造影（intravenous urography，IVU）片上可表现为充盈缺损。通过IVU片可以了解肾脏的形态、有无畸形等情况，还可以显示出肾盏憩室的结石与集合系统的关系。

3）急性肾绞痛时的X线造影检查：对经常规检查无法明确诊断的患者，如急诊肾图表现为梗阻型，可立即进行排泄性尿路造影检查。只要做好必要的准备（如给患者缓解疼痛）并适当延长造影的时间，绝大多数患者可以获得明确的诊断。其主要表现为：患侧肾脏显影时间延迟（一般于120~240分钟时可达到目的）、肾脏体积增大，造影剂在结石的部位排泄受阻。据此，可以明确结石的诊断。急诊泌尿系统造影的机制为：①一侧上尿路急性梗阻时，健侧肾脏的代偿功能不能很快出现，使造影剂能在血液内滞留较长的时间。②输尿管急性梗阻后，患侧肾脏内有回流发生。一方面降低了患侧上尿路的压力，改善肾皮质的血液循环，较长时间地维持肾单位的功能；另一方面使梗阻部位以上潴留的尿液不断更新，并从血液中得到造影剂，经过一段时间后终于使梗阻以上部位清晰地显影。

4）逆行造影：在下列情况下需要行逆行造影以协助诊断。①因种种原因致使排泄性尿路造影不满意时；②排泄性尿路造影发现肾、输尿管的病变，需要进一步明确病变的部位、范围和性质时；③怀疑肾内有阴性结石、息肉时；④某些鹿角型肾结石手术前，逆行造影可以帮助了解结石与肾盂、肾盏的关系。造影剂可为泛影葡胺，也可为空气。随着诊断技术的不断进步，逆行造影的应用已大为减少。

5）肾穿刺造影：在逆行造影失败时，可进行肾穿刺造影。因可能会引起一些并发症，故现已很少使用。

（2）肾图：是诊断尿路梗阻的一种安全可靠、简便无痛苦的方法，可了解分肾功能和各侧上尿路通畅的情况，作为了解病情发展及观察疗效的指标。其灵敏度远较排泄性尿路造影高。利尿肾图则可以对功能性梗阻及机械性梗阻进行鉴别。急性肾绞痛时如尿常规有红细胞但肾、输尿管及膀胱平片（kidney ureter bladder position，KUB）未见结石的阴影而不能明确诊断时，可急诊行肾图检查。如出现患侧梗阻型肾图，则可确定是患侧上尿路有梗阻，而与其他急腹症相鉴别。

（3）B超检查：可对肾内有无结石及有无其他合并病变做出诊断，确定肾脏有无积水。尤其能发现可透X线的尿路结石，还能对结石造成的肾损害和某些结石的病因提供一定的证据。但B超也有一定的局限性，它不能鉴别肾脏的钙化与结石，不能直观地了解结石与肾之间的关系，也不能看出结石对肾的具体影响，更重要的是，B超不能对如何治疗结石提供足够的证据。1／4以上B超正常的患者在IVU检查时诊断为输尿管结石。因此，B超对尿路结石的诊断只能作为一种辅助或筛选检查。在B超发现有结石后，应做进一步检查，如排泄性尿路造影等。

（4）CT检查：并非所有的尿石患者均需做CT检查。CT检查可显示肾脏大小、轮廓、肾结石、肾积水、肾实质病变及肾实质剩余情况，还能鉴别肾囊肿或肾积水；可以辨认尿路以外的尿路梗阻病变，如腹膜后肿瘤、盆腔肿瘤等；增强造影可了解肾脏的功能；对因结石引起的急性肾功能衰竭，CT有助于诊断的确立。因此，只有对X线不显影的阴性结石以及一些通过常规检查无法确定诊断进而影响手术方法选择的尿石患者，才需要进行CT检查。非增强的螺旋CT（NCHCT）由于资料可以储存、重建而得到应用。检查的时间快、费用低、没有造影剂的副作用、放射的剂量小，还可与腹部其他和肾绞痛容易混淆的疾病（如阑尾炎、卵巢囊肿等）相鉴别。其诊断肾、输尿管结石的敏感性在96%～100%，特异性在92%～97%。

NCHCT的扫描范围为剑突至耻骨联合下方。在NCHCT片上，所有结石都是高密度，且能显示肾积水及肾皮质的厚度。

（5）磁共振尿路造影：对诊断尿路扩张很有效。对96%的尿路梗阻诊断有效，尤其是对肾功能损害、造影剂过敏、禁忌X线检查者，也适用于孕妇及儿童。

（五）治疗

1. 对症治疗　解痉、止痛、补液、抗炎、中药治疗。

2. 排石治疗　结石直径<1.0cm，肾功能好，无合并感染，病程短，适用于能活动的患者。

3. 溶石治疗　服用药物，大量饮水，调节尿液pH，控制饮食种类等方法，适用于尿酸盐结石患者及胱氨酸结石患者。

4. 体外震波碎石术。

5. 经皮肾镜取石、碎石术。

6. 手术治疗　根据不同病情选用肾盂切开取石术、肾实质切开取石术、肾部分切除术、肾切除术、肾造瘘术和体外肾切开取石术等。

（六）预防

肾病的保养和预防可以从以下几个方面入手。

1. 控制饮食结构　避免酸性物质摄入过量，加剧酸性体质。饮食的酸碱平衡对于肾病的治疗及并发症的防治是非常重要的一个环节。饮食方面要多吃富含植物有机活性碱的食品，少吃肉类，多吃蔬菜。

2. 参加有氧运动　适当锻炼身体，在阳光下多做运动多出汗，可帮助排出体内多余的酸性物质，从而预防肾病的发生。

3. 保持良好的心情　不要有过大的心理压力，压力过重会导致酸性物质的沉积，影响代谢的正常进行。适当地调节心情和自身压力，可以保持弱碱性体质，从而预防肾病的发生。

4. 生活要规律　生活习惯不规律的人，如彻夜唱卡拉OK、打麻将夜不归宿等生活无规律，都会加重体质酸化，容易患糖尿病。应当养成良好的生活习惯，从而保持弱碱性体质，使肾病远离自己。

5. 远离烟、酒　烟、酒都是典型的酸性食品，毫无节制的抽烟喝酒，极易导致人体的酸化，使得肾病有机可乘。

6. 不要食用被污染的食物　如被污染的水、农作物、家禽、鱼、蛋等，要吃一些绿色有机食品，要防止病从口入。

（七）护理

1. 多饮水　每日至少饮水2000～3000mL，以稀释尿液，使结石易于排出，除白天大量饮水外，睡前也须饮水500mL，睡眠中起床排尿后再饮水200mL。多饮水可冲洗泌尿系统结石，又可稀释尿液，改变尿pH。

2. 适当调节饮食，可以预防结石的再生　含钙结石患者应少喝牛奶等含钙高的饮食，草酸盐结石患者应少吃菠菜、马铃薯、豆类和浓茶等。磷酸盐结石患者宜用低磷、低钙饮食，并口服氯化铵使尿液酸化。尿酸盐结石患者应少吃富含嘌呤的食物，如动物内脏、肉类及豆类，口服碳酸氢钠使尿液碱化，亦利于尿酸盐结石的溶解。

3. 观察排石现象　如绞痛部位下移，表明结石下移；疼痛突然消失，结石可能进入膀胱，这时患者应努力排尿，使结石排出。

4. 增加体育活动　除多饮水外还要增加体育活动，如跳跃等使结石易排出。

5. 为排出结石，患者增加日饮水量。如突然出现心慌、胸闷、脉搏细弱等症状，应注意可能由于大量饮水而致使心脏负担过重，应立即送医院治疗。

6. 经皮肾镜或经膀胱输尿管肾盂镜取石或超声碎石术前做好心理护理，以减轻患者恐惧、焦虑心情，术后患者常伴有尿漏、出血，甚至肠穿孔或其他周围脏器损伤的并发症，应加强观察。

7. 肾盂切开取石术或输尿管切开取石术后的护理

（1）肉眼血尿情况：密切观察患者有无肉眼血尿。

（2）应保持引流管通畅，必要时用针筒生理盐水做冲抽。

（3）有无漏尿：一般术后都有不同程度的尿液漏出，最好术中伤口内放置负压球吸引，术后可以做持续吸引漏尿，正确记录漏尿量，并可避免多次伤口换药。输尿管切开取石术患者，术后漏尿在3周以上，应做膀胱镜输尿管内插导管做内支架，可促使输尿管壁切口愈合而停止漏尿。

（4）高热：外渗尿液引流不畅或有残余结石引起感染可发生高热，应严密观察患者体温、血象，必要时做B型超声波检查，了解肾周有无积液，并用抗生素控制感染。

8. 肾部分切除术和肾实质切开取石术的护理

（1）出血情况：由于肾脏血流丰富，组织脆嫩，缝合止血不易。术后48小时内大出血者，多因术中止血不够完善，应注意引流液血色深浅、引流管是否通畅，观察血尿程度，如有进行性出血者，需再次手术止血。

（2）术后：应绝对卧床2周，7~10日是肠线吸收期，尤其要定期测血压、脉搏，保持大便通畅，必要时灌肠。因便秘或咳嗽用力时可致出血。

（3）预防感染。

（4）预防尿漏：肾周围引流管应至少保留4日，确实无渗液后，才可拔除。

9. 体外震波碎石术护理　做好心理护理及术前常规护理。术后严密观察患者血尿进展、肾绞痛、发热，在碎石术及中西药综合治疗情况下，要特别注意患者心肺功能的改变。

四、良性前列腺增生

良性前列腺增生（benign prostatic hyperplasia，BPH）是老年男性的常见病，排尿梗阻是引发临床症状的主要原因，主要表现为尿频、进行性排尿困难、尿潴留等。症状轻者可口服药物治疗，严重者可采用手术治疗，如前列腺电切术或前列腺摘除术，其中前列腺电切术具有损伤小、术后恢复快等优点，为临床上治疗前列腺增生的主要手术方法。近年来，临床上使用钬激光、绿激光等方法治疗前列腺增生，也取得了很好的效果。

（一）术前护理

1. 按一般泌尿外科患者常规护理。

2. 饮水与补液　鼓励患者多饮水或适当补液，保持每天尿量在1500~2000mL。

3. 引流护理　合并尿潴留、尿路感染、尿毒症等应留置导尿管或耻骨上膀胱造口管，保持尿液引流通畅，改善肾功能。

4. 药物应用　术前按医嘱给予雌激素口服，使前列腺收缩，减少术中出血。

5. 术前准备　术前1天准备下腹部及会阴部皮肤，根据医嘱备血，术前晚行普通灌肠1次。

6. 用物准备　准备膀胱冲洗液，一般为生理盐水3L／袋，每次10~20袋。

（二）术后护理

1. 按一般外科术后患者常规护理。

2. 体位与活动　术后平卧2天后改为半卧位，早期行下肢的主动或被动运动，预防下肢静脉血栓形成。妥善固定气囊导尿管，防止因体位改变而使气囊移位，失去压迫前列腺窝止血的作用。

3. 病情观察　密切观察患者生命体征及意识状态，防止因麻醉及手术刺激引起血压下降或诱发心脑并发症。

4. 持续膀胱冲洗

（1）冲洗时间：术后用生理盐水持续冲洗膀胱3～5天。

（2）冲洗速度：可根据尿液颜色而定，色深则快、色浅则慢。前列腺切除术后可见肉眼血尿，随着时间的延长，血尿颜色逐渐变浅，若血尿颜色逐渐加深，说明有活动性出血，应及时通知医师处理。

（3）保持冲洗管道通畅，若引流不畅应及时施行高压冲洗、抽吸血块。

（4）准确记录尿量、冲洗量和排出量。

5. 引流护理　行前列腺电切术者，术后3～5天尿液颜色清澈即可拔除导尿管。术后7～10天，可拔除膀胱造口管。拔管前先试夹管1天，若排尿通畅，即可拔除。

6. 预防膀胱痉挛　因手术创伤刺激，术后患者常会出现膀胱痉挛性疼痛。禁食期间可给予双氯芬酸钠栓剂25～50mg纳肛，能有效缓解膀胱痉挛疼痛，减少出血。进食后，可给予舍尼亭1mg，每天2次，口服3～5天。

7. 预防感染　术后应观察体温及白细胞变化，若有畏寒、发热症状，及时处理。每天用消毒棉球擦拭尿道外口2次，防止感染。

8. 预防并发症

（1）便秘与出血：手术1周后，逐渐离床活动。术后常规使用缓泻药，如麻仁丸等，预防便秘，避免因粪便干结、排便困难而导致腹压增高引起前列腺窝出血。术后1周内慎用灌肠或肛管排气。

（2）压疮：加强基础护理及皮肤护理，预防压疮。

（3）尿频、尿失禁：拔除尿管后，部分患者可能会出现短时间的尿频、尿失禁，多在2～5天可自行缓解。可指导患者进行腹肌、肛门括约肌收缩练习，促进尿道括约肌功能的恢复。

（4）经尿道电切综合征（transurethral resection syndrome，TUR综合征）：术中大量冲洗液被吸收，使血容量急剧增加，形成稀释性低钠血症，患者可出现烦躁、恶心、呕吐、抽搐、昏迷，严重者可出现肺水肿、脑水肿甚至心力衰竭。此时应减慢输液速度，给予利尿药、脱水药等对症处理，并密切观察患者病情变化。

（三）健康指导

1. 康复训练　术后前列腺窝的修复需3～6个月，因此术后可能仍有排尿异常或溢尿现象，指导患者经常锻炼肛提肌，以尽快恢复尿道括约肌功能，方法是吸气时缩肛，呼气时放松肛门括约肌。

2. 生活指导

（1）采用药物或其他非手术治疗者，应避免因受凉、劳累、饮酒、便秘而引起急性尿潴留。

（2）术后进食易消化、富含纤维素的食物，预防便秘。

（3）术后1~2个月避免剧烈活动，如跑步、骑自行车、性生活等，预防继发性出血。

3. 心理指导　术后常出现逆行射精，不影响性交。少数患者会出现阳痿，可查明原因，对症治疗。

五、肾癌

肾癌（renal carcinoma）亦称肾细胞癌，是最常见的肾实质恶性肿瘤。临床表现主要为间歇性、无痛性的肉眼血尿、肿块和疼痛，被称为肾细胞癌的三联征。而三联征俱全者仅占10%左右，其中50%以上患者都有肿瘤转移。目前临床上患者主要以血尿原因就诊。肾癌对化疗、放疗均不敏感，治疗方法以手术治疗为主，可行开放手术或腹腔镜手术治疗。

（一）术前护理

1. 按一般泌尿外科患者常规护理。

2. 饮食与营养　胃肠功能健全的患者，术前给予高热量、高维生素、营养丰富的饮食，增强患者体质，提高手术耐受力。

3. 纠正血尿　血尿症状轻者，告之多饮水，口服止血药物治疗即可。肉眼血尿明显的患者，需静脉应用抗生素及止血药物，贫血者可给予少量多次输血以提高血红蛋白水平及患者抵抗力。观察血尿的颜色、性质及量的变化，并做好记录。

4. 术前准备　术前1天准备腰部手术区域及会阴部皮肤，根据医嘱备血，术前一晚行普通灌肠1次。

5. 心理护理　关心、安慰、鼓励患者，告之手术的必要性和疗效，消除其顾虑与恐惧，帮助其树立战胜疾病的信心。

（二）术后护理

1. 按一般外科术后患者常规护理。

2. 活动与休息　术后去枕平卧6~8小时，麻醉清醒、血压平稳者可取半卧位。第2天可适当床上活动，1周后方可下床活动，避免过早下床活动引起出血。

3. 饮食护理　术后禁食8~12小时，肠蠕动恢复后可进清淡、易消化、半流质饮食，次日即可选择营养丰富饮食，保证营养摄入有利于机体的恢复，促进切口愈合。

4. 病情观察

（1）生命体征观察：术后严密监测患者生命体征变化，每30~60分钟测量血压、脉搏、呼吸1次。若出现血压下降、脉搏增快，提示有活动性出血，应通知医师及时处理。

（2）切口护理：保持切口敷料干燥，观察切口渗血、渗液情况，及时更换敷料。

5. 引流管护理

（1）保持通畅：妥善固定，避免扭曲，保持引流管的通畅，每天更换无菌引流袋1次。

（2）病情观察：严密观察并记录引流液的颜色、性质及量，若引流液为鲜红色，量较多，并伴有血压下降，说明有活动性出血，应及时输血、补液，应用止血药物，必要时手术止血。

（3）拔管护理：肾造口管一般于手术12天后拔除。拔管前先夹管2~3天，若患者无患侧腰痛、漏尿、发热等不良反应，即可拔除肾造口管。开放手术后留置腹膜后引流管，一般于术后3~5天拔除。导尿管一般于术后2~3天拔除。

6. 健康指导

（1）活动与休息：保证充分休息，适度锻炼，加强营养，增强体质。

（2）用药指导：由于肾癌对放疗、化疗均不敏感，生物素治疗是康复期主要治疗方法，告知患者用药的作用及目的，用药期间患者可能会出现低热、乏力等症状，若症状较重，应及时就医。

（3）定期复诊：肾癌的近、远期复发率均较高，术后需定期复查，有利于及时发现复发或转移。

六、膀胱癌

膀胱癌（carcinoma of bladder）是泌尿系统最常见的肿瘤。间断性、无痛性、全程肉眼血尿是其最主要的临床症状，晚期可出现排尿困难和尿潴留。治疗方法以手术治疗为主，化疗、放疗和免疫治疗为辅，手术方式有经尿道膀胱肿瘤电切术（transurethral resection of bladder tumor，TURBT）、膀胱部分切除术、单纯膀胱切除术和根治性膀胱切除术等。因膀胱肿瘤术后复发率高，并对化疗药物较敏感，所以保留膀胱者，术后常给予膀胱化疗药物灌注治疗。

（一）术前护理

1. 按一般泌尿外科患者常规护理。

2. 饮食护理　给予高蛋白、高热量、易消化、营养丰富的饮食，以纠正贫血。多饮水可稀释尿液，以免血块引起尿路堵塞。

3. 全膀胱切除加肠道代膀胱术患者应行肠道准备

（1）药物应用：术前1周口服抑制肠道细菌的抗生素。术前3天根据患者的体质及耐受情况，酌情给予缓泻药。术前1天给予50%硫酸镁60mL，分上午、下午两次口服。浓灌洗粉1份：19.66g（主要成分氯化钠、氯化钾和碳酸氢钠等）加入2000mL温开水中，1~2小时服完，并观察患者排便情况。

（2）术前3天开始给予无渣饮食，术前禁食24小时，禁水8小时。

（3）术前晚及术晨行清洁灌肠。

4. 补液治疗　术前3天开始补液，应用抗生素，必要时输血。

5. 皮肤准备　准备腹部及会阴部皮肤。行膀胱全切加肠道代膀胱术的患者，协助医师确定腹壁肠造口位置，并做好标记。

6. 术日晨留置胃管、导尿管。

7. 心理护理　关心、安慰患者，耐心解释，消除患者对癌症的恐惧；讲解手术的重要性和尿流改道的必要性，增强患者对手术治疗的信心。

（二）术后护理

1. 按一般外科术后患者常规护理。

2. 体位与活动　麻醉清醒、血压平稳者可取半卧位，以利于引流。膀胱肿瘤电切术后应卧床休息3~5天，避免过早下床活动引起出血。膀胱全切加肠道代膀胱术的患者，术后卧床15~20天，术后第2天可以开始适当床上活动，以促进肠蠕动恢复及预防下肢静脉血栓形成。

3. 饮食护理　膀胱肿瘤电切术后8小时可进流食，24小时后即可正常饮食。每天饮水量要求达到2000~3000mL，以起到内冲洗的作用。膀胱全切术加肠道代膀胱术的患者，需待肛门排气后（一般5~7天），方可进少量流食，然后逐步恢复到正常饮食。

4. 病情观察

（1）生命体征观察：严密观察患者生命体征变化，每30~60分钟测量1次。

（2）切口护理：观察切口有无出血及漏尿情况，敷料渗湿及时更换。

（3）冲洗及引流：膀胱肿瘤电切术后给予持续膀胱冲洗1~3天，保持冲洗通畅，注意观察冲洗引流液的颜色、性质及量。各引流管做好标识，妥善固定，保持通畅，并观察引流液的变化。

5. 肠造口护理　膀胱全切术加肠道代膀胱术后有腹壁造口患者，应观察造口肠管血供情况，涂抹氧化锌软膏或溃疡粉保护造口周围皮肤。指导患者正确使用造口袋，做好肠造口的护理。

6. 膀胱化疗灌注护理　膀胱肿瘤电切或膀胱部分切除术后应定期行膀胱化疗药物灌注治疗。灌注前应先排空膀胱，将药液灌入膀胱后，告知患者分别取左侧卧、右侧卧、平卧、俯卧位，每15~30分钟更换体位1次，使灌注的药液充分和膀胱壁接触，保留1~2小时，以充分发挥药物的作用。

（三）健康指导

1. 康复指导　适当锻炼，加强营养，积极戒烟，避免接触苯胺类致癌物质。

2. 膀胱灌注　术后坚持膀胱化疗灌注，每周1次，共8次，以后改为每个月1次，共10次，时间为1年。

3. 定期复诊　保留膀胱的患者，术后1年内每3个月复查1次膀胱镜检查，了解肿瘤有无复发。定期复查肝、肾、肺等脏器功能，及早发现转移病灶。

4. 自我护理　尿流改道术后腹壁造口者，指导患者学会护理造口，保持清洁，定时更换造口袋，以免发生逆行感染。

第六节　骨科疾病护理常规

一、骨科一般护理常规

1. 按一般外科疾病患者常规护理。

2. 体位护理　除上肢骨折患者外，头、颈、躯干、下肢骨折患者，均睡硬板床；四肢损伤患者，抬高患肢，保持患肢功能位置；凡固定牵引或内固定术后患者，搬动时应保持患肢功能位。

3. 饮食护理　损伤或术后早期给予清淡、易消化饮食，病情稳定后给予高热量、高蛋白、高维生素及粗纤维饮食，鼓励患者多饮水，保持大便通畅，维持正常尿量，预防骨质脱钙引起泌尿系统结石和感染。

4. 病情观察　观察患者全身及局部情况，注意肢体末梢循环改变。

5. 药物应用　遵医嘱给予抗生素及镇痛药物，防治感染，减轻疼痛。

6. 基础护理　做好基础护理，预防各种并发症，如压疮、坠积性肺炎等。

7. 心理护理　关心、安慰患者，消除其紧张及恐惧心理，鼓励其面对现实，帮助其树立战胜疾病的信心。

8. 功能锻炼　在病情允许的情况下，指导患者循序渐进地进行功能锻炼。

二、骨折

骨折（fracture）是指骨的完整性或连续性中断。骨折后可因出血过多、剧烈疼痛及广泛的软组织损伤而导致休克，局部一般症状有疼痛、压痛、肿胀、瘀斑和肢体功能障碍。局部特有体征为肢体外观畸形、反常活动、骨擦音或骨擦感。处理原则为复位、固定、早期康复治疗和预防并发症。

（一）四肢骨折护理

1. 按一般骨科患者常规护理。

2. 体位护理　除上肢骨折外，患者一律睡硬板床，抬高患肢，并保持肢体功能位置。长期卧床患者，鼓励多饮水，预防骨质脱钙引起泌尿系统结石和感染。

3. 饮食与营养　骨折或术后早期给予清淡饮食，必要时可少量多次输血或白蛋白等。病情稳定后给予高热量、高蛋白、高维生素及粗纤维饮食，保持大便通畅。

4. 病情观察

（1）严密观察患者生命体征变化，注意有无休克征象。

（2）观察早期并发症：

1）脂肪栓塞综合征：如患者出现呼吸困难、神志恍惚、突发高热，胸部、颈肩部出血点，应警惕脂肪栓塞综合征的发生。

2）骨筋膜室综合征：如患者肢体极度肿胀、发绀、麻木、持续性疼痛、肢端动脉搏动减弱或消失，出现手套式麻痹、肢体屈曲等症状，应警惕发生骨筋膜室综合征。

（3）观察患肢血供：

1）严密观察患肢末梢血液循环及活动情况，如出现剧烈疼痛、肿胀、麻木、皮温降低、苍白或发绀，应立即查明原因，及时对症处理。

2）抬高患肢略高于心脏水平（防止过度抬高），禁止热敷、按摩，以免加重组织缺血。

3）夹板或石膏绷带固定患者出现局部持久性疼痛，应考虑局部受压、缺血，必要时配合医师打开外固定，进行处理。

（4）伤口护理：密切观察伤口渗血、渗液情况，及时更换敷料。对感染严重的伤口，应及时清创、引流、湿敷等处理。

5. 药物应用　遵医嘱给予抗生素及镇痛药物，防治感染，减轻疼痛。

6. 基础护理　满足患者生活需求，预防各种并发症，如坠积性肺炎、压疮等。

7. 心理护理　关心患者，耐心解释，消除其紧张及恐惧心理，鼓励其面对现实，帮助其树立战胜疾病的信心。

8. 功能锻炼　讲解功能锻炼的意义及方法，指导患者按计划、循序渐进地进行功能锻炼。

（1）骨折早期（伤后1～2周）：以患肢肌肉的静力收缩为主，如上肢骨折可做推拿和手指的屈伸活动。股骨骨折可做股四头肌舒缩运动，踝关节的背伸、背屈运动，推动髌骨运动。

（2）骨折中期（伤后3～8周）：应加大肌肉的收缩力量和附近关节的活动度，以主动活动为主。活动量和力度以不产生局部剧烈疼痛为原则。

（3）骨折晚期（伤后8周后）：以肌肉的主动锻炼为主，锻炼时应逐渐增加肌肉的负荷量，下肢可部分负重行走，待肌力增强后可逐步去掉拐杖。

（二）脊柱骨折护理

1. 按一般骨科患者常规护理。

2. 体位与搬运

（1）禁忌脊柱前屈、旋转等活动，移动患者时采取轴式翻身，3人同时分别扶托患者颈肩部、腰骶部及双下肢，维持脊柱水平位，翻身时应上、下身同时旋转，避免扭曲，以免继续损伤造成截瘫。

（2）疑有颈椎骨折者，应平卧硬板床，沿纵轴牵引头部，维持颈椎于伸直位，用沙袋固定于颈部两侧，限制颈椎向左右两侧摆动，防止发生高位截瘫。

3. 截瘫者，按外伤性截瘫患者常规护理。

4. 饮食与营养　保证足够营养素摄入，提高机体抵抗力。

5. 基础护理　保持床铺清洁、干燥，使用防压器具，按摩受压部位，预防压疮发生。

6. 功能锻炼　指导患者保持适当体位，定时进行全身所有关节全范围的被动活动和按摩，以及进行腰背肌功能锻炼，预防失用性肌萎缩和关节僵硬。

（三）骨盆骨折护理

1. 按一般骨科患者常规护理。

2. 皮肤护理　单纯骨盆缘骨折或骨盆环前弓骨折，不影响负重者，卧硬板床休息3～4周，为防止骨折移位，切勿随意搬动或更换体位，每1～2小时按摩骶尾部皮肤，预防压疮。骨折愈合后方可取患侧卧位。

3. 病情观察

（1）全身情况：密切监测患者全身情况，包括神志、体温、脉搏、呼吸、血压、尿量、皮肤黏膜出血征象，必要时监测中心静脉压或肺动脉楔压，警惕休克的发生或加重。

（2）腹部情况：观察患者有无腹痛、腹胀、呕吐、排尿障碍，观察肠鸣音的变化和有无腹膜刺激征，疑有腹腔内出血者行腹腔穿刺协助诊断。

（3）排尿及排便：观察有无血尿、排尿困难或无尿，以判断膀胱、尿道损伤情况。合并尿道损伤者，应留置导尿管；膀胱造口者，按泌尿外科引流管护理。如有疼痛、出血，可做肛门指检，判断有无直肠损伤情况，便秘者遵医嘱使用开塞露。会阴部软组织开放性损伤者，便后保持局部清洁、干燥。

4. 饮食护理　鼓励患者进食高纤维食物，新鲜蔬菜、水果，多饮水。

5. 心理护理　评估心理状况，进行有针对性的心理护理。

6. 牵引患者按牵引常规护理。

7. 功能锻炼　协助、指导患者合理活动，牵引者12周后可持重。长期卧床患者练习深呼吸，进行肢体等长收缩，活动上、下关节。

三、手外伤

手外伤（injury of the hand）是临床常见的损伤，主要表现为手部皮肤损伤、手部肌腱损伤、手部血管神经损伤、手部骨与关节损伤。治疗原则为早期伤口正确止血，及时清创减少伤口污染，保存手的功能，术后将手固定于功能位，伤口愈合后尽早解除外固定，进行功能锻炼。

1. 按一般骨科患者常规护理。

2. 急救处理　现场急救包括止血、减少创口感染、防止再损伤，同时迅速转送，以争取时间早期治疗。若发生骨折，应给予临时固定；若有大血管损伤引起大出血，应在上臂上1／3处给予止血带止血，局部垫衬垫，并记录时间，每隔1小时松开止血带5～10分钟。

3. 早期清创　对开放性损伤，应争取在伤后6～8小时进行清创，以减少感染机会。

4. 术后护理

（1）按一般外科术后患者常规护理。

（2）保持功能位：用石膏托或小夹板固定于功能位，保持腕关节背伸30°，稍前倾，掌指及指间稍屈和拇指对掌位。

（3）预防感染：伤口渗血、渗液较多时应及时更换敷料，防止感染。损伤严重者及早应用抗生素和破伤风抗毒素。同时观察其体温的改变，如体温上升，伤口有臭味，应及时报告医师，并协助处理。

（4）保暖：寒冷可使血管收缩，不利于伤口愈合。室温应保持在20℃左右，必要时局部可用烤灯保暖，但注意温度不宜过高，慎防烫伤。

（5）患肢观察：包扎手部伤口时，指端应外露，以利于观察末梢循环情况，如发现手指苍白或发绀，皮温降低，肿胀明显时应立即告知医师，并适当抬高患肢，改善循环。手外伤伴有神经损伤者可出现感觉消失，营养障碍等改变，应注意保护，避免擦伤、冻伤、烫伤。

（6）功能锻炼：尽早进行被动和主动锻炼，防止关节僵硬。

四、腰椎间盘突出症

腰椎间盘突出症（protrasion of the lumbar intervertebral disc）是指腰椎间盘变性、纤维环破裂、髓核组织突出刺激或压迫马尾神经根引起的一组综合征。主要表现为腰痛、坐骨神经痛，同时伴有腰部活动受限，受累神经根支配区的感觉、运动或反射的改变。临床常采用非手术治疗和手术治疗。非手术治疗方法包括绝对卧床、骨盆牵引、推拿按摩、理疗、硬膜外封闭等。手术治疗方法包括腰椎间盘突出物摘除术或经皮穿刺髓核摘除术等。

（一）术前护理

1. 按一般骨科患者常规护理。

2. 卧位与活动　患者卧硬板床，取仰卧位，床头抬高30°，屈膝，腘窝处放一小枕，翻身时避免弯曲脊柱。指导患者练习床上大小便。卧床3周后，酌情戴腰围下床活动。

3. 饮食护理　给予高热量、高蛋白、高维生素的粗纤维食物，多饮水，防止便秘、泌尿系统感染及结石，增强患者手术耐受力。

4. 骨盆牵引　保持有效牵引，按牵引常规护理。

5. 心理护理　关心、安慰患者，耐心解释，帮助其树立战胜疾病的信心，使其积极配合治疗和护理。

（二）术后护理

1. 按一般外科术后患者常规护理。

2. 体位与活动　术后平卧6～8小时，根据病情和手术类型选择体位。术后24小时，协助患者轴式翻身及做直腿抬高运动，防止神经根粘连，3天后，鼓励患者主动直腿抬高。

3. 病情观察

（1）生命体征观察：观察血压、脉搏、呼吸的变化。

（2）切口护理：观察伤口渗血情况，如渗血、渗液较多，应及时报告医师，并协助处理。

（3）观察双下肢皮肤颜色、温度、感觉、运动恢复情况，如有疼痛加剧，下肢感觉、运动障碍加重，应及时报告医师处理。

（4）引流管护理：观察引流液的颜色、量及性状。如发现引流液为黄色液体，并伴头痛、恶心和呕吐，应考虑脑脊液漏可能，须行夹管，抬高床尾，并报告医师处理。

（三）健康指导

1. 功能锻炼　卧床期间坚持呼吸及四肢肌肉锻炼。术后第1天行直腿抬高锻炼，术后1周开始进行腰背肌锻炼，提高腰背肌力，增强脊柱稳定性。锻炼方法可选用飞燕式，然后用五点支撑法，2周后改为三点支撑法，坚持每天3～4次，每次50下，循序渐进，逐渐增加次数，坚持半年以上。

2. 出院指导

（1）采取保护措施：指导正确使用腰围，避免活动时造成脊柱扭曲，平时坚持做工间操，卧硬板床。

（2）保持正确的站、坐、行和劳动姿势：如抬重物时，髋、膝弯曲下蹲，腰背伸直，重量尽量压在着力点后，再用力抬起和迈步。

（3）自我护理：加强营养，保持良好心境，积极参加适当体育锻炼。

五、颈椎病

颈椎病（cervical spondylosis）系颈椎间盘退变及继发性椎间关节退变所致脊髓、神经、血管损害，而表现出的相应症状或体征。表现为颈部疼痛及僵硬、皮肤麻木、上肢肌力下降、步态不稳、眩晕、头痛、视觉障碍、异常出汗等。可采用非手术治疗和手术治疗。对于有明显脊髓受压症状者和非手术治疗无效者，需采用手术治疗，方式为开窗减压加植骨融合或内固定术。

（一）术前护理

1. 按一般骨科患者常规护理。

2. 饮食护理　以高热量、高蛋白、高维生素饮食为主。

3. 心理护理　关心、安慰患者，耐心解释，帮助其树立战胜疾病的信心，使其积极配合治疗和护理。

4. 适应训练　前路手术患者术前须做气管推移训练，可避免或减轻术中因反复牵拉气管导致气管黏膜水肿而影响呼吸。后路手术患者应指导俯卧位训练。

5. 疼痛护理　遵医嘱，给予局部制动、封闭、牵引、理疗，必要时，用药物缓解疼痛。

6. 用物准备　患者进手术室后，床边备气管切开包1个，沙袋2个，心电监护仪及吸氧装置。

（二）术后护理

1. 按一般外科术后患者常规护理。

2. 体位护理　取平卧位，颈部制动，以沙袋固定头颈部，翻身时注意保持头颈部在正中轴线上。

3. 病情观察

（1）生命体征观察：术后监测血压、脉搏、呼吸变化。观察患者面色和颈部肿胀情况，如出现颈部肿胀、呼吸困难、烦躁、发绀等症状，应警惕局部出血或血肿，通知医师及时处理。

（2）伤口及引流管护理：密切观察患者切口渗血情况，保持引流通畅，观察引流液的性质和量。

（3）四肢活动观察：观察四肢活动情况，及时发现有无感觉或运动功能障碍。

4. 心理护理　术后患者症状会有所缓解，但恢复过程较慢，可延续数月或更长，需多与患者交谈，给予安慰和鼓励，使其树立战胜疾病的信心。

5. 基础护理　定时翻身，加强皮肤护理，防止压疮发生；鼓励患者多饮水，防止泌尿系统感染；痰多者协助叩背排痰，防止其呼吸道感染。

（三）健康指导

1. 功能锻炼　术后根据手术情况卧床1～2天，加强四肢床上活动，防止肌肉萎缩。术后1～2天视情况协助患者下床活动，以颈围保护颈部。

2. 出院指导

（1）活动与锻炼：增强颈部肌力，坚持颈部的活动锻炼。方法为前、后活动和左、右旋转活动，避免寒冷刺激。长期伏案工作者应坚持颈部多方向活动，防止颈部疲劳过度。

（2）保持正确姿势：睡眠时注意枕头的高低及位置，平卧时枕头不可过高，侧卧位时枕头应与肩同等高度。术后继续佩戴颈围3个月，防止颈椎骤然过伸。

六、创伤性截瘫

创伤性截瘫是脊柱骨折或脱位合并脊髓损伤（spinal cord injury）后导致损伤平面以下感觉、运动、反射及大小便功能不同程度的丧失，同时，因自主神经系统功能障碍而引起内脏各器官功能紊乱。

（一）常规护理

按一般骨科患者常规护理。

（二）饮食护理

伤后1周，因消化功能紊乱可引起腹胀，应适当限制饮食，用静脉输液方式补充营养。2～3周后，消化功能恢复，则给予高热量、高蛋白、高糖类以及富含维生素和膳食纤维的饮食。

（三）病情观察

1. 肢体活动　观察患者痛、温、触及位置觉的丧失程度；观察患者肢体活动、截瘫平面变化、肢体感觉及运动的恢复情况。

2. 高热护理　高位截瘫者，出现中枢性高热时，宜用物理降温并做好高热期间的护理。

3. 低温护理　注意保暖，适当调高室温，必要时采用物理升温，但应防止烫伤。

（四）心理护理

了解患者思想状况，安慰、鼓励患者，使其增强战胜疾病的信心，并积极配合治疗和护理。

（五）并发症预防及护理

1. 压疮

（1）保持床铺干燥、平整、清洁，避免皮肤受潮湿、摩擦等刺激。

（2）保持皮肤清洁、干燥，每2～3小时翻身1次，骨隆突处垫海绵圈或贴减压敷料，避免受压。一旦发生压疮应积极处理，避免扩大及感染。

2. 泌尿系统感染

（1）预防感染：尿潴留者留置尿管，每天用1∶5000呋喃西林溶液250mL冲洗膀胱2次，每天更换引流袋，并用0.05%活力碘消毒尿道口和外阴部，每个月更换导尿管1次。鼓励患者多饮水，每天饮水2000mL以上，预防泌尿系统感染及结石形成。

（2）膀胱功能训练：持续导尿3天后开始夹管并定时开放，每4~6小时开放1次，以锻炼膀胱的收缩功能。

3. 呼吸道感染

（1）经常变换体位及叩背，鼓励并指导患者有效地咳嗽及咳痰，必要时行超声雾化吸入，每天2次。

（2）避免受凉，做好口腔护理。

（3）进行深呼吸训练，如吹气球或呼吸锻炼器训练，以增加肺活量。

（4）气管切开者应做好气管切开护理。

4. 便秘　指导患者多饮水，多进食绿叶蔬菜、水果、蜂蜜，经常按摩腹部，促进肠蠕动。必要时给予便乃通或番泻叶泡水服用，或使用开塞露、灌肠等方法协助排便。

5. 失用性萎缩　经常按摩肢体及四肢关节，病情稳定后开始实施肢体功能锻炼，防止肌肉萎缩、关节僵硬及静脉血栓形成。

（六）健康教育

1. 康复训练　指导患者出院后继续康复训练，预防并发症发生。

2. 使用康复用具　指导患者使用轮椅、助行器等。

3. 间歇导尿　指导患者及家属学会间歇导尿，预防长期留置导尿管而引起泌尿系统感染。

4. 定期复查　定期到医院复查，了解康复进展，调整康复计划。

七、骨与关节结核

骨与关节结核（tuberculosis of bone and joint）多为继发性结核，以脊柱结核发病率最高，其次是膝关节结核、髋关节结核和肘关节结核。临床表现为低热、盗汗、倦怠、局部疼痛、功能障碍、关节肿胀、肌肉萎缩、畸形、脱位、骨折、寒性脓肿和经久不愈的窦道，可有混合感染。采用非手术治疗或手术治疗。手术方式为清除病灶、切开排脓、关节融合和截骨术等。

（一）术前护理

1. 按一般骨科患者常规护理。

2. 饮食与营养　加强营养，改善患者一般情况，给予高热量、高蛋白、高维生素、易消化饮食。贫血者补充铁剂或输新鲜血。

3. 体位与休息　制动以防止病灶扩散及病理性骨折。脊柱结核者应卧床，采用轴式翻身。四肢骨折可行石膏包扎或牵引。

4. 控制感染

（1）抗结核治疗：术前应用抗结核治疗以防术后病变扩散和复发。服用药物期间应警惕肝脏功能受损及多发性神经炎的发生，可加用维生素B$_6$以减少毒性反应。

（2）结核性脓肿破溃已形成窦道者，应及时更换敷料。合并截瘫者，按截瘫患者常规护理。

5. 心理护理　向患者介绍病情，讲述治疗经过，稳定其情绪，使其积极配合治疗与护理。

（二）术后护理

1. 按一般外科术后患者常规护理。

2. 病情观察

（1）生命体征观察：严密监测患者血压、呼吸、脉搏变化。

（2）观察患者肢体温度、皮肤弹性、色泽、毛细血管充盈试验、尿量等情况。

（3）呼吸道监护：胸椎结核术后，胸部听诊示术侧呼吸音减低，叩诊呈鼓音，考虑为胸膜破损引起的呼吸困难，应立即报告医师，并协助处理。

3. 抗结核治疗　术后继续应用抗结核药物3～6个月。告知患者用药的重要性，并指导患者正确用药。服药期间坚持每个月复查肝功能，同时服用肌苷片等护肝药。

4. 按截瘫患者常规护理。

（三）健康指导

1. 功能锻炼

（1）休息与锻炼：卧硬板床，翻身时协助轴式翻身。长期卧床的患者，除截瘫或脊柱不稳者外，均应主动练习翻身、起坐或下床活动。

（2）合并截瘫或脊柱不稳者应鼓励其做抬头、扩胸、深呼吸、咳嗽和上下肢运动，以增强心、肺功能和上肢的肌力。

2. 出院指导

（1）加强宣教：加强患者及家属结核病防治的宣教工作。

（2）用药指导：指导患者坚持抗结核药物治疗，告知患者及家属如何观察药物的不良反应。

（3）饮食指导：加强营养，增强抵抗力，多吃高蛋白、高热量、高维生素类食物。

（4）定期复诊：结核病有复发的可能，故必须坚持用药2年，出院后3个月到医院随访复查。

八、人工关节置换术

人工关节置换术（artificial joint replacement）是指用生物相容性与机械性能良好的金属材料制成的一种类似人体骨关节的假体，以手术的方法，将人工关节置换被疾病或损伤所破坏的关节。其目的是切除病灶，解除疼痛，恢复关节的活动与原有的功能。

（一）术前护理

1. 按一般骨科患者常规护理。

2. 术前行皮牵引或骨牵引，使关节周围皮肤松弛。

3. 选择合适的人工关节，严格进行灭菌。

4. 进行适应性训练，如床上排便、有效咳嗽等。

（二）术后护理

1. 按一般外科术后患者常规护理。

2. 体位护理 术后平卧1~2周。患肢应保持外展中立位，穿防旋鞋制动，髋关节不能内收和外旋，以防止脱位。

3. 饮食护理 加强营养，给予高蛋白、高热量、高维生素、易消化饮食，以提高机体抵抗力。

4. 病情观察

（1）生命体征观察：术后严密监测血压、脉搏、呼吸变化，直至平稳。

（2）意识及患肢血液循环观察：密切观察患者意识状态及患肢血液循环情况。观察有无肺栓塞、局部感染、肢体血栓形成及关节脱位等并发症。

（3）引流管护理：保持引流管通畅，观察引流液的量和性质，更换引流装置时严格无菌操作。

5. 心理护理 了解患者的思想情况，多安慰、鼓励患者，以增强其战胜疾病的信心，使其更好地配合治疗。

6. 基础护理 加强基础护理，预防压疮、坠积性肺炎及泌尿系统感染等并发症。

（三）健康指导

1. 功能锻炼 术后病情稳定、疼痛缓解后即可开始，指导患者循序渐进地进行功能锻炼。术后1~3天行患肢股四头肌的等长收缩训练，避免肌肉萎缩；术后4~7天行患侧髋、膝主动屈伸训练，髋外展及后伸训练，以增强肌力，恢复髋关节活动；术后1~2周以增加肌力和关节活动度为主，使患髋主动屈曲接近90°；术后2周~3个月，逐渐增加训练时间及强度，巩固以往的训练效果，提高日常生活自理能力，加强步态训练。

2. 生活指导 术后3个月内禁止侧卧、盘腿、坐矮板凳或矮沙发，尽量使用较高的坐式马桶，防止髋关节脱位；避免提取和运送重物；避免增加假体负荷的体育运动。

3. 定期复诊 术后按医嘱要求定期复诊，以便了解患者康复情况，及时调整康复计划。

九、骨肿瘤

骨肿瘤（bone tumor）是指发生于骨内或起源于骨各组织成分的肿瘤。分为良性和恶性。临床上常采用手术治疗和综合治疗。

（一）术前护理

1. 按一般骨科患者常规护理。

2. 饮食与营养　给予高热量、高蛋白、高维生素饮食，必要时采用静脉补充营养。

3. 疼痛护理　提供患者增进舒适的方法，安排消遣活动，以转移其注意力。遵医嘱适当给予镇痛药物。

4. 术前准备　术前2周开始指导将接受下肢手术的患者做股四头肌的等长收缩锻炼；术前3天每天用肥皂液清洗局部；术前1天备皮。骶尾部肿瘤切除术前应做好肠道准备，留置导尿管等。

5. 心理护理　给予患者心理支持和安慰，消除其害怕和焦虑，使患者情绪稳定，积极配合治疗。

6. 化疗患者按化疗常规护理。

（二）术后护理

1. 按一般外科术后患者常规护理。

2. 体位护理　术后抬高患肢，膝部手术者膝关节屈曲15°；髋部手术置髋关节外展15°～30°中立位或内旋，防止发生内收、外旋脱位。

3. 病情观察

（1）生命体征观察：监测患者体温、血压、脉搏、呼吸变化，直至平稳。

（2）患肢情况：观察患肢有无疼痛及程度变化。观察远端肢体是否肿胀，有无感觉、运动异常和毛细血管充盈迟缓，若发生且系创口包扎过紧所致，应及时放松，并采取相应护理措施。

（3）切口引流管护理：观察切口引流管是否通畅，切口有无渗液、渗血，渗出量及其性质。

（4）局部情况：观察局部灭活后的组织反应、肿胀程度，表面皮肤的血供和温度，有无全身反应。

4. 疼痛护理　重视术后的疼痛控制，积极采取止痛措施。

5. 心理护理　关心、安慰患者，稳定其情绪，及时提供日常生活照顾，满足患者的需求，减轻患者的心理负担，使其树立战胜疾病的信心。

6. 截肢术后患者按截肢术后常规护理。

（三）健康指导

1. 功能锻炼　术后早期开始肌肉的等长收缩，足趾活动等功能锻炼。指导患者循序渐进地按计划进行功能锻炼，调节肢体的适应能力，以最大限度恢复自理能力。

2. 助行器使用　指导患者正确使用拐杖、轮椅等，尽快适应新的行走方式。

3. 治疗和复诊　恶性肿瘤患者坚持按计划行化疗、放疗、栓塞治疗等，定期进行复诊，了解治疗效果和机体的恢复情况。

十、截肢术

截肢术（amputation）常见有胫骨高位截肢、关节离断、肩胛带截肢、半盆切除等。根据治疗目的分为肿瘤根治性和姑息性截肢、外伤后肢体坏死性截肢。

（一）术前护理

1. 按一般骨科患者常规护理。

2. 饮食护理　给予高热量、高蛋白、高维生素饮食，增强手术耐受性。

3. 术前准备　半盆切除术应做肠道准备，术日晨清洁灌肠，留置导尿管。

4. 适应性训练　指导患者学会使用拐杖，进行手臂拉力锻炼，以便术后扶拐下地活动。

5. 心理护理　做好术前心理护理，稳定患者情绪，使其积极配合治疗，接受和正确面对自我形象的改变。

（二）术后护理

1. 按一般外科术后患者常规护理。

2. 体位护理　术后24～48小时抬高患肢，保持功能位，预防肿胀。下肢截肢，每3～4小时俯卧20～30分钟，将残肢用枕头支托，压迫向下；仰卧位时，不可抬高患肢，以免造成膝关节屈曲挛缩。

3. 病情观察

（1）生命体征观察：监测体温、血压、脉搏、呼吸变化，直至平稳。

（2）肢体残端渗血情况：观察肢体残端渗血情况，术后24～72小时床边备止血带，如大出血应及时通知医师并处理。

（3）切口引流管护理：保持切口引流通畅，观察引流液的量及性状。

（4）局部观察：观察肢体残端有无水肿、发红、水疱、皮肤坏死、并发感染的征象，是否有残肢疼痛和患肢痛。大腿截肢术后，应防止髋关节屈曲、外展挛缩；小腿截肢术后，要避免膝关节屈曲挛缩。

4. 疼痛护理　对残肢端进行热敷，加强残肢运动，必要时使用镇痛或镇静药物。对于长期的顽固性疼痛可行理疗、封闭、神经阻断等方法消除患肢痛。

5. 心理护理　理解、关心患者，给予其心理和精神上的支持，使其积极、乐观地面对生活。

（三）康复指导

1. 提高生存质量　摄入营养均衡，增加机体抗病能力；消除不良的心理，勇敢面对生活；合理使用镇痛药物，减轻或消除疼痛。

2. 指导残肢锻炼　术后早期进行残肢伸屈训练，促进水肿消退。术后2周下床扶拐行走，加强肌力锻炼，维持关节活动范围，为安装假肢做准备。

3. 复诊　按医嘱进行复诊和治疗，发现特殊情况和病情变化时及时就诊。

第七节　小儿外科疾病护理常规

一、小儿外科一般护理常规

（一）小儿外科疾病术前一般护理常规

1. 按一般外科疾病患者常规护理。

2. 心理护理　关心、爱护患儿，使其亲近护理人员；向家长进行有关注意事项的宣教，消除疑虑，使其主动配合治疗和护理。

3. 饮食与营养　加强患儿营养，注意食欲和进食情况。

4. 输液护理　按医嘱补液、给予抗生素，必要时输血，注意观察有无输液外渗情况。

5. 术前准备　腹腔手术前晚灌肠；结肠、直肠、肛门手术前晚及术日晨清洁灌肠。按患儿体重及手术性质备血。胃肠手术及严重腹胀患儿，术前置胃管，必要时置导尿管。婴儿术前6小时禁食；幼儿术前10小时禁食。

6. 麻醉前用药　按医嘱术前30分钟给予麻醉前用药。

（二）小儿外科疾病术后一般护理常规

1. 体位与活动　全身麻醉患儿清醒前取去枕平卧位，头偏向一侧；特殊部位手术根据要求决定体位；酌情使用约束带或保护架。视手术大小和术后恢复情况，鼓励患儿下床活动，婴儿也需每天抱起数次。

2. 饮食护理　非腹腔手术者，清醒后进流质饮食。腹腔手术者，待肠蠕动恢复后进流质饮食。

3. 病情观察

（1）生命体征及出入液量观察：严密观察生命体征及液体出入量。注意保暖，防止体温过低和受凉感冒。新生儿测血压困难时，应注意监测血氧饱和度变化，观察心率、口唇和甲床色泽的变化。

（2）切口及引流管护理：保持切口敷料干燥，注意保护切口，防止患儿搔抓。保持各种引流管道通畅，观察引流液的颜色、性质及量，防止意外拔管和受压。

4. 药物应用　根据医嘱给予抗生素预防感染，酌情给予镇静药。

5. 输液护理　应掌握好输液顺序和速度，保持输液管通畅，及时完成每天输液总量。

6. 氧气吸入　选择合适的方法给氧，使患儿舒适，同时保持给氧的有效性；按医嘱调节氧气吸入浓度，观察吸氧的效果。

7. 并发症观察　严密观察患儿有无术后并发症发生，如发现异常及时报告医师。

二、先天性巨结肠

先天性巨结肠（congenital megacolon）是指结肠或直肠远端缺乏神经节细胞，致该肠段痉挛狭窄，近端结肠继发性扩张、增厚，引起便秘、腹胀等低位肠梗阻的一种先天性疾病。少数患儿可采用扩肛、针灸、穴位注射等非手术治疗方法，多数患儿需手术治疗。

（一）术前护理

1. 按小儿外科疾病术前一般护理常规护理。

2. 饮食与营养　改善患儿营养状况，给予高热量、高蛋白、富含维生素、少渣饮食。术前2天进半流质饮食，术前1天进流质饮食并补液。严重营养不良、贫血患儿应多次少量输全血、血浆或白蛋白，以提高机体抵抗力。

3. 结肠灌洗　入院当天开始行结肠灌洗。每天1次，持续1~2周。

4. 术前备血　按20mL／kg计算。

5. 肠道准备　术前3天给予肠道抗生素如庆大霉素、甲硝唑等口服。术前晚、术晨清洁灌肠，必要时给予0.5%甲硝唑溶液50~100mL，术前晚清洁洗肠后保留灌肠或用0.05%活力碘100mL在术日晨清洁灌肠后冲洗肠道；术日晨禁饮食、插胃管。

（二）术后护理

1. 按一般小儿外科疾病术后常规护理。

2. 体位护理　患儿麻醉完全清醒前去枕平卧，头偏向一侧。麻醉清醒后，给予头高位或半卧位。

3. 饮食与营养　术后禁饮食，肠蠕动恢复后按流质—半流质—软食进食，少量多餐，逐渐恢复至正常饮食。对于全身营养状况较差的患儿酌情输注血浆、全血及白蛋白。

4. 病情观察

（1）生命体征观察：严密患儿观察生命体征变化，定时测量心率、呼吸、血压。

（2）胃肠减压：保持胃肠减压通畅，观察引流液的性质、颜色和量并做好记录。肠蠕动恢复后可拔管。

（3）全身状况：若出现持续高热、呕吐、腹胀、腹泻，并迅速出现脱水症状，做肛检时有大量奇臭粪液和气体排出，则提示肠炎，及时予以处理。

（4）切口观察：密切观察腹部切口渗出情况，若术后4～6天切口渗出液较多，且为血性，提示切口裂开，及时加压包扎或裂开切口缝合等处理。

（5）排便、排尿情况：保持肛门周围皮肤清洁，留置肛管妥善固定，接引流袋并保持通畅。肛管拔除后观察大便情况，术后早期排大便次数较多，粪便稀，以后可逐渐恢复至正常，若仍有腹胀、便秘，应及时通知医师处理。若术后8小时未排尿，应检查患儿膀胱是否充盈。如因液量输入不足所致无尿，则应调节输液速度，保持输液通畅。若术后尿潴留经诱导排尿法仍未排出者，立即插尿管并做好会阴部护理。

5. 造口护理

（1）皮肤保护：行肠造口者，术后要注意观察造瘘口周围皮肤，保持清洁，并涂氧化锌软膏予以保护。

（2）严密观察：密切观察造瘘口有无出血、缩窄、脱出及回缩，积极预防并发症，以便行定期肠吻合术。

6. 心理护理　做好家长心理疏导，及时与其沟通、交流，以稳定其情绪，使其积极配合治疗与护理。

（三）健康指导

1. 饮食指导　培养良好的饮食习惯，注意饮食卫生，不要进食生、冷、油腻及难消化吸收食物，多吃高蛋白、高维生素、粗纤维饮食。

2. 指导排便　训练患儿定时排便以形成条件反射。观察大便排出情况，若出现腹胀、腹泻、呕吐、排便困难等及时复诊。

3. 造口护理　指导家属观察肠造口情况，学会造口袋的使用和造口周围皮肤护理。

三、先天性肥厚性幽门狭窄

先天性肥厚性幽门狭窄（congenital hypertrophic pyloric stenosis）是一种先天性幽门环形肌肉增生肥厚、幽门管狭窄而引起的梗阻，是常见的消化道畸形之一。临床表现为呕吐、右上腹橄榄样肿块，可采用幽门环形肌肉切开术治疗。

（一）术前护理

1. 按小儿外科疾病术前一般护理常规护理。

2. 呕吐护理　观察患儿呕吐情况，如呕吐次数、呕吐物性状等并做好记录，同时注意患儿呕吐时头偏向一侧，防止呕吐物误吸。

3. 营养支持　根据病情给予输血浆、全血及补充电解质，改善体质。

4. 温盐水洗胃　术前3天每天用38～42℃、3%温盐水洗胃1次，行钡剂透视后应及时洗胃。洗胃时动作宜轻柔，将患儿上半身抬高45°或斜抱于身上，并观察患儿有无呕吐，防止误吸。

5. 对症处理　若患儿合并肺炎应及时给予抗生素治疗。

（二）术后护理

1. 按一般小儿外科疾病术后常规护理。

2. 胃肠减压　禁饮食，持续胃肠减压，观察引流液的颜色、量及性状，禁食期间做好口腔护理，保持口腔清洁。

3. 饮食与营养　一般术后12小时可饮水，每次10～20mL，每2～3小时喂水1次，若无呕吐及其他不适，24小时后改喂母乳或牛奶并逐渐加量，术后第3天后可按需喂奶，必要时静脉补充营养。

4. 防止误吸　每次喂奶后抱起患儿直立轻拍背部，使胃内气体排出。卧位时可将患儿置于右侧斜坡位，防止反流致误吸。

5. 切口护理　术后给予多头腹带包扎腹部切口，避免因患儿哭闹使切口张力增加而裂开。注意保暖，酌情使用新生儿暖箱。

（三）健康指导

1. 合理喂养　提倡母乳喂养，如无母乳可给予营养丰富、易消化的母乳化奶粉喂养。4个月后开始适当添加辅食，如鸡蛋黄、菜汤、果汁、米糊等。少量多餐，注意进食后应将患儿直立抱起轻拍背部。

2. 及时复诊　若喂奶后仍有剧烈呕吐且呈进行性加重，应及时复诊。

四、肠套叠

肠套叠（intestinal intussusception）是指一段肠管及其系膜套入其近、远端肠腔而导致的肠梗阻。临床表现为阵发性腹痛、呕吐、便血及腹部肿块。非手术治疗为空气灌肠复位，手术治疗包括单纯手法复位、肠套叠复位术和肠切除吻合术等。

（一）术前护理

1. 按一般小儿外科疾病术前护理常规护理。

2. 胃肠减压　禁饮食，持续胃肠减压，观察引流液的颜色、量及性状。

3. 病情观察　观察生命体征变化，注意有无脱水、休克征象，并做好术前准备。

4. 输液护理　保持输液通畅，按医嘱要求补液，纠正水与电解质失衡。

（二）术后护理

1. 按一般小儿外科疾病术后常规护理。

2. 饮食护理　术后禁食并持续胃肠减压，待肠蠕动恢复、患儿无腹胀，可给予流质、半流质饮食，逐渐过渡到普食。

3. 病情观察　密切观察患儿生命体征及病情变化，注意切口有无渗出，用腹带包扎腹部切口，避免因患儿哭闹使切口张力增加而裂开。

4. 药物应用　遵医嘱使用抗生素等药物，注意输液量及速度。

5. 心理护理　尽量减少对患儿的不良刺激，保证充足睡眠。做好家长的心理疏导，及时与其交流和沟通，以稳定的情绪配合落实患儿的治疗和护理。

（三）空气灌肠复位护理

1. 术前用药　术前30分钟肌内注射镇静药与解痉药。

2. 饮食护理　复位成功后6小时开始进食。

3. 病情观察

（1）观察复位效果：肛门是否排气、排便，腹部包块是否消失，患儿是否安静或入睡。

（2）口服药用炭片0.3~0.6g，观察是否有黑色炭末排出。

（3）若患儿哭闹、面色苍白、呕吐、腹痛，常提示复位失败，可能出现肠穿孔，应及时通知医师处理。

（四）健康指导

1. 合理喂养　注意饮食的性质和规律，添加辅食应循序渐进，避免增加胃肠道的负担。

2. 饮食卫生　注意饮食卫生，因寄生虫、肠炎等导致肠运动发生异常或肠蠕动增加，易造成肠套叠。

3. 及时就诊　如发现患儿阵发性哭闹、呕吐、便血、腹部出现肿块，应及时就诊，警惕肠套叠复发。

五、尿道下裂

尿道下裂（hypospadias）是指由于胚胎发育过程障碍，尿道沟不能完全融合到龟头远端，尿道开口位于冠状沟和会阴部之间的任何部位，同时伴有阴茎下弯畸形。临床表现为阴茎下弯、帽状包皮、尿道口异位，患儿呈蹲位排尿。

（一）术前护理

1. 按一般小儿外科疾病术前常规护理。

2. 心理护理　护士应主动亲近患儿，耐心解答其疑问，消除其自卑心理。同时多与其父母交流，消除家长焦虑情绪，以免影响患儿。

3. 术前晚给予普通灌肠。

4. 会阴部清洁　每天清洁外生殖器及会阴部2次，保持清洁及干燥。

（二）术后护理

1. 按一般小儿外科疾病术后常规护理。

2. 体位护理　取仰卧位，使用支被架，避免衣被触碰切口引起疼痛感染，冬季注意保暖。

3. 引流管护理　将导尿管妥善固定于床边，避免打折、扭曲、扯脱。保持导尿管通畅和会阴部清洁，每天行尿道口擦洗2次。

4. 切口护理　观察切口有无渗血、龟头血液循环情况及阴茎有无水肿，保持切口周围清洁、干燥。

5. 保持大便通畅　勿用力排便，以免影响切口愈合，必要时可口服缓泻药或人工辅助排便。

6. 药物应用

（1）遵医嘱使用抗生素预防感染。

（2）较大患儿每晚给予己烯雌酚口服，防止阴茎勃起引起疼痛。

（三）健康指导

1. 饮食指导　指导患儿多饮水，保持导尿管引流通畅，预防并发症。

2. 观察排尿　指导患儿及家长正确使用阴茎保护器。观察排尿情况，若尿线变细、射程变短、排尿不畅应及时到医院复诊。

3. 其他　衣着宽松、柔软透气，指导男性患儿站立排尿。

六、包茎

包茎（phimosis）是指包皮不能向上翻转使阴茎头外露。

（一）术前护理

1. 按小儿外科疾病术前一般护理常规护理。

2. 术前1天清洁会阴部皮肤及包皮。

3. 训练患儿采取跪式或俯式体位排尿方法。

（二）术后护理

1. 按一般小儿外科术后常规护理。

2. 病情观察　严密观察切口渗血及龟头血液循环情况，注意观察阴茎、阴囊有无肿胀。

3. 预防感染　采用暴露疗法的切口，局部可用烤灯或理疗。采用支被架保护的切口避免衣被碰擦。采用跪式或俯式体位排尿，避免污染切口敷料。术后24小时拆除阴茎体部纱布，并用1：5000高锰酸钾溶液浸泡切口，促进阴茎水肿消退，预防切口感染。

（三）健康指导

1. 指导使用阴茎保护器，避免碰擦。

2. 切口护理　术后切口周边有淡黄色液体渗出为正常现象，用1∶5000高锰酸钾溶液浸泡，每天3次。

3. 定期复诊　指导家长观察患儿术后排尿、阴茎勃起情况，定期复诊。

七、臀肌挛缩症

臀肌挛缩症（gluteal muscle contracture）是由于各种原因引起的臀部筋膜、肌肉等软组织纤维瘢痕化挛缩所致的髋关节活动障碍。临床表现为患儿行走步态异常，臀部外上方或臀肌纤维方向有皮肤凹陷，双大腿交叉架腿试验阳性，划圈征阳性，有弹响征。

（一）术前护理

1. 按一般小儿外科术前常规护理。

2. 避免臀部肌内注射　尽量避免在臀部行肌内注射，对必须施行的肌内注射如术前针则可选择在大腿外侧或上臂三角肌等部位注射。

3. 心理护理　护理过程中多与患儿接触，消除其陌生感及恐惧感，了解其生活习性，采用个性化的沟通技巧，运用激励性语言，增强患儿自信心，取得患儿信任和配合。

（二）术后护理

1. 按一般小儿外科术后常规护理。

2. 体位护理　平卧，双下肢伸直内收，双膝并拢，采用宽棉布约束带固定双腿，防止松解的臀肌再次粘连。

3. 病情观察　观察切口渗出情况，持续给予沙袋压迫切口止血，一般在术后24～48小时拔除切口内引流条，停止沙袋压迫。观察足趾、距小腿关节的主动背伸、跖屈运动，及早发现有无坐骨神经损伤。

4. 预防感染　做好皮肤护理，大小便后及时清洗会阴部，保持皮肤干燥，防止排便后残留物污染臀部切口。

5. 预防压疮　定时用赛肤润按摩受压部位皮肤，或骨隆突出部位垫海绵圈，减轻局部受压。

6. 功能锻炼

（1）术后第2天指导患儿在床上进行屈髋屈膝运动，训练应在无痛范围内进行。

（2）术后根据患儿情况，拔除橡皮引流条后增加屈髋屈膝活动度及双下肢交叉架腿活动训练。

（3）术后第3天鼓励患儿下床活动，训练前先给患儿确定一条直线为行走路线，踩直线双足交叉行走，步行时姿势要协调。下蹲训练时，指导患儿双手扶床尾，双膝并拢，逐渐增加屈膝、屈髋角度，并增加运动强度和时间。注意足跟必须着地，不能抬起。

（三）健康指导

1. 功能锻炼　指导家长及患儿制订长期的训练计划，循序渐进地进行锻炼，避免训练过度。

2. 心理护理　告知家长在锻炼过程中应帮助患儿克服怕痛、羞怯的心理，鼓励其树立持之以恒的精神。

八、先天性髋关节脱位

先天性髋关节脱位（congenital dislocation of the hip，CDH）是四肢发育畸形中最常见的一种。早期无任何症状，主要靠新生儿髋关节常规检查来发现：外观患侧会阴部及臀部增宽，股内侧及臀下皮肤褶皱多且深，Ortolani cilik（奥多朗尼）外展试验阳性，Allis sign（阿里斯征）可见双膝高低不平。

（一）髋外展支具护理

1. 保持支具适宜的外展度和松紧度　外展度大小请医师调整到最佳位置，避免因过度外展而导致股骨头缺血性坏死。

2. 皮肤护理　佩戴支具期间要随时检查支具与皮肤接触处有无红肿和擦伤，可临时取下支具，给患儿洗浴后涂擦皮肤保护剂，再重新佩戴。

3. 保持支具清洁，防止大小便污染。

4. 佩戴时间为3~4个月，如果佩戴1个月无效，改用他法。

（二）术前护理

1. 按一般小儿外科疾病术前常规护理。

2. 皮肤牵引护理

（1）检查牵引绳与肢体是否保持在一条轴线上，勿使牵引绳受阻或滑出滑车沟，不可随意取下重锤。将床尾抬高15~30cm，设置对抗牵引，以保证有效的牵引力度。

（2）预防压疮：观察皮肤有无损伤、拉伤，定时用红花油按摩距小腿关节内外侧、足跟部及骶尾部。

（3）严密观察：密切观察患肢远端感觉、皮肤温度、运动及末梢血液循环情况，定时观察并记录患肢长度，并与健肢相比较，避免牵引过度。指导患儿足趾、距小腿关节功能锻炼。

3. 心理护理　对患儿做好全程干预，关心、体贴、全方位呵护患儿。

（三）术后护理

1. 按一般小儿外科疾病术后常规护理。

2. 饮食护理　指导患儿多进食高蛋白、粗纤维饮食，多饮水，保持大便通畅。

3. 石膏固定护理

（1）抬高患肢20°～30°，以利于静脉回流，防止肢体肿胀。

（2）预防压迫性溃疡：石膏干前避免用手指压陷石膏。

（3）严密观察：石膏固定24小时内应严密观察足趾血液循环及活动情况，包括皮肤温度、颜色、肢体有无肿胀、足趾感觉、运动等，尤其要注意哭闹不休、肢端疼痛的患儿，如有异常及时通知医师并协助处理。

（4）防止污染：保护石膏不被大小便污染，可使用接尿袋或特制尿壶。

（5）预防压疮：观察石膏边缘及骨隆突部位的皮肤，保持清洁、干燥，并定时给予赛肤润按摩骨隆突部位。

（6）活动与训练：指导患儿进行固定范围内的肌肉收缩训练及石膏固定外的关节伸屈运动。

（四）健康指导

1. 饮食指导　指导患儿摄入营养丰富的饮食，合理补充维生素D及钙等。

2. 自我护理　石膏固定期间，注意不要将食物碎屑掉入石膏内，避免用硬物伸入石膏内搔抓皮肤。

3. 养成良好的排便习惯。

4. 功能锻炼　指导患儿及家长制订科学的训练计划，教授其锻炼方法，定期随访。

第八节　整形外科护理常规

一、整形外科一般护理常规

（一）整形外科术前一般护理常规

1. 医学拍照　将患者整形部位行医学拍照，作为手术前后的对比资料。

2. 心理护理　了解患者的感受，给予关于手术的正确信息，循序渐进地满足患者的需要。

3. 术前特殊准备

（1）眼睑外翻者，遵医嘱睡前用金霉素眼膏涂眼，严重外翻时双眼用凡士林油纱布覆盖。

（2）鼻部修复者，术前修剪鼻毛，清洁鼻腔。

（3）唇腭裂患者，术前用氯己定溶液漱口，练习汤匙进食。

（4）对切口在头部毛发里的手术，如面部祛皱等患者，术前用氯己定溶液洗头。

（二）整形外科患者术后一般护理常规

1. 皮瓣护理 注意观察皮瓣局部血液循环，指（趾）端色泽等情况。如24小时内皮瓣颜色苍白、肿胀，说明供血不足；如皮瓣颜色发暗、有花斑，说明回流欠佳。

2. 引流管护理 妥善固定各管道，保持引流通畅，正确记录引流液的量、色和性状。

二、胃减容术

胃减容术是指通过外科手术对病态肥胖症患者进行胃肠道改建，缩小胃容积，减少食物的有效吸收面积来达到减肥的目的。

（一）术前护理

1. 按一般整形外科术前常规护理。

2. 心理护理 同患者讨论该手术的方法，手术可能达到的效果，缓解患者的紧张心理。

3. 饮食护理 术前3天进食高蛋白、低热量的流质饮食，禁食产气食物，以减少肠胀气。

4. 术前晚清洁灌肠，术晨予以留置胃管接负压吸引器，留置导尿管。

（二）术后护理

1. 按一般整形外科术后常规护理。

2. 体位护理 术后2小时，协助患者床上翻身，同时指导其深呼吸、有效咳嗽。病情稳定者采取半卧位，适量增加床上活动。导尿管、胃管拔除后，扶助患者早期下床活动，并观察患者有无不适症状。

3. 饮食护理 由少到多、由稀到稠、由细到粗、因人而异，要求食物碎、软、烂、易消化。避免油腻、甜食等高热量食品或饮料。

4. 病情观察

（1）术后出血观察：常见于术后24～48小时，密切观察腹部切口敷料有无渗血、渗液，以及腹腔引流液的量、色和性状，观察患者有无腹痛、腹胀，有无呕血和（或）黑便。

（2）腹胀、便秘：肥胖患者由于体重过重及术后摄入食物量少等原因，胃肠功能恢复较一般术后患者慢。因此应鼓励患者早期活动，促进胃肠蠕动。

（3）恶心、呕吐症状观察：由于患者术后新建胃囊容量小，故进食速度应慢，且数量不宜过多。

（4）吻合口和闭合口穿孔或渗漏：询问患者有无腹痛、腹肌紧张等腹膜炎表现，观察腹腔和胃引流液的性状。观察体温及血常规白细胞的变化。

5. 管道护理

（1）胃肠蠕动恢复肛门排气，行上消化道加肠碘水造影检查，胃肠功能状况良好后，拔除胃管。

（2）腹腔引流明显减少或无引流液时，可拔除腹腔引流管。

6. 静脉营养　常规建立两条静脉通路：一条通路进行抗感染、补液等治疗；另一条通路进行营养支持疗法。

（三）健康指导

1. 饮食指导　适当补充维生素及矿物质，养成细嚼慢咽的饮食习惯，少量多餐，严格控制热量摄入。

2. 活动与锻炼　进行强度递增的体育锻炼，以有氧运动每天2小时为佳，避免剧烈运动和过长时间运动。

3. 定期复查　术后1个月、3个月、6个月、12个月各复查1次，之后每年复查1次。

三、改良保乳术

改良保乳术是一种新型保乳治疗方法，其将部分切除与重建结合于一体。该术式确切的肿瘤学疗效及美容效果，使其成为乳腺癌患者外科治疗的新选择。

（一）术前护理

1. 按一般整形外科术前常规护理。

2. 心理护理　将患者安排在同一病种病房，互相交流，消除顾虑，以利于治疗顺利进行。

3. 皮肤准备　严格检查术区皮肤有无易感染因素，以确保手术的成功。

（二）术后护理

1. 按一般整形外科术后常规护理。

2. 体位护理　全身麻醉清醒后取半卧位或屈膝屈髋位，抬高再造乳房部分，减少供区张力，利于引流与呼吸。

3. 饮食护理　术后6小时无麻醉反应者，可给予高蛋白、高热量、高维生素、易消化的饮食。

4. 病情观察

（1）皮瓣观察：密切观察皮瓣血液循环。如24小时内皮瓣颜色苍白、肿胀，说明供血不足；如皮瓣颜色发暗、有花斑，说明回流欠佳。

（2）引流管护理：保持负压引流球通畅，防止受压扭曲，观察引流液的量、色和性质，并做好记录。

（三）健康指导

1. 康复训练　术后1周内，严禁上肢大幅外展、上举活动，以免引起出血，影响伤口愈合；术后1个月，可逐渐加大上肢活动范围，如上肢上举、前伸及扩胸活动；术后2个月，可恢复至术前上肢活动范围及工作，但应避免剧烈运动，避免局部暴力伤，特别是锐器伤。

2. 治疗与复诊　按医嘱要求坚持定期行化疗及复诊，学会乳房自检，发现异常及时就诊。

四、巨乳缩小整形术

巨乳缩小整形术是指双侧乳房过大，超出正常比例的乳房。它破坏了正常的形体美，给患者的生活和工作带来了不便和痛苦。所以巨乳缩小整形术有美容和治疗的双重意义。

（一）术前护理

1. 按一般整形外科术前常规护理。

2. 术前测量　测量身高、体重，因乳房的大小应与之对称，肥胖者最好在术前减肥。

3. 药物指导　术前10天忌服阿司匹林、避孕药和雌激素类药物。

（二）术后护理

1. 按一般整形外科术后常规护理。

2. 病情观察

（1）切口观察：双侧乳房给予敷料加压包扎，注意观察切口有无渗血。

（2）引流管护理：保持负压引流球通畅，观察引流液量、色、性质的变化。

（3）并发症观察：

1）血肿：乳腺切除以后的断面要彻底止血，术后需放置负压引流球。

2）感染、脂肪坏死：手术中创伤过多，皮瓣的血供较差，血肿形成，都可增加感染的机会。一旦感染，除用抗生素治疗外，必要时行切开引流。

（三）健康指导

1. 出院后1个月内避免上肢剧烈运动，游泳、网球等剧烈运动需待3个月以后进行。

2. 出院时穿弹力衣，1个月左右换穿有承托作用的胸罩，避免伤口受力。

3. 按医嘱要求定期复查。

五、隆乳术

通过美容手术在乳腺下或胸大肌下充填适当的人工乳房假体，增大并提高乳房的体积和高度，使女性性征更加完美。

（一）术前护理

1. 按一般整形外科术前常规护理。

2. 医学拍照　为患者拍摄正片、侧片、前倾30°胸部照片，作为手术前后的对比资料。

3. 心理护理　了解患者乳房整形的目的，为患者保守秘密，同时尊重患者的隐私权。

4. 选择假体　详细检查乳房假体包装的灭菌时间、包装是否破损等。一般根据患者的身高、体重、胸围、皮下脂肪及患者的经济状况来选择。

（二）术后护理

1. 按一般整形外科术后常规护理。

2. 体位护理　生命体征平稳后取半坐卧位，以利于呼吸及减轻疼痛。

3. 饮食护理　进食高蛋白、高维生素、清淡无刺激性饮食，有利于切口愈合。

4. 引流管护理　保持负压引流球通畅，观察引流液量、色、性质的变化。

（三）健康指导

1. 穿胸罩　术后6～7天拆线后穿弹力胸罩3个月。

2. 活动与锻炼　双上肢1个月内限制上举等大幅度活动，以免导致假体移位，或引起出血，影响切口愈合。

3. 乳房按摩　做乳房按摩半年，每天2次，每次15分钟，防止纤维囊性收缩。

六、下颌骨肥大截骨术

由于下颌骨肥大，使面部轮廓呈现上小下大的形态，导致患者在工作、生活中心理压力较大。因此下颌角肥大的矫正成为整形美容外科富有生命力的手术。

（一）术前护理

1. 按一般整形外科术前常规护理。

2. 口腔护理　术前应仔细检查患者口腔黏膜是否有溃疡、炎症，检查牙龈有无脓肿、溃疡等。术前3天用氯己定溶液漱口，每天3次，保持口腔清洁，减少术后感染机会。

3. 心理护理　术前患者的期望值对术后的满意度影响极大，应科学、真实地提供相关手术信息。

（二）术后护理

1. 按一般整形外科术后常规护理。

2. 体位护理　全身麻醉清醒稳定后，将头抬高20°～30°，以利于静脉回流，减轻面部肿胀。

3. 饮食护理　术后1～2天进高蛋白、高热量、高维生素、流质饮食，进食时多采用针筒缓慢注入或汤匙法，减少面部咀嚼的动作。3天后改半流质饮食，给予营养丰富、易消化的食物，逐渐过渡为软食。每次餐后用氯己定溶液漱口，保持口腔清洁。

4. 病情观察 严密观察患者生命体征变化，术后24小时内严密观察其呼吸节律、深浅及呼吸音变化，并做好记录。

5. 呼吸道护理 术后患者面部加压包扎24小时，可导致患者出现呼吸困难、心悸、胸闷等症状，给予低流量持续鼻导管吸氧1～2L／min。保持呼吸道通畅，如口腔内有大量分泌物，应及时使用负压吸引器，抽吸口腔中分泌物并观察吸出物的性状、量及颜色。床边备气管切开包。

（三）健康指导

1. 饮食指导 术后1个月进营养丰富、易消化的软食，减少面部咀嚼动作，同时嘱患者不要偏侧咀嚼。

2. 预防感染 术后坚持用氯己定溶液漱口1个月，保持口腔清洁，预防口腔感染。

3. 自我保护 防止下颌骨受力，以减少下颌骨角部骨折的可能。3个月内避免拔阻生牙。

七、全耳再造

耳部缺损可因先天和后天因素引起，影响美观，手术是唯一治疗方法，可做到再造耳的形状和正常耳大致相同。

（一）术前护理

1. 按一般整形外科术前常规护理。

2. 对畸形部进行医学照相，以便手术前后对照。

3. 保持外耳道、耳郭清洁，男性患者理发修面，剃除耳周10cm内毛发。

（二）术后护理

1. 按一般整形外科术后常规护理。

2. 体位护理 取平卧位或健侧卧位，勿碰撞和压迫患侧。

3. 饮食护理 摄取富含蛋白质的饮食，忌辛辣刺激性食物。

4. 病情观察

（1）切口及血液循环观察：严密观察切口渗出及血液循环情况，局部皮瓣有无发绀及苍白。

（2）引流管护理：密切观察引流液的颜色、性状和量，保持负压引流管通畅，防止受压、扭曲。

（三）健康指导

1. 坚持健侧卧位。

2. 患耳拆线后仍需要包扎2～3周，睡眠时用弹力绷带压迫包扎耳部3个月以保持形态。

八、全鼻再造

对鼻大部缺损或全鼻缺损者，一般需用皮瓣行全鼻再造术。

（一）术前护理

1. 按一般整形外科术前常规护理。
2. 病情观察　了解患者有无上呼吸道感染及鼻腔炎症等。
3. 口腔护理　以氯己定溶液漱口，每天3次。
4. 皮肤准备　全鼻再造采用额部皮瓣或前臂皮瓣，应剃额上6cm头发，前臂备皮从指端到肘上10cm；鼻翼缺损取耳部皮肤，环耳10cm范围剃毛发。术前剪鼻毛，术前3天清洁鼻腔，每天3次。

（二）术后护理

1. 按一般整形外科术后常规护理。
2. 体位护理　取平卧位，必要时垫高肩部，使头部颏高顶低，使皮瓣的蒂部处于再造鼻的最低位，以利于皮瓣的静脉回流。
3. 饮食护理　进食有营养的软食，同时防止因咀嚼引起皮瓣移位。
4. 病情观察　严密观察皮瓣血液循环及出血情况，尤其注意鼻尖和鼻小柱处的血液循环。注意防止皮瓣或皮管蒂部受压、扭转及血肿。

（三）健康指导

1. 保持鼻腔清洁、干燥，用生理盐水棉签擦洗分泌物后，滴滴鼻剂。
2. 支撑物坚持使用3~6个月，防止鼻孔收缩。

九、唇腭裂

唇腭裂是口腔颌面部常见的先天性畸形，为恢复正常的吸吮和语音功能，手术是唯一的治疗方法。

（一）术前护理

1. 按一般整形外科术前常规护理。
2. 病情观察　观察口鼻周围有无湿疹、炎症、溃疡等情况，如有异常应暂停手术，予以治疗。
3. 饮食护理　术前3天练习用汤匙或滴管进食，以免术后进食困难而影响切口愈合。
4. 口腔护理　术前1天用氯己定溶液漱口，小儿可嘱多饮水。
5. 成年患者术前剪鼻毛，剃须，清洁鼻腔。

（二）术后护理

1. 按一般整形外科术后常规护理。
2. 体位护理　婴幼儿术后防止其双手搔抓伤口，可将其双手适当约束。

3. 饮食护理　加强热量及蛋白质的摄入，术后进温凉、流质饮食2周，半流质饮食2周，禁食过热、质硬或有渣食物。唇腭裂患儿术后应以汤匙或滴管喂养。

（三）健康指导

1. 口腔护理　保持口腔卫生，进食后多饮水或用氯己定溶液漱口。

2. 功能训练　唇腭裂患儿术后1个月开始进行语音训练，3个月进行语言训练。

十、面部除皱术

对严重、密集的皱纹和松垂的皮肤，只有通过面部除皱术才能达到理想而较持久的手术效果。

（一）术前护理

1. 按一般整形外科术前常规护理。

2. 术前进行医学照相，以便手术前后对照。

3. 心理护理　了解患者的心理要求和手术目的，做好解释工作。

4. 头发护理　术前需用氯己定溶液洗头3次，术晨将前额部头发分成6～8股用橡皮圈扎住。

5. 皮肤准备　剃去切口部位周围2～3cm头发，应保留鬓角。

（二）术后护理

1. 按一般整形外科术后常规护理。

2. 体位护理　抬高床头45°，有利于血液循环，减少头部肿胀。

3. 饮食护理　进食流质饮食1天后改为无渣半流质饮食，1周后进软食，尽量减少张口及咀嚼活动。

4. 病情观察　密切观察切口敷料有无渗血及渗液。观察引流液的颜色、性质及量的变化，保持负压引流通畅。

5. 头发护理　根据切口的情况，做好头发护理，氯己定溶液洗头，动作应轻柔。

（三）健康指导

1. 水温适宜　洗脸时保持水温适宜，防止烫伤。

2. 面部按摩　切口愈合后，每天2次做面部皮肤按摩，持续3个月，以增加皮肤血液循环，减轻肿胀，增强皮肤活力。

十一、上睑下垂矫正术

由于上睑功能不全或丧失，或其他原因导致的上睑部分或全部不能提起，遮挡部分或全部瞳孔者称上睑下垂。

（一）术前护理

1. 按一般整形外科术前常规护理。

2. 术前尽量戒烟酒，避开月经期及眼疾时，戴有隐形眼镜需取下。

（二）术后护理

1. 按一般整形外科术后常规护理。

2. 体位护理　术后取半卧位，以免头部位置过低而加重切口肿胀。

3. 饮食护理　加强营养，避免辛辣及刺激性食物。

4. 病情观察　保持切口敷料清洁、干燥，防止感染。观察局部切口加压包扎松紧是否适宜，以免损伤眼睛。术后3天摘掉眼睛上包扎的敷料，按时滴眼药水或涂眼膏。

（三）健康指导

1. 眼部护理　术后1周内少看报纸、电视，防止眼疲劳。注意眼部卫生，如有眼睑闭合不全，严格按医嘱滴眼药水或涂眼膏，以防角膜干燥而导致暴露性角膜炎。在眼睑完全愈合前，减少外出或戴保护镜外出，以减少灰尘及异物对眼角膜的损伤。

2. 活动与休息　3周内避免过度活动，特别是避免使血压升高的活动，如弯腰、抬物及剧烈运动。

十二、瘢痕松解植皮术

瘢痕形成使皮肤失去弹性，挛缩使肢体活动受限，严重者可形成各种畸形，影响肢体的功能及患者的外观美，需要施行手术治疗。

（一）术前护理

1. 按一般整形外科术前常规护理。

2. 术前3天瘢痕间隙用肥皂清洗干净。

3. 关节部位可做主动、被动活动。

4. 心理护理　鼓励患者树立自信心。

（二）术后护理

1. 按一般整形外科术后常规护理。

2. 体位护理

（1）颈部手术后取仰卧位，枕头平垫于颈部或双肩下，使颈部伸展，头后仰。

（2）腋窝瘢痕松解植皮术后，上肢外展90°，并抬高30°。

（3）手部手术后，将手固定在一定的功能位，并抬高患肢30°～45°，利于血液回流，减轻水肿。

3. 病情观察

（1）皮瓣颜色及温度：观察皮瓣颜色、温度及切口渗血、渗液情况，供皮区给予沙袋压迫24小时，观察末梢血液循环。

（2）引流管护理：观察引流液颜色、性质和量的变化，保持引流通畅。

（三）健康指导

1. 佩戴弹力绷带　植皮患者术后6个月至1年佩戴弹力绷带或弹力套。

2. 功能锻炼　瘢痕位于四肢的患者，拆线后指导患者进行关节功能锻炼。四肢功能锻炼一般于拆线后2～3周开始，早期功能锻炼可使患肢功能恢复到最佳状态。

3. 用药指导　遵医嘱使用预防瘢痕形成的药物，避免紫外线暴晒过久，以免色素加深。

十三、皮肤软组织扩张术

皮肤软组织扩张术是将皮肤软组织扩张器植入正常皮肤软组织下，通过注射器向扩张囊内注射液体，用以增加扩张器容量，通过扩张机制对局部的作用，使组织和表皮细胞的分裂增殖及细胞间隙拉大，从而增加皮肤的面积。

（一）术前护理

1. 按一般整形外科术前常规护理。

2. 心理护理　告知患者治疗时间长，影响容貌，使其有思想准备，积极配合治疗和护理。

（二）术后护理

1. 按一般整形外科术后常规护理。

2. 体位护理　取健侧卧位，避免剧烈碰撞导致扩张器破裂。

3. 饮食护理　进食高营养、高蛋白、高热量、高维生素类饮食。

4. 并发症观察及处理

（1）血肿观察：找出血肿产生的原因，并进行妥善处理。在扩张器放入后扩张囊内可注入适量生理盐水以消除无效腔，并放置引流管或负压吸引。

（2）感染观察：术中及每次注入生理盐水时，均应严格执行无菌操作。

（三）健康指导

1. 注意勿穿过紧衣物，以免摩擦引起扩张皮瓣的损伤。

2. 按医嘱定期随访，了解恢复情况。

第三章 影像诊断学与CT护理规范

第一节 绪论

自从伦琴（Rontgen）1895年发现X线以后不久，X线就被用于人体疾病检查，形成了诊断放射学（diagnostic roentgenology），并奠定了医学影像学（medical imaging）的基础。20世纪50年代到60年代开始应用超声与核素显像进行人体检查，出现了超声成像（ultrasonography）和γ-闪烁显像（γ-scintigraphy）。20世纪70年代和80年代又相继出现了X线计算机体层成像（X ray computed tomography，CT）、磁共振成像（magnetic resonance imaging，MRI）和发射体层显像（emission computed tomography，ECT），包括单光子发射体层显像（single photon emission computed tomography，SPECT）与正电子发射体层显像（positron emission tomography，PET）等新的成像技术。仅100多年的时间就形成了包括X线诊断的影像诊断学（diagnostic imaging）。虽然各种成像技术的成像原理与方法不同，诊断价值与限度亦各异，但都是使人体内部结构和器官成像，借以了解人体解剖与生理功能状况及病理变化，以达到诊断的目的，都属于活体器官的视诊范畴，是特殊的诊断方法。

近年来，由于影像诊断设备和检查技术不断创新，影像诊断不仅依靠形态变化进行诊断，还可根据功能与代谢变化，即功能成像进行诊断。分子影像学（molecular imaging）是以影像反映组织的细胞水平和分子水平的变化。现代成像技术极大地丰富了影像诊断学的内容，扩大了检查范围，提高了诊断水平。

数字成像是成像技术发展史中的里程碑，现已由CT与MRI扩展到X线成像，使传统的模拟X线成像也改成数字成像。数字成像改变了图像的显示方式。图像解读也由只用照片观察过渡到兼用影屏观察。数字成像也改变了图像的保存、传输与利用方式。图像存档与传输系统（picture archiving and communication system，PACS）改变了图像的保存方式，加快了传输速度，方便了会诊工作，并使远程放射学（teleradiology）成为现实。由于图像数字化、网络和PACS的应用，影像科将成为数字化或无胶片学科。

20世纪70年代兴起的介入放射学（interventional radiology）是在影像监视下对某些疾病进行治疗的新技术，使一些用药物或手术治疗难以进行或难以奏效的疾病得到有效的医治，已成为同内科和外科并列的三大治疗体系之一。介入治疗的应用范围已扩大到人体各个器官、结构的多种疾病，疗效不断提高。在设备、器材与技术上都有很大改进。在临床应用与理论研究上也都有很大进展。

纵观影像诊断学与介入放射学的应用与发展，可以看出医学影像学的范畴不断扩大，诊治水平不断提高，已成为临床医学中发展最快、作用重大、不可或缺的学科之一。

中华人民共和国成立以来，我国医学影像学有很大发展。超声、CT、ECT和MRI等现代影像诊断和介入放射学均已广泛开展，为我国人民的卫生保健事业做出了它应有的贡献。

第二节　X线成像

一、X线成像基本原理与设备

（一）X线成像基本原理

X线是波长极短，肉眼看不见的电磁波。波长范围为0.0006～50nm。与X线成像密切相关的特性有穿透性（penetrability）、荧光效应（fluorescence effect）、感光效应（photo sensitivity）和电离效应（ionizing effect）。

穿透性：X线波长极短，具有强穿透力，能穿透可见光不能穿透的物质并在穿过程中被物质不同程度地吸收（衰减）。X线的穿透力与X线管电压密切相关，电压越高，穿透力越强。X线穿透性是X线成像的基础。

荧光效应：X线能激发荧光物质，如硫化锌镉及钨酸钙等发出荧光，使波长极短的X线转换成波长长的可见荧光，这种转换叫作荧光效应。荧光效应是透视检查的基础。

感光效应：涂有卤化银的胶片，经X线照射后，感光而产生潜影，经显、定影处理，感光的卤化银中的银离子（Ag^+）被还原成金属银（Ag），并沉积于胶片的胶膜内。此金属银的微粒在胶片上呈黑色。而未感光的卤化银，在定影过程中，从X线胶片上被清除，因而显出胶片片基的透明本色。依金属银沉积的多少，便产生了从黑至白不同灰度的影像。感光效应是X线摄影的基础。

电离效应：X线穿过任何物质都可使之电离，而产生电离效应。空气的电离程度与空气所吸收X线的量成正比，因而通过测量空气电离的程度可测X线射入人体也可产生电离效应，引起生物学方面的改变，即生物效应是放射治疗的基础，也是进行X线检查时需要注意防护的原因。

X线之所以能使人体组织结构形成影像，除了X线的穿透性、荧光效应和感光效应外，还基于人体组织结构之间有密度和厚度的差别。当X线透过人体密度和厚度不同组织结构时，被吸收的程度不同，到达荧屏或胶片上的X线量出现差异，即产生了对比，在荧屏或X线片上就形成明暗或黑白对比不同的影像。

人体组织结构根据密度不同分为三类：高密度的有骨和钙化灶等；中等密度的有软骨、肌肉、神经、实质器官、结缔组织及体液等；低密度的有脂肪组织以及含有气体的呼吸道、胃肠道、鼻窦和乳突气房等。

当X线穿透密度不同的组织结构时，由于吸收程度不同，而出现图3-1所示的情况。

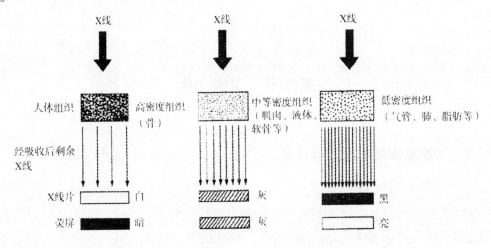

X线穿透低密度组织时，吸收少，剩余X线多，使X线胶片感光多，显影、定影后还原的金属银也多，在X线片上呈黑影，使荧屏所生荧光多，故荧屏上明亮，高密度组织则恰恰相反

图3-1　不同密度组织（厚度相同）与X线成像的关系

在X线片上（或荧屏上）显出具有黑白（或明暗）对比、层次差异的X线图像。例如，胸部的肋骨密度高，对X线吸收多，照片上呈白影；肺部含气体，密度低，X线吸收少，照片上呈黑影；纵隔为软组织，密度为中等，对X线吸收也为中等，照片上呈灰影。

病变组织密度可与相邻组织密度不同，而存在自然对比。例如，肺肿瘤为中等密度，在胸片上，于肺黑影的背景上出现代表肿瘤的灰白影。因此，与相邻组织密度不同的病变可产生相应的病理X线影像。

此外，X线成像与器官结构的厚度也有关系。

（二）X线成像设备

X线是X线管内高速行进的电子流轰击靶面时产生的，为此，X线设备主要包括X线管、变压器、操作台以及检查床等部件（图3-2）。影像增强电视系统（image in tensify television，IITV）已成为X线成像设备中主要部件之一。

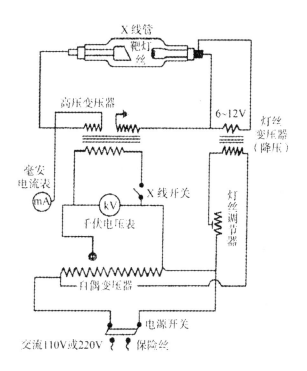

图3-2 X成像设备主要部件示意图

X线管为一高真空的二极管，杯状的阴极内装有灯丝，阳极由呈斜面的钨靶或钼铑合金靶和附属散热装置组成。变压器包括：降压变压器，向X线管灯丝提供电源，一般电压在12V以下；升压变压器，向X线管两极提供高压电，需40～150kV；操作台，主要为调节电压、电流和曝光时间而设置的电压表、电流表、计时器和调节旋钮等。在X线管、变压器和操作台之间以电缆相连。

X线的发生过程是向X线管灯丝供电、加热，在阴极附近产生自由电子，当向X线管提供高压电时，阴极与阳极间的电势差陡增，电子以高速由阴极向阳极行进，轰击阳极靶面而发生能量转换，其中1%以下的能量转换为X线，99%以上转换为热能。X线经X线管窗口发射，热能由散热设施散发。

（三）数字X线成像

传统X线摄影是以胶片为介质对形成影像的X线信息进行采集、显示、存储和传送，缺点是摄影技术条件要求严格、曝光宽容度小、影像的灰度不可调，而且不可能同时清晰显示各种密度的组织与结构，在照片的利用与管理上也有诸多不便；而数字X线成像（digital radiography，DR）则可克服这些缺点。

DR是将X线摄影装置或透视装置同电子计算机相结合，使形成影像的X线信息由

模拟信息转换为数字信息，而得到数字化图像的成像技术，其成像过程见图3-3。DR
按结构分为计算机X线成像（computed radiography，CR）、数字X线荧光成像（digital
fluorography，DF）与平板探测器（flat panel detectors）数字X线成像三种。

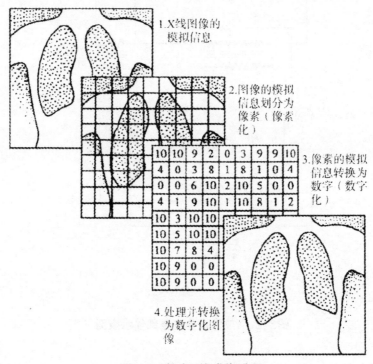

图3-3　数字X线成像过程

　　CR是以影像板（image plate，IP）代替X线胶片作为介质。IP上的影像信息经过激
光扫描读取、图像处理和显示等步骤，获得数字化图像。CR现已广泛用于临床。

　　DF是用IITV代替CR的IP作为介质。图像用高分辨力摄像管进行扫描。其余结构和
处理与CR类似。DF应用于数字减影血管造影和数字胃肠造影设备上。

　　平板探测器数字X线成像是用平板探测器将X线信息直接或间接转换成电信号，再
数字化，转换过程都在平板探测器内完成。没有经摄像管或激光扫描的过程，所以X线
信息损失少，图像质量好，成像时间短。

　　数字化图像质量优于传统X线成像；图像处理系统可调节影像对比，能得到最佳的
视觉效果；摄照条件的宽容范围较大；患者接受的X线量较少；图像信息可摄成照片或
由光盘储存；可输入PACS中。

　　在应用上，数字化图像与传统X线图像都是所摄部位组织结构的重叠影像，X线能
摄照的部位也可行数字成像，对图像的解读与诊断也与传统X线图像相同。只不过数字
图像是由一定数目（如1024×1024）的像素（pixel）所组成，而传统X线图像则是由沉
积在胶片上的银颗粒所组成。数字化图像对骨结构及软组织的显示优于传统X线成像，

还可行矿物盐含量的定量分析，对肺结节性病变的检出率也高于传统X线成像。数字胃肠双对比造影对胃小区微小病变及肠黏膜皱襞的显示更为清晰。

（四）数字减影血管造影

血管造影（angiography）是将水溶性碘对比剂注入血管内，使血管显影的X线检查方法。由于血管影与骨骼及软组织影发生重叠，影响了血管的显示。数字减影血管造影（digital subtraction angiography，DSA）是通过计算机处理数字影像信息，消除骨骼和软组织影像，使血管清晰显影的成像技术。

数字X线成像是DSA的基础。数字减影技术有几种，常用的是时间减影法（temporal subtraction method）。其基本原理是：经导管向血管内团注水溶性碘对比剂，在对比剂到达感兴趣血管之前至感兴趣血管内对比剂浓度处于高峰及对比剂被廓清这段时间内，使检查部位连续成像。在这系列图像中，取一帧血管内不含对比剂的图像作为蒙片和任何一帧含有对比剂的图像组成减影对，用这两帧图像的数字矩阵，经计算机行数字减影处理，则骨骼及软组织的数字被抵消，再经数字模拟转换器转换为图像，则骨骼及软组织影像被消除，只留有清晰的血管影像，达到减影目的。此种减影图像因不同时间所得，故称时间减影法。

根据将对比剂注入动脉或静脉而分为动脉DSA（intra arterial DSA，IADSA）和静脉DSA（intravenous DSA，IVDSA）两种。由于IADSA血管成像清楚，对比剂用量少，所以现在都用IADSA。

DSA没有骨骼与软组织影的重叠，血管及其病变显示清楚，已代替了一般的血管造影（图3-4）。用选择性或超选择性插管，可很好地显示直径在200μm以上的血管及小病变。DSA适用于心血管的检查。对冠状动脉也是最好的显示方法。对介入技术，特别是血管内介入技术，DSA更是不可缺少的。

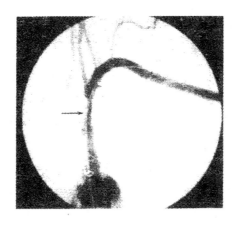

可见左侧锁骨下动脉及其狭窄段，清晰显影（→），而锁骨未显影

图3-4 左锁骨下动脉狭窄DSA图像

二、X线图像特点

X线图像是由从黑到白不同灰度的影像组成，是灰阶图像。这些不同灰度的影像是以光学密度反映人体组织结构的解剖及病理状态。人体组织结构的密度与X线图像上影像的密度是两个不同的概念。前者是指人体组织中单位体积内物质的质量，而后者则指X线图像上所显示影像的黑白。同样厚度的组织结构，密度高者，吸收的X线量多，影像在图像上呈白影；密度低者，吸收的X线量少，图像上呈黑影。因此，图像上的白影与黑影，除与厚度有关外，主要是反映组织结构密度的高低。在工作中，通常用密度的高与低表述影像的白与黑。例如，用高密度、中等密度和低密度分别表述白影、灰影和黑影，并表示组织结构密度的高低。人体组织密度发生改变时，则用密度增高或密度减低来表述图像的白影与黑影。

X线图像是X线束穿透某一些部位的不同密度和厚度组织结构后的投影总和，是该穿透路径上各个结构影像相互叠加在一起的影像。例如，正位X线照片中，既有前部，又有中部和后部的组织结构。X线束是从X线管向人体做锥形投射的，因此X线影像有一定程度的放大并使被照体的形状失真，还产生半影，使X线影像的清晰度减低。

三、X线检查技术

人体组织结构基于密度上的差别，可产生X线对比，这种自然存在的差别，称为自然对比，依靠自然对比所获的X线图像，常称为平片（plain film）。对于缺乏自然对比的组织或器官，可人为引入在密度上高于或低于它的物质，使之产生对比，称为人工对比。这种引入的物质称为对比剂（contrast media），原称造影剂。由人工对比方法进行的X线检查称为造影检查（contrast examination）。

（一）普通检查

包括荧光透视（fluoroscopy）和X线摄影（radio graphy）。胸部透视已很少应用，现多用于胃肠道钡剂检查。

荧光透视：多采用影像增强电视系统，影像亮度强，效果好。透视过程中可转动患者体位，改变方向进行观察；可了解器官的动态变化，如心脏和大血管搏动、横膈运动及胃肠蠕动等；操作方便，费用低，可立即得出结论。但透视的影像对比度及清晰度较差，难以观察密度差别小的病变以及密度与厚度较大的部位，如头颅、脊柱、骨盆等。缺乏客观记录更是它的不足。

X线摄影：对比度及清晰度均较好；不难使密度、厚度较大的部位或密度差别较小的病变显影。常需行互相垂直的两个方位摄影，如正位及侧位。

（二）特殊检查

特殊检查有软X线摄影（soft X ray radiography）、体层摄影（tomography）、放大摄影（magnification radiography）和荧光摄影（fluorography）等。自应用CT等现代成像技

术以来，只有乳腺软X线摄影检查还在广泛应用。

软X线摄影是采用能发射软X线，即长波长（平均波长为0.07nm）的钼靶X线管的检查技术。

（三）造影检查

造影检查是将对比剂引入器官内或其周围间隙，产生人工对比，借以成像。

对比剂分为高密度和低密度两类。高密度对比剂有钡剂和碘剂。低密度对比剂为气体，已少用。

钡剂为医用硫酸钡粉末，加水和胶配成不同浓度的钡混悬液。主要用于食管及胃肠造影。

碘剂分有机碘和无机碘制剂两类，后者基本不用。水溶性有机碘对比剂主要用于血管造影和血管内介入技术；经肾排出可显示肾盂及尿路；还可行脊髓造影检查等。碘剂可引起毒副反应，有时严重，使用中应注意。水溶性有机碘对比剂分两型：①离子型，如泛影葡胺（urografin）；②非离子型，如碘海醇（iohexol）。离子型对比剂具有高渗性，毒副反应较多。非离子型对比剂具有相对低渗性、低黏度、低毒性等优点，减少了毒副反应。

造影方法有两种：①直接引入，包括口服，如食管及胃肠钡餐检查；灌注，如钡剂灌肠、逆行尿路造影及子宫输卵管造影等；穿刺注入或经导管直接注入器官或组织内，如心血管造影和脊髓造影等。②间接引入，经静脉注入后，对比剂经肾排入泌尿道内，而行尿路造影。

（四）X线检查中的防护

X线照射人体可产生一定的生物效应。超过容许照射量，可发生放射反应，甚至放射损害。故应重视防护，包括避免不必要的照射，采取有效的防护措施，以保护患者和工作人员的健康，特别是孕妇、小儿患者和长期接触放射线的工作人员。放射防护应遵循屏蔽防护、距离防护和时间防护的原则。用铅等高密度物质做成屏障进行屏蔽防护；利用X线量与距离平方成反比的原理，通过增加X线源与人体间距离来减少照射量；每次检查照射次数不应过多，尽量避免重复检查。应遵照国家有关放射防护卫生标准的规定制定放射工作人员防护措施，执行保健条例。

四、X线图像的解读

在解读X线图像时，首先应注意摄影条件和体位是否可满足诊断需要，其次要按一定顺序进行全面系统的观察。再结合诊断需要，做重点观察。例如，在解读胸部图像时，应依次观察胸廓、肺、纵隔、横膈、心脏及大血管，对肺要观察肺野和肺门。在解读骨骼X线图像时，要着重观察骨皮质、骨松质、骨髓腔和周围软组织。

识别异常X线表现是做出疾病诊断的关键，其前提是熟悉正常包括变异的X线表现。异常X线表现有受检结构或器官形态和密度的改变。病变所致的异常X线表现与其病理学有关，故需用病理学知识进行解释。分析要点是：①病变的位置与分布；②病变的数量和形态；③病变的边缘；④病变的密度，均匀或不均匀，高于或低于正常组织；⑤邻近器官的改变，受压或受侵袭；⑥器官功能的变化，如胃肠道的蠕动和横膈的运动等。综合这些就有可能推断病变的性质或提出可能的几种疾病，再结合临床资料做出诊断。

五、X线诊断的临床应用

X线诊断用于临床已超过百年。尽管超声、CT和MRI等对疾病诊断有很大优越性，但并不能完全取代X线检查。一些部位，如胃肠道，仍主要使用X线检查。骨骼肌肉系统和胸部也多是首先选用X线检查。脑与脊髓、肝、胆、胰等的检查则主要靠现代影像学，而X线检查作用小。由于X线具有成像清晰、经济、简便等优点，因此，仍是影像诊断中使用最多和最基本的方法。

第三节　计算机体层成像

CT是Hounsfield 1969年设计成功，1972年问世的。CT不同于X线摄影，它是用X线束对人体层面进行扫描，取得信息，经计算机处理而获得该层面的重建图像，是数字化成像。它开创了数字化成像的先河，改变了成像方法。CT所显示的是断层解剖图像，其密度分辨力（density resolution）明显优于X线图像，使X线成像不能显示的解剖结构和病变得以显影，从而显著扩大了人体的检查范围，提高了病变检出率和诊断的准确率。CT极大地促进了医学影像学的发展。由于这一贡献，Hounsfield获得了1979年的诺贝尔奖。

一、CT成像基本原理与设备

（一）CT成像基本原理

CT是用X线束围绕人体具有一定厚度的检查部位旋转，进行层面扫描，由探测器接收透过该层面的X线，在转变为可见光后，由光电转换器转变为电信号，再经模拟／数字转换器转为数字，输入计算机处理。假定将选定层面分成一定数目、体积相同的立方体，即基本单元，称为体素（voxel）（图3-5）。扫描时，X线从多个方向透过体素而得到大量数据，经计算而获得每一体素的X线衰减系数或称吸收系数。此系数反映各体素的物质密度，再排列成矩阵，即构成该层面组织衰减系数的数字矩阵（digital matrix）（图3-6）。数字矩阵的每个数字经数字／模拟转换器，依其数值转为黑白不同灰度的方形单元，称为像素（pixel），并按原有矩阵顺序排列，即构成CT图像。所以，CT图像是由一定数目像素组成的灰阶图像，体素的衰减系数可用不同的数学方法算出，不在此赘述。

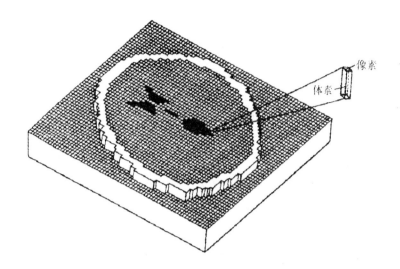

图3-5　扫描层面体素及像素

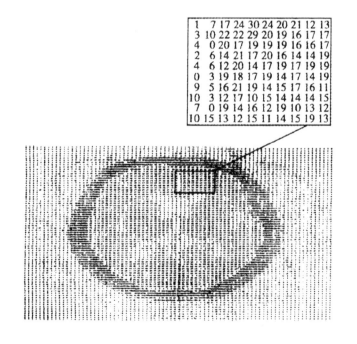

图示以数字排列成的矩阵，每个数字是相应体素的吸收系数（CT值）。
经过数字/模拟转换器将每一CT值转换成模拟的灰度，成为像素，由这些像素构成CT图像，右上方为数字矩阵的局部放大图

图3-6　数字矩阵

（二）CT成像设备

初始CT装置，要一个层面一个层面地逐层扫描，称为层面扫描，扫描时间长，空间分辨力（spatial resolution）低。

1989年成功设计的螺旋CT（spiral CT，SCT），由层面扫描改为连续扫描，CT有很大提高，已取代了层面扫描CT。在20世纪80年代还设计出电子束CT（electron beam CT，EBCT）。

CT主要有以下三部分。

（1）扫描部分：由X线管、探测器和扫描架组成，用于检查部位进行扫描。

（2）计算机系统：将扫描收集的大量信息数据进行存储运算。

（3）显示和存储系统：将计算机处理、重建的图像显示在影屏上，并用照相机将图像摄片或存储于光盘中。CT成像流程及装置如图3-7所示。

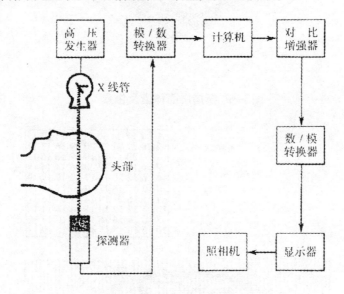

图3-7 CT装置示意图

螺旋CT是X线管围绕检查部位连续旋转并进行连续扫描，同时在扫描期间，床沿纵轴连续平移，X线扫描的轨迹呈螺旋状，故得名螺旋扫描（图3-8）。扫描是连续的，没有扫描间隔时间，使整个扫描时间缩短。螺旋CT的优点是在短时间内，对身体的较长范围进行不间断的数据采集，为提高CT的成像性能和图像后处理创造了良好的条件。

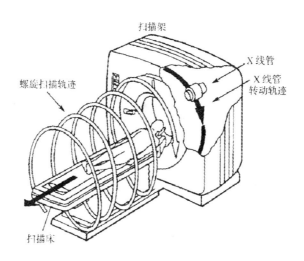

X线管顺一个方向不停旋转，扫描时床沿其长轴连续平移，扫描轨迹呈螺旋状

图3-8　螺旋CT示意图

多层螺旋CT装置，设计上使用锥形X线束和多排探测器。X线管旋转一周可获得多层CT图像。扫描时间更短，扫描层更薄，扫描范围更长。多层螺旋CT使检查时间缩短，增加了患者的流通量；容易完成难于合作或难于制动患者的扫描；一次快速完成胸、腹部和盆部的检查；有利于运动器官的成像和动态观察；对比增强检查时，易获得感兴趣器官或结构的各期相表现特征。获得连续层面图像，可避免层面扫描所致小病灶的漏查。在图像显示方式上也带来变化，多层扫描所获得的是容积数据，经计算机后处理可得高分辨率的三维立体图像，实行分割显示技术、仿真内镜技术和CT血管造影（CT angiography，CTA）等，还可行CT灌注成像（CT perfusion imaging）。由于多层螺旋CT可行低辐射剂量扫描，给肺癌与结肠癌的普查创造了有利条件；扫描时间的缩短，使之可用于检查心脏，包括冠状动脉、心室壁及瓣膜的显示。

多层螺旋CT拓宽了检查与应用范围，改变了图像显示的方式，提高了工作效率，也提高了诊断水平。

电子束CT又称超速CT（ultrafast CT，UFCT），其不用X线管，而是用电子枪发射电子束轰击四个环靶而产生X线并进行扫描。EBCT一个层面的扫描时间可短到50ms，可行CT电影检查。心血管造影CT可显示心脏大血管的内部结构，对诊断心脏病有重要价值。但EBCT昂贵，检查费用较高，限制了它的广泛应用。

二、CT图像特点

CT图像是由一定数目、不同灰度的像素按矩阵排列所构成的灰阶图像。这些像素反映的是相应体素的X线吸收系数。不同CT装置所得图像的像素大小及数目不同。大小可以是1.0mm×1.0mm或0.5mm×0.5mm不等；数目可以是512×512或1024×1024不等。

像素越高，数目越多，构成的图像越细致，即空间分辨力越高。

CT图像反映器官和组织对X线的吸收程度。因此，与X线图像所示的黑白影像一样，黑影表示低吸收区，即低密度区，如肺部；白影表示高吸收区，即高密度区，如骨骼。CT有高的密度分辨力，人体软组织的密度差别虽小，吸收系数多接近于水，也能形成对比而成像，这是CT的突出优点。所以，CT可以更好地显示由软组织构成的器官，如脑、纵隔、肝、胰、脾、肾以及盆腔器官等，并在良好的解剖图像背景上显示出病变的影像。

CT图像不仅以不同灰度显示其密度的高低，还可用组织对X线的吸收系数说明其密度高低的程度，具有一个量的标准。实际工作中，不用吸收系数，而换算成CT值，用CT值说明密度，单位为HU（Hounsfield unit）。

规定水的CT值为0HU，人体中密度最高的骨皮质CT值为+1000HU，而空气为-1000HU，人体中密度不同的各种组织的CT值居于-1000HU到+1000HU的2000个分度之间。

人体软组织的CT值多与水相近，但由于CT有高的密度分辨力，密度差别虽小，也可形成对比而成像。

CT图像是断层图像，常用的是横断位或称轴位。为了显示整个器官，需要多帧连续的断层图像。通过计算机的图像后处理可重组冠状位和矢状位的断层图像。

三、CT检查技术

（一）普通CT扫描

CT扫描分平扫（plain scan）、对比增强（contrast enhancement，CE）扫描和造影扫描。

1. 平扫　是指不用对比增强或造影的普通扫描，一般都是先行平扫。

2. 对比增强扫描　是经静脉注入水溶性有机碘对比剂后再行扫描的方法，经常使用。注入碘对比剂后，器官与病变内碘的浓度可产生差别，形成密度差，能使平扫未显示或显示不清的病变显影。通过病变有无强化及强化方式，有助于定性诊断。常用方法为团注法（bolus injection），即在若干秒内将全部对比剂迅速注入。依扫描方法可分为常规增强扫描、动态增强扫描、延迟增强扫描和多期增强扫描等。

3. 造影扫描　是先行器官或结构的造影，再行扫描的方法。应用不多。

在工作中常提及高分辨力CT（high resolution CT，HRCT），是指可获得良好空间分辨力CT图像的扫描技术，在CT装置上不难完成。高分辨力CT可清楚显示微小的组织结构（如肺间质的次级肺小叶间隔）和小的器官（如内耳与听骨等）；对显示小病灶及病变的轻微变化也较好。

（二）图像后处理技术

螺旋CT所获得容积数据，经过计算机后处理，除常规横断位显示外，还可重组冠状、矢状乃至任意方位的断层图像，并可得到其他显示方式的图像，包括CT三维立体图像、CT血管造影和仿真内镜（virtual endoscopy）等。CTA是静脉内注入对比剂后行血管造影CT扫描的图像重组技术，可立体地显示血管影像，如脑血管、肾动脉、肺动脉、冠状动脉和肢体血管等。仿真内镜可模拟内镜检查的过程，即从一端向另一端逐步显示管腔器官的内腔。几乎所有管腔器官都可行仿真内镜显示，无痛苦，易为患者所接受。仿真结肠镜可发现直径仅为5mm的息肉，尤其是带蒂息肉，但不能进行活检，为其不足。

（三）CT灌注成像

CT灌注成像是经静脉团注入水溶性有机碘对比剂后，对受检器官，如脑的选定层面行连续扫描，获得灌注参数图以了解感兴趣区毛细血管血流动力学，即血流灌注状态的一种功能成像技术。目前主要用于急性脑局部缺血的诊断以及观察脑瘤新生血管，以便判断胶质细胞瘤的恶性程度；也应用于急性心肌缺血以及各脏器肿瘤的研究。

四、CT图像的解读

在解读CT图像时，应先了解扫描的技术与方法，是平扫还是对比增强扫描。在观察影屏上的CT图像时，需应用窗技术（window technique），包括窗位（window level）和窗宽（window width）。分别调节窗位和窗宽，可使某一欲观察组织，如骨骼或软组织显示更为清楚。在CT照片上窗位和窗宽虽有记录，但已固定而不能调节。

对每帧CT图像要进行细致观察，结合一系列多帧图像的观察，可立体地了解器官的大小、形状和器官间的解剖关系。凡病变够大并与邻近组织有足够的密度差，即可显影。根据病变密度高于、低于或等于所在器官的密度而分为高密度、低密度或等密度病变。如果密度不均，有高有低，则为混杂密度病变。

发现病变要分析病变的位置、大小、形状、数目和边缘，还可测定CT值以了解其密度的高低。如行对比增强扫描，则应首先明确扫描方法，是常规增强扫描还是动态增强扫描，并分析病变有无密度上的变化，即有无强化。如病变密度不增高，即为不强化；密度增高，则为强化。强化程度不同，形式各异，可以是均匀强化或不均匀强化，或只是病变周边强化即环状强化。对强化区行CT值测量，并与平扫的CT值比较或行各期CT值比较，可了解强化的程度及随时间所发生的变化。此外，还要观察邻近器官和组织的受压、移位和浸润、破坏等表现。

综合分析器官大小、形状的变化，病变的表现及邻近器官受累情况，就有可能对病变的位置、大小与数目、范围以及病理性质做出判断。和其他成像技术一样，还需要与临床资料结合，并同其他影像诊断综合分析，才可做出诊断。

CT在查出病变，确定病变位置、大小与数目方面较为敏感而且可靠，但对病理性质的诊断，也有一定的限度。

五、CT诊断的临床应用

CT诊断已广泛应用于临床，但也应在了解其优势与不足的基础上，合理地进行选用。CT可应用于下述各系统疾病的诊断。

中枢神经系统疾病的CT诊断价值高，应用普遍。对颅内肿瘤、脓肿与肉芽肿、寄生虫病、外伤性血肿与脑损伤、缺血性脑梗死与脑出血以及椎管内肿瘤与椎间盘突出等病检出效果好，且诊断较为可靠。因此，除脑血管DSA仍用以诊断颅内动脉瘤、脑血管发育异常和脑血管闭塞以及了解脑瘤的供血动脉以外，其他X线检查已不使用。脑CTA在临床上应用亦较广泛。

CT对眶内占位病变、早期鼻窦癌、胆脂瘤型中耳炎、听骨破坏与脱位、内耳骨迷路的轻微破坏、耳先天发育异常以及鼻咽癌的早期发现也很有价值。

对肺癌和纵隔肿瘤的诊断，CT很有帮助。肺间质和实质性病变均可得到较好的显示。CT对X线平片较难显示部位的病变，如同心、大血管重叠病变的显示，更具有优越性。对胸膜、横膈、胸壁病变也可清楚显示。

心及大血管疾病的CT诊断需要使用多层螺旋CT或EBCT，而层面CT扫描无诊断价值。冠状动脉和心瓣膜的钙化和大血管壁的钙化，多层螺旋CT和EBCT检查可以很好显示，对于诊断冠心病有所帮助。心腔及大血管的显示，需要经血管注入对比剂，行心血管造影CT，并且要用多层螺旋CT或EBCT进行扫描，其对先心病如心内、外分流及瓣膜疾病和大血管狭窄的诊断有价值。多层螺旋CT扫描，可显示冠状动脉狭窄及软斑块。CT灌注成像还可对急性心肌缺血进行观察和评估。

腹部及盆部疾病的CT检查，主要用于肝、胆、胰、脾、腹腔及腹膜后间隙以及肾上腺及泌尿生殖系统疾病的诊断，尤其是肿瘤性、炎症性和外伤性病变等。胃肠病变向腔外侵犯以及邻近和远处转移等，CT检查也有帮助。但了解胃肠管腔内病变情况仍主要依赖于钡剂造影和内镜检查及病理活检。

对乳腺的检查，由于电离辐射关系，较少应用。

骨骼肌肉系统疾病，多可通过X线检查确诊，但CT对显示骨变化，如骨破坏与增生的细节较X线成像为优。

CT检查的主要不足包括：①X线电离辐射对人体有负面影响，虽然CT检查安全，但患者接受的射线剂量通常比X线摄影大；②CT增强检查要使用碘对比剂，对碘剂过敏的患者不能行CT增强检查；③对脑组织和软组织（如肌肉、肌腱）以及软骨等组织的分辨力不如MRI；④不能任意方位直接成像等。

第四节　图像解读与影像诊断思维

进行影像诊断是运用医学知识，特别是影像学知识，对具体病例的图像进行观察、分析和综合判断的思维过程。图像是影像诊断的基础，而图像解读则是完成诊断的关键步骤。

影像诊断应按一定步骤进行并遵循一定原则。在解读前应注意以下几点。

（1）核实患者姓名及检查号，防止"张冠李戴"。

（2）明确检查目的和所用成像技术是否适于该疾病的检查与诊断。

（3）评价图像质量，了解所用机型及其性能，涵盖的范围和技术条件，要注意辨别伪影。伪影不仅干扰图像的观察，还有可能被误诊为病变。

全面而有序的观察与分析，可避免遗漏征象，是图像解读必须注意的。

一、图像解读的内容

区分图像的正常表现和异常表现至关重要。在正常表现中应注意认识正常解剖变异以及性别、年龄和个体间的差异。不可将正常变异误认为异常。发现异常表现，则应对其做具体观察与分析。

病变以局灶性变化最为常见。观察时要注意以下内容。

1. 部位　一些病变有特定的发生部位或好发部位，如听神经瘤只发生在内耳道和桥小脑角区，肺结核好发于上叶尖后段和下叶背段，而骨肉瘤则好发于长骨干骺端。

2. 形状　大叶性肺炎肝样变期，肺实变形状多与肺叶一致；而肺癌多呈结节状、球状或分叶状。

3. 大小　对诊断有一定参考价值。例如，肺结核球直径多为2～3cm，而骨样骨瘤直径常小于1.5cm。

4. 边缘　良性病变，如肺错构瘤，边缘多光滑、整齐，而肺癌则多有毛刺。

5. 密度、信号、回声的改变　可大致反映病变内部的组织结构。在X线或CT图像上显示其组织密度，如高密度的骨骼与钙化、低密度的气体或液体。在MRI上显示组织信号的强度，例如，含水囊肿在T_1WI上为均匀低信号，而在T_2WI上为均匀高信号；脂肪组织在T_1WI上为高信号，而在T_2WI上信号仍较高；钙化或骨骼在$T_1WI\&T_2WI$上则均为低信号。在超声上，胆囊为均匀的低回声影，而胆石为强回声影。CT和MRI增强检查及超声CDFI检查，则可通过密度、信号和回声变化反映病变的血供和血流动力学改变。

6. 邻近器官与结构的变化　邻近器官或结构可受病变压迫或侵蚀，如肺门肿块疑为肺癌，应注意观察相关支气管有无狭窄、僵直或闭塞和肺门淋巴结及纵隔淋巴结增大与否。这不仅有益于肺癌之诊断，还可确定有无淋巴结的转移，有助于分期。

归纳上述异常表现，有可能初步推断病灶的病理基础，结合疾病发生概率进行排序，提出几种可能疾病的诊断。

病变亦可能是弥漫性变化，例如骨质普遍密度减低，见于骨质疏松或软骨病；肺纹理普遍增多，见于肺间质病变、肺淤血或肺充血；肺野密度普遍减低，见于肺气肿等。须结合其他变化进行分析、判断。

病变还可能是器官大小、形状和位置等的变化，例如头颅增大、变小和变形；肢体骨增大；心脏变形和增大等。还应观察其他方面的变化，进行综合分析，并提出可能的疾病类型。

同期或先后应用几种不同成像技术、方法时，应综合分析与归纳这些检查所得的影像征象，相辅相成，互相印证，以便使诊断更为准确。

对于一些特殊的检查方法，则依该项检查的特殊目的，而行有针对性的观察与分析。在行影像学随诊复查时，所要观察分析的内容则依治疗方法和疾病所处时期而有所不同。

二、影像诊断思维

（一）结合临床资料进行诊断

形成初步的影像诊断后还须结合临床资料，包括性别、年龄、生活史、职业史、临床表现和实验室检查结果以及治疗经过等，因为并非所有疾病都有特征性影像学表现。不同疾病可出现同样或相似变化，即"异病同影"。例如，肺癌、结核球或炎性假瘤都可出现肿块影，除对病灶进行影像分析外，结合临床对鉴别诊断很有帮助。如果年龄大、咯血，则肺癌的可能性大；如有结核病临床表现，则肺结核球的可能性大。同一疾病，亦可因病期或病理类型不同而出现不同的影像学表现，即"同病异影"。例如，肺癌可因肿瘤坏死而出现空洞，则须同其他肺空洞性病变做鉴别。在诊断职业病（如尘肺）、氟中毒和寄生虫病（如棘球蚴病）时，则必须结合特殊的职业史、接触史和生活史，同临床资料相结合非常重要，是影像诊断的原则。

即使影像表现有特征，可做出诊断，也要同临床诊断相验证。在解读中要客观、求实，切忌主观臆断、牵强附会或先入为主的思维方法。而在诊断中，应先考虑常见病，再考虑少见病；先考虑典型病，再考虑不典型病；对影像应先用一种疾病解释，如有困难，再考虑几种疾病并存的可能。此外，结合既往影像检查资料，对诊断常有重要帮助，有时还能避免不必要的进一步检查。

综上所述，不难看出，进行影像诊断时，要经过全面观察，客观分析，辨别正常表现与异常表现，再对异常表现做综合判断，并遵循同临床资料相结合的原则，只有这样才能使诊断更符合疾病实际。

（二）影像诊断结果及评价

影像诊断的结果，基本上有三种情况。

1. 明确诊断　并能提供对制订治疗计划与估计预后有意义的资料。

2. 排除某些疾病，即否定性诊断　评价这种结论，要考虑多种因素，如设备的性能、检查方法的选择与操作、影像诊断的限度等。

3. 可能性诊断　影像上的异常表现不足以明确诊断，只能考虑几种疾病，应再选用其他影像学检查、内镜、实验室检查乃至穿刺活检或治疗后观察等办法解决诊断。

应当指出，影像诊断包括X线、CT、超声和MRI，是临床诊断的重要组成部分。有的疾病影像诊断在临床诊断中占主导地位，如X线平片显示的骨折，DSA所显示的动脉瘤等。有的则不能，如脾肿大，CT或MRI常难以明确其病因。因此，需要了解影像诊断的价值与限度，并正确运用于临床诊断工作中。

第五节　数字减影血管造影

数字减影血管造影（digital subtraction angiography，DSA）是通过电子计算机进行辅助成像的血管造影方法，是20世纪70年代以来应用于临床的一种崭新的X线检查技术。它是应用计算机程序进行两次成像完成的。在注入造影剂之前，首先进行第一次成像，并用计算机将图像转换成数字信号储存起来。注入造影剂后，再次成像并转换成数字信号。两次数字相减，消除相同的信号，得知一个只有造影剂的血管图像。这种图像较以往所用的常规脑血管造影所显示的图像更清晰和直观，一些精细的血管结构亦能显示出来。

血管造影图像与CT、MRI图像的融合能够更加准确地显示解剖结构，而与PET图像的融合还能反映靶器官和靶病变的病理特征，Syngo Fusion图像融合技术可以实现多种图像的融合成像，带来更精准的成像效果。

一、DSA系统组成

1. X线发生部分　用来产生质量稳定的X线，如X线管、高压发生等部分。

2. 图像检测器部分　用来检测透射人体后的信息X线，并将视频信号转换为数字信号，如影像增强器、光学传递系统、真空摄像机等。

3. 计算机图像存储和处理部分　用来处理数字X线信号，快速实时地显示图像，如数据获得系统、中央处理机、存储器等。

4. 外部设备部分　如监视器、操作台、工作床、C型臂、刻录机、光盘等。

二、DSA成像原理

数字减影血管造影是利用影像增强器，将透过人体后已衰减的未造影图像的X线信号增强，再用高分辨率的摄像机对增强后的图像系列扫描。扫描本身就是把整个图像按一定的矩阵分成许多小方块，即像素。所得到的模拟信息经模／数转换器，转换成不同值的数字，并存储起来。随后将造影图像也进行扫描数字化，然后将造影的图像和未造影的数字图像相减，即得到二者的差值数字图像，经数／模转换器转换为模拟图像，在监视器上显示。经此处理，骨骼和软组织影像被消除，仅留下含对比剂的心血管影像（图3-9）。

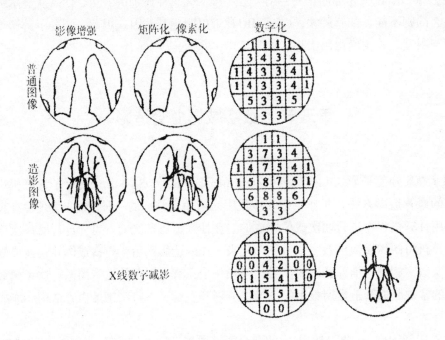

DSA的减影过程可分解为：①摄制兴趣区普通像；②制备蒙片（mask）像；③摄制心血管造影像；④把mask像与心血管造影像重叠相减，得到心血管减影像（图3-10A、B）

图3-9　DSA工作原理图

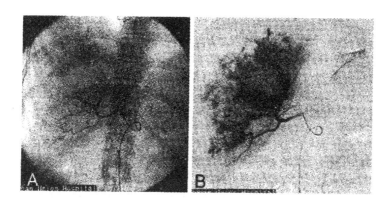

A：常规肝动脉造影，可见脊柱及肋骨与血管影相重

B：同一患者减影图，肝区大量肿瘤血管清晰可见

图3-10

三、DSA减影方式

DSA减影主要是时间减影法。即对比剂团块进入兴趣区之前，摄制多帧图像做mask储存起来，并与依时间顺序出现的含对比剂的图像一一相减。因mask像和造影像两者获得的时间先后不同，故称时间减影。常用方式有以下几种。

（一）脉冲方式

脉冲方式用每秒数帧进行摄影，以此获得一系列连续间隔的减影图像。此方式与间歇X线脉冲同步，以一连串连续单一曝光为其特点，射线剂量较强，所获得的图像信噪比较高，图像质量好，是普遍采用的方式。适用于颈内外动脉、肝动脉、四肢动脉等活动较少的部位。对腹部血管、肺动脉部位可酌情使用。

（二）超脉冲方式

超脉冲方式是在短时间内进行25～30帧的X线脉冲曝光，然后逐帧高速重减影，具有频率高、脉冲窄的特点。适用于心脏、冠状动脉、主动脉等运动快的部位。

（三）心电图触发脉冲方式

心电图触发脉冲方式与心脏大血管搏动节律相匹配，以保证系列中的所有图像与其节律同相位，释放曝光的时间点是变化的，以便掌握最小的心血管运动时机，适用于心脏、冠状动脉、大血管等部位。

（四）路标方式

路标方式是先注入少许对比剂后摄像，再与透视下的插管做减影，形成一幅减影图像作为一条轨迹重叠在透视影像上。这样可清楚地显示血管的走向，使操作者将导管顺利插入兴趣区血管内。

（五）时间间隔差方式

时间间隔差方式是mask像不固定，顺次随机将帧间图像取出，再与其后一定间隔的图像进行减影，从而获得一序列的差值图像。mask像时时变化，边更新边重复减影，适用于运动部位，也可作为DSA后处理方式。

此外，还有能量减影、混合减影、光学减影、电子减影等，但临床应用价值不大。

四、DSA成像方法

DSA成像方式分静脉DSA和动脉DSA，前者分外周静脉法和中心静脉法，后者又分选择性动脉DSA和超选择性动脉DSA。目前以后者应用为多。

（一）静脉DSA

静脉DSA的外周法是从肘部静脉注入对比剂用来观察静脉和动脉系统。这是DSA最初的动机，临床应用后图像质量差，现少用。

静脉DSA的中心法是从右心房，或上、下腔静脉开口附近注射对比剂，用以观察心腔、肺循环和动脉系统，临床上有一定应用价值。

（二）动脉DSA

动脉DSA常采用Seldinger技术，经皮股动脉穿刺插管至兴趣区注射对比剂。可分为选择性动脉DSA，如腹主动脉；超选择性动脉DSA，如肝动脉。动脉DSA对比剂浓度低，用量少，影像重叠少，图像清晰，细小血管显示清楚，便于介入治疗。

（三）动态DSA

在DSA成像中，球管、人体和检测器规律地运动，以此获得DSA图像的方式，称为动态DSA。

1. 数字电影减影　以数字电影方式快速短脉冲进行采集图像，实时减影成像，每秒25～50帧。用于心脏、冠状动脉等快速运动部位成像。

2. 旋转式心血管造影　X线管和影像增强器以C型臂支点为轴心，先绕人体兴趣区做180°旋转采集mask像，复位后在注射对比剂后再做180°旋转采集造影像，并实时减影，以此获全方位的心血管减影像。可行三维图像重建，仿真内镜成像。适用于脑血管、心脏和冠状动脉造影。

3. 步进式血管造影　在脉冲曝光过程中，X线管和影像增强器保持静止，导管床携人体自动匀速地向前移动，或用手柄人工控制导管床运行速度，或自动调整对比剂流速与导管床运行速度一致。该方式一次注射对比剂即可获得靶血管的全貌，解决肢体血管行程长、增强器视野小、需要多次分段曝光、分次注射对比剂时曝光量大和对比剂用量多的弊端。主要用于四肢动脉造影。

（四）二氧化碳DSA

CO_2作为DSA的对比剂有一定的价值。一定量的CO_2注入人体后可快速被血液吸收，且又很快经肺排出体外，其安全性和DSA图像质量已得到证实。但临床应用较少。

五、DSA的临床应用

（一）DSA术前准备

1. 患者准备

（1）行碘剂和麻醉剂过敏试验。

（2）检查心、肝、肾功能，出凝血时间和血、尿常规。

（3）穿刺部位备皮。

（4）术前4小时禁饮食，给予镇静剂和排空大小便。

（5）向患者做好解释工作，消除顾虑和紧张，争取术中配合。

（6）备好临床检查资料和有关影像学资料。

2. 器械准备

（1）事先检查X线机、导管床、DSA设备、高压注射器等，以免术中设备失灵。

（2）准备好相应型号穿刺针、导管导丝、消毒手术包。

（3）必要抢救设备，如氧气瓶、心电图机、除颤器、气管切开包、气管插管器械等。

3. 药品准备　备好相应浓度的对比剂，准备栓塞剂、抗凝剂、化疗药，各种各类急救药品，建立静脉通道等。

（二）DSA手术操作

一般采用Seldinger技术，经皮股动脉或股静脉穿刺插管，有时也取肱动脉或腋动脉作穿刺点，或肘部静脉及颈静脉穿刺。不同部位的DSA应选用不同形状和型号的导管导丝，使之与血管形态和走行相适应。插管操作中先做较大血管的DSA，明确血管走行后再行选择性或超选择性插管造影。造影完毕后拔出导管和动脉鞘，压迫15分钟，直至穿刺点无冒血，再加压包扎，平卧24小时。

（三）DSA适应证

1. 血管性病变　血管局限性或弥漫性狭窄、血管闭塞或阻塞、血管瘤、动静脉畸形、动静脉瘘、血管先天性变异畸形、血管内血栓形成、静脉瓣膜功能不全、人造血管或冠脉搭桥血管病变等。

2. 出血性病变　消化道急慢性出血、支气管大咯血、外伤性血管和内脏器官出血、自发性动脉瘤破裂、动静脉畸形血管破裂、医源性血管损伤出血等。

3. 肿瘤性病变　恶性肿瘤的局部化疗和栓塞治疗、恶性肿瘤术前栓塞等。

4. 血管的介入治疗　血管成形术、血管内支架安置术、血管内溶栓术、出血动脉栓塞术等。

5. 鉴别诊断　良恶性肿瘤鉴别、血管病变与囊性病变鉴别等。

6. 术后随访　冠状动脉搭桥术后，颅内血管手术后，血管成形术后，血管内支架安置术后，人造血管术后。

7. 各种先天性心脏病的诊断和治疗。

8. 冠心病的诊断和治疗。

（四）DSA禁忌证

1. 碘和麻醉剂过敏。

2. 严重心、肝、肾疾患。

3. 严重血管硬化或穿刺血管严重阻塞病变。

4. 急性炎症、高热。

5. 严重出血倾向和凝血功能障碍。

6. 穿刺部位感染。

第六节　CT护理操作常规

一、静脉注射操作前

1. 准备好各种操作物品。

2. 告知患者检查方法及危险性，取得患者配合，解除其顾虑。

3. 进行正常手续患者签字。

4. 仔细询问有无过敏史，碘过敏试验阴性方可注射。

二、静脉注射操作时

1. 严格无菌操作。

2. 三查七对。

3. 尽量做到准确无误，减少患者痛苦。

4. 检查前常规进行碘过敏试验，静注30%的泛影葡胺2mL，观察患者反应，并询问患者有无异样感觉。十分钟后注射地塞米松10mg。于检查申请单上注明碘过敏试验结果。阳性患者禁止增强操作。

三、注射造影剂时

1. 正确使用高压注射器。

2. 抽吸造影剂时要严格无菌操作，一人一筒。

3. 造影剂注射前检查血管有无回血、是否通畅。

4. 向患者解释药物进入体内的正常反应，如发冷、发热、血管胀痛等。若有胸闷、心慌、头晕，请及时告诉医师。

5. 开始注射时，需要护士认真观察血管是否通畅，有无外漏，同时观察有无其他反应。需观察药液注射50mL以上，如果发现注射部位有异常，或患者出现异常反应，应立即停止注射。

6. 检查完毕后，及时询问患者有无反应，观察30分钟后，患者方可拔出套管针离去。

四、并发症的处理

1. 发热、发冷不需要治疗，观察30分钟后患者无异常方可离去。

2. 轻度荨麻疹、恶心、呕吐、打喷嚏、烦躁、呼吸困难时嘱患者吸氧，口服脱敏药物，观察30分钟，症状缓解，可离去。

3. 较严重的荨麻疹、呕吐、呼吸困难、烦躁、支气管痉挛，吸氧，给予脱敏药物，静脉输液，观察血压变化，待患者症状消失。

4. 当患者出现严重不良反应时，意识障碍、低血压、发绀、喉头水肿、休克、心律失常、心肌骤停时，CT护士首先要做到给予患者吸氧，保持静脉通道通畅，同时，立即通知医师，呼院急救中心，协助抢救。

5. 造影剂血管外漏后的处理　首先安慰患者，使其放松，并嘱咐患者回去抬高患肢，但注意温度勿造成烫伤。院外患者随时可就诊，并向患者解释清楚，短期内可出现肿胀、局部疼痛、血管变硬、静脉炎，一般无其他后遗症。

第四章 患者的饮食与营养

第一节 人体对营养的需要

人体为了维持生命和健康，保证正常的生长发育和活动，每天必须通过饮食摄取足够的营养物质。食物中能被人体消化、吸收和利用的成分称营养素（nutrients）。人体需要的营养素有：碳水化合物、蛋白质、脂肪、水、维生素、矿物质和膳食纤维等七大类，其中水是构成人体最重要的成分。这些营养素的主要功能是：供给能量，构成及修补组织，调节生理功能等。

一、热能

人体进行各种生命活动所需要消耗的能量称热能（energy）。人体所需要的热能是由食物在体内经酶的作用进行生物氧化所释放出来的能量提供的，通常以焦耳（J）表示，营养学上常用兆焦（MJ）表示。糖类、脂肪、蛋白质是提供热能的主要营养素，故又被称为"产热营养素"。人体对热能的需要量视年龄、性别、劳动量、环境等因素的不同而各异。根据中国营养学会正式发布的"中国居民膳食营养素参考摄入量"，我国成年男子的每天的热量供给量为11.29MJ／d，成年女子为9.62MJ／d。

二、营养素

（一）蛋白质

蛋白质（protein）是维持生命的重要物质基础，正常人体内16%～19%是蛋白质。蛋白质是人体氮的唯一来源。氨基酸是构成蛋白质的基本单位，与人体有关的20余种氨基酸中，其中一部分可在人体内合成，称为非必需氨基酸；另有8种氨基酸在体内不能合成或合成速度不能满足机体需要，而必须由食物提供，称为必需氨基酸。蛋白质供给的能量占总能量的10%～14%。男性平均每天需要90g，女性平均每天需要80g。蛋白质主要来源有肉类、水产类、乳类、蛋类、豆类等。蛋白质的主要生理功能是构成和修复人体组织，调节生理功能，供给热能，维持胶体渗透压。

（二）脂肪

脂肪（fat）是组成人体组织细胞的一个重要组成成分，包括中心脂肪和类脂质，是人体最丰富的热量来源。脂肪供给的能量占总能量的20%~25%。脂肪主要来源于食用油、肉类、蛋黄、鱼肝油、芝麻、花生、豆类等。脂肪的主要生理功能为提供热能、参与构成组织细胞、供给必需脂肪酸、促进脂溶性维生素的吸收和利用、维持人体体温、保护肝脏。

（三）碳水化合物

碳水化合物（carbohydrate）是人体热量的主要来源，其需要量取决于饮食习惯、生活水平和劳动强度。碳水化合物供给的能量占总能量的60%~70%。碳水化合物主要来源于谷类和根茎类中的薯类，少量来自食糖。大多数食物中的碳水化合物是以多糖及双糖形式存在。碳水化合物的主要生理功能为供给热能、维持心脏和神经系统的正常活动、护肝、解毒。

（四）维生素

维生素（vitamin）是人体必需的一类有机营养素。大部分维生素在体内不能合成或合成量不足，必须从食物中摄取。根据其溶解性，维生素可分为两大类：脂溶性维生素，如维生素A、维生素D、维生素E、维生素K；非脂溶性维生素，如维生素C、维生素B族、叶酸。

（五）矿物质

矿物质（mineral）是一种无机元素，是人体的重要组成部分，占体重的2.2%~4.3%，对调节和维持正常的生理功能起主要作用。其主要生理功能是构成机体组织的重要成分，是细胞内外液的重要成分。在人体各种元素中，除碳、氢、氧、氮以有机化合物的形式存在外，其余各种元素可统称为矿物质，含量较多的有钙、镁、钾、钠、磷、硫、氯等，称为常量元素。另外，铁、碘、铜、锌、锰、钴、钼、硒、铬、镍、锡、硅、氟、矾14种含量极微，占人体总重量万分之一以下或日需要量（摄入量）在100mg以下的元素称微量元素，也是人体所必需的。矿物质广泛存在于食物中，大多能满足机体需要，比较容易缺乏的矿物质是钙和铁，儿童、青少年、老年人、孕妇和母乳喂养者应酌情补充。

（六）水

水（water）是人体构成的重要成分，占体重的60%~70%。机体水的来源有内生水、饮用水和食物中的水。成人每日需要量约为2500mL，每天需水量因季节、气候、劳动强度和饮食习惯不同而异。水是维持生命必需的物质，其主要生理功能是构成人体组织，参与体内新陈代谢，溶解和运送营养素、代谢物，维持消化吸收功能等。

（七）膳食纤维

很久以来，膳食纤维都没有统一的科学定义。随着膳食纤维在人们的饮食与健康中所起到的重要作用日益为人们所认识，准确地界定膳食纤维这一概念成为世界各国科学家关心的问题。1999年，美国谷物化学家协会（AACC）和国际生命科学会（ILSI）共同成立了关于膳食纤维定义的工作委员会，经过多次讨论，最后将膳食纤维（dietary fiber）定义为：能抗人体小肠消化吸收的，而在人体大肠能部分或全部发酵的，可食用的植物性成分、碳水化合物及其相类似物质的总和。主要包括纤维素、半纤维素、果胶、树胶、多糖、寡糖、木质素等成分。

膳食纤维在人类的饮食营养中具有如下功能。

1. 延迟胃的排空，产生饱腹感，从而避免进食过量。

2. 增进肠蠕动，通过促进排便，减少有害代谢产物和有害物质与肠壁接触的机会，预防大肠癌。

3. 经结肠细菌酵解后可产生短链脂肪酸，提供结肠黏膜所需能量，并可调节胃肠道神经系统功能，平衡激素水平，刺激消化酶分泌，控制血糖浓度，调节脂质代谢，降低血胆固醇，预防胆结石。

4. 影响肠内细菌代谢，维持肠道菌群的动态平衡，改善肠道环境。膳食纤维主要分布于全谷类食物，植物的根、茎、叶、花、果、种子中。个体每天膳食纤维摄入量应达到25～30g。

第二节　患者饮食与营养的护理

一、饮食、营养与健康

饮食是人体摄取营养素的根本途径，充分、合理的营养是人体维持健康的重要物质基础。饮食不当、营养不足或过剩都可引起疾病。因此，饮食和营养对维持机体的健康有着十分重要的作用。

（一）促进生长发育

科学的饮食、合理的营养对人体的身体和精神发育都起着决定性的作用，是维持生命活动的重要物质基础。人体不同时期对营养素的需求是不同的。

1. 婴儿期　婴儿生长速度快，需要高蛋白、高维生素、高矿物质及高能量饮食。半岁以内的婴儿每日需要摄入的热能为0.45MJ／kg，半岁～1岁，每日需要摄入的热能为0.4MJ／kg。因为婴儿的体重中水分占的比例很大，所以每日需要摄入100～150mL的水分。母乳喂养的婴儿需要补充维生素D和其他营养素，包括维生素K、铁和氟化物。

2. 幼儿期　学龄前期幼儿（1～3岁）生长速度减慢，需要的热能减少，但蛋白质需要量增加，所以一般幼儿在1岁半时食欲会下降。牛奶应坚持喝到2岁以确保摄入充足的脂肪酸，因为它是大脑与神经系统发育所必需的物质。学龄前儿童（3～6岁）的饮食需要与幼儿相似，营养素的浓度比数量更重要。

3. 学龄期儿童　学龄期儿童（6~12岁）的生长速度处于比较慢且稳定的状态，需要的热能减少，饮食应富含蛋白质、维生素A和C。据统计，学龄期儿童常食用一些含高脂肪、高糖的点心作为早餐，在儿童期有体重增加的趋势，需要健康教育的介入。

4. 青春期　需要增加能量以满足生长过程中代谢的需要，碳水化合物是能量的主要来源。每日蛋白质的需要量增加。青春期骨骼快速增长，钙需要补充。同时女孩需要更多的铁来补充月经所丢失的能量，男孩的肌肉发育也需要足够的铁。碘能提高甲状腺的功能，因此应食用含碘盐以确保碘的摄入。此外还需要复合维生素B来支持高代谢活动。节食可能导致青春期女孩出现营养素缺乏。

5. 青年与中年期　随着生长过程的结束，此期对多数营养素的需要都会减少，能量的需要也会逐渐减少。由于活动量减少，此期可能产生肥胖问题，同时铁和钙的摄入也是很重要的。另外在某些生理变化期，如女性的孕期和哺乳期，对一些营养素的需求量会大大增加，如蛋白质、钙、铁、维生素等。

6. 老年期　老年人的代谢率下降，因此对于能量的需要量也下降，但是对于维生素和矿物质的需要量却保持不变，老年人应扩大饮食选择的范围。

（二）构成机体组织

各种营养素是构成机体组织的物质基础，如蛋白质是构成人体细胞的重要成分，糖脂、磷脂是构成细胞膜的重要成分，糖类参与构成神经组织，维生素参与合成酶和辅酶，钙、磷等是构成骨骼的主要成分等。

（三）供给能量

人体的各种生命活动都需要消耗能量，这些能量来源于产热营养素。每克糖、脂肪、蛋白质在体内氧化后分别产生16.74kJ（4kcal）、37.66kJ（9kcal）、16.74kJ（4kcal）的热能。

（四）调节人体功能

人体功能活动是在神经系统、内分泌系统及各种酶的共同调节下完成的，各种营养素是构成上述调节系统的物质基础。任何一种人体所需营养素的缺乏都会影响机体的正常功能和新陈代谢等生命活动的正常进行，如维生素B_{12}的缺乏可影响红细胞的发育和成熟，导致巨幼红细胞贫血的发生。此外，人体的代谢活动需要一个较为恒定的内环境，包括体液、酸碱度、电解质、渗透压等的平衡，适量的蛋白质、水和矿物质中的各种离子对此起重要的作用。

二、饮食、营养与疾病痊愈

人体患病时常有不同程度的代谢变化和营养不良。因此，合理的饮食与营养是治疗疾病、促进康复的重要措施。

（一）补充额外损失和消耗的营养素

机体处在疾病应激状态时，会出现营养素或热能的消耗增加及某些特定营养素的额外损失，针对性的饮食治疗可有效改善这一状态，及时、合理地调整营养素摄入量可增强机体的抗病能力，促进疾病痊愈和创伤组织修复、愈合。如大面积烧伤患者能量消耗增加，水分、蛋白质大量丢失，因此，给予高热量、高蛋白饮食并保证足够水分的摄入，可有效改善机体的营养状态，促进伤口愈合。

（二）辅助治疗和诊断疾病

根据疾病治疗和诊断的需要，调整食物组成，控制某些营养素的摄入量，可减轻脏器负荷，控制疾病的发展。如：糖尿病患者必须控制糖类的摄入量，心力衰竭、水钠潴留的患者应限制水与钠的摄入量。其次，通过选择符合饮食治疗原则的食品和恰当的烹调方法以改变食物的性质，或提供特殊饮食，如要素饮食、胃肠外营养等，可有效地供给足够的、科学的营养，为其他治疗（如手术、化疗等）和疾病恢复创造有利的条件。此外，还可通过试验饮食辅助临床诊断。

三、影响因素的评估

营养评估是人体健康评估的重要组成部分。及时正确地判断患者的营养状况，并对患者采取针对性的饮食治疗，对促进患者早日康复具有重要的意义。

影响饮食和营养的因素主要有生理因素、心理因素、病理因素及社会文化因素4种。了解这些影响因素，便于护理人员根据护理对象的具体情况，制订可行的饮食护理计划。

（一）生理因素

1. 年龄　不同年龄阶段对营养的需求不同，饮食自理能力也不同。例如婴幼儿期、青春期、孕期、哺乳期对营养的需求量明显增加；老年人由于新陈代谢率降低，活动量减少，每日所需的热量也逐渐减少，但对钙的需求却增加。同时，年龄也可影响人们对食物质地的选择，如婴幼儿咀嚼及消化功能尚未完善，老年人咀嚼及消化功能减退，应供给他们质地柔软、易于消化的食物。

2. 活动　由于职业的不同，活动量大的人每日所需的热能及营养素均超过活动量小的人。

3. 身高和体重　一般情况下，体格强壮、高大的人对营养素的需求量较高。

（二）心理因素

一般情况下，不良的情绪状态如焦虑、抑郁、恐惧、悲哀等会使人交感神经兴奋，胃肠道蠕动和消化能力减弱，使人的食欲降低，进食减少甚至厌食；而轻松、愉快的心理状态则会促进消化液分泌，使食欲增加。此外，进食环境、食物的色香味等均可影响人的心理状态，从而改变人们对食物的选择及摄入。

（三）病理因素

1. 疾病　可影响食物的摄取及在体内的消化、吸收，影响患者的食欲。疾病本身所带来的焦虑、悲哀等不良情绪以及疼痛等因素也会使患者胃肠道蠕动减弱，无饥饿感。如患者处于发热、伤口愈合和感染期间，其代谢和生理需要量增加，所需营养也高于正常人。有些疾病患者从尿液、血液或引流液中流失大量的蛋白质、体液和电解质，则所需的营养更多。

2. 食物过敏和不耐受　某些人对某种特定的食物过敏，食后易发生腹泻或哮喘等过敏反应，影响营养的摄入和吸收。

（四）社会、文化因素

1. 经济状况　经济状况的好坏会直接影响人们对食物的购买力，从而影响人们的营养状况。经济状况好，能满足人对饮食的需求，甚至可能发生营养过剩；经济状况差，则会影响饮食的质量，重者可能发生营养不良等问题。

2. 饮食习惯　不同的文化背景、宗教信仰、地理环境、长期的生活方式等均会影响一个人的饮食习惯，从而影响营养物质的吸收，甚至可导致疾病的发生。

3. 营养知识　对营养基本知识的理解和掌握，可帮助人们获取平衡的饮食和营养。不同知识结构的人对饮食的体验，社会或家庭的饮食传统等可影响人们对于食物的选择和摄入。

（五）治疗因素

某些药物、治疗等可引起食欲减退、恶心、呕吐等不良反应，从而影响胃肠道功能。

四、饮食状况的评估

饮食状况的评估主要包括以下几个方面。

1. 一般饮食形态　包括每日用餐的时间，进食的方式，摄入食物的种类和量，饮食是否有规律，是否使用补品及其种类、剂量、服用时间，有无食物过敏史，有无特别喜好或厌恶的食物等。

2. 食欲有无增减，产生的原因。

3. 有无影响饮食摄入的因素，如咀嚼不便、口腔疾患等。

第三节　医院饮食

为了适应不同的病情需要，医院饮食分为3大类：基本饮食、治疗饮食及试验饮食。

一、基本饮食

基本饮食（basic diet）有普通饮食、软食、半流质饮食、流质饮食4种（表4-1）。基本饮食适合大多数患者的需要。

表4-1　基本饮食

饮食种类	适用范围	饮食原则	用 法
普通饮食	病情较轻或疾病恢复期，消化功能正常	一般易消化、无刺激性食物	每日进餐3次，蛋白质70~90g／d，总热量9.5~11MJ／d
软质饮食	老幼患者、口腔疾病、术后和肠道疾病的恢复期	以软、烂、无刺激性为主，如面条、软菜。菜和肉应切碎、煮烂	每日进餐3~4次，蛋白质60~80g／d，总热量9.2~10.04MJ／d
半流质饮食	发热、体弱、吞咽咀嚼困难、消化道疾病及术后患者	少食多餐，无刺激性，易于咀嚼和吞咽；膳食纤维含量少；食物呈半流质状，如粥、面条、馄饨、蛋、肉末、豆腐等	每日进餐5~6次，蛋白质50~70g／d，总热量7.53MJ／h
流质饮食	高热、口腔疾病、各种大手术后、急性消化道疾病及重症或全身衰竭等患者	食物呈流体状，如奶类、豆浆、米汤、肉汁、菜汁等；此饮食热能及营养素不足，只能短期使用	每日进餐6~7次，每次200~300mL；蛋白质40~50g／d，总热量3.35MJ／d

二、治疗饮食

治疗饮食（therapeutic diets）是在基本饮食的基础上，适当调整总热量和某种营养素的摄入量，以适应病情的需要，达到治疗目的的一类饮食（表4-2）。

表4-2　治疗饮食

类　别	适用范围	饮食原则及用法
高热量饮食	热能消耗较高者，如甲状腺功能亢进、高热、烧伤患者及产妇、肝炎等	在基本饮食的基础上加餐两次，可加牛奶、豆浆、鸡蛋、藕粉、蛋糕、奶油、巧克力等。每日供给热量约12.55MJ／d
高蛋白饮食	长期消耗性疾病（如癌症、结核）、严重贫血、烧伤、大手术后、低蛋白血症、肾病综合征等患者	在基本饮食的基础上增加蛋白质摄入量，如肉、鱼、蛋、乳类、豆制品等。蛋白质供应量每日供给1.5～2.0g／（kg·d），每日总量不超过120g
低蛋白饮食	限制蛋白质摄入者，如急性肾炎、肾功能衰竭、肝性脑病等患者	饮食中的蛋白质按医嘱执行，应多补充蔬菜和含糖高的食物，维持正常热量。成人蛋白质摄入总量在40g／d以下，视病情不同也可定为20～30g／d。肾功能不全者应摄入动物性蛋白，忌用豆制品，肝性脑病者应以植物性蛋白为主
低脂肪饮食	肝胆胰疾患、冠心病、动脉硬化、高脂血症、肥胖症及腹泻等	少用油，禁食肥肉、蛋黄、动物脑。成人脂肪摄入量在50g／d以下，胆、胰疾病患者可少于40g／d，尤其要限制动物性脂肪的摄入，高脂血症及动脉硬化患者可代之以植物油
低胆固醇饮食	高胆固醇血症、冠心病、动脉粥样硬化、高血压、胆石症等患者	禁用或少用动物内脏、动物脑、蛋黄、鱼子、肥肉和动物油，成人胆固醇摄入量300mg／d以下
低盐饮食	心脏病、肾脏病、肝硬化伴腹腔积液、重度高血压但水肿较轻者	禁用腌制食品，如香肠、咸肉、咸菜、皮蛋等，成人食盐摄入量不超过2g／d，但不包括食物内自然存在的氯化钠
无盐低钠饮食	适用范围同低盐饮食但水肿较重者	无盐饮食，除食物内自然含钠量外，烹调时不放食盐；低钠饮食，除无盐外，还应控制摄入食物中自然存在的含钠量（控制在0.5g／d以下）；对于无盐低钠饮食，还应禁用含钠食物和药物、含碱食品如馒头、油条、挂面、汽水等
少渣饮食	伤寒、肠炎、腹泻、痢疾、食道静脉曲张、肠道手术前后、肛门肿瘤等患者	膳食纤维含量少的食物，如奶油、果汁、肉末、鱼苗、蛋类、嫩豆腐等。少用粗糙、含食物纤维多的食物，如粗粮、竹笋、韭菜等
高膳食纤维饮食	便秘、肥胖症、糖尿病及高脂血症等患者	含膳食纤维素丰富的食物，如各种粗粮、芹菜、韭菜、豆类及新鲜水果等

三、试验饮食

试验饮食（test diets）亦称诊断饮食，指在特定时间内，通过对饮食内容的调整，以协助疾病的诊断和提高实验检查结果正确性的一种饮食。

（一）胆囊造影饮食

适用于需要用X线或B超检查胆囊及胆管的形态和功能的患者。

1. 检查前一日中午，患者进食高脂肪餐，以刺激胆囊收缩和排空，有助于显影剂进入胆囊；晚餐进食无脂肪、低蛋白、高碳水化合物的清淡饮食；晚8时口服造影剂后，禁食至检查日上午。

2. 检查日免早餐，第一次摄X线片后，如胆囊显影良好，可进高脂肪餐（如油煎荷包蛋2只或含40%脂肪的奶油巧克力40g，含脂肪量25~50g），30分钟后第二次摄X线片观察。

（二）隐血试验饮食

用于大便隐血试验准备，以协助诊断有无胃肠道出血。

试验期为3天，试验期间禁止食用易造成隐血试验假阳性结果的食物，如肉类、禽类及含铁丰富的药物、食物及绿色蔬菜等。可进食牛奶、豆制品、白菜、土豆、冬瓜、粉丝、萝卜、米、馒头等食品。第4天留取患者粪便做隐血试验。

（三）肌酐试验饮食

用于协助检查、测定肾小球的滤过功能。

试验期为3天，试验期间患者禁食肉类、禽类、鱼类，且禁止喝茶与咖啡，限制蛋白质的摄入。全日主食在300g以内，蛋白质总的摄入量<40g／d，以排除外源性肌酐的影响。蔬菜、水果、植物油不限，热量不足可添加藕粉和含糖的甜点心等。于第3天留取患者尿液做肌酐试验。

（四）甲状腺^{131}I试验饮食

用于协助同位素检查甲状腺的功能，排除外源性摄入碘对检查结果的干扰，明确诊断。

试验期为2周，患者在试验期间禁食含碘食物及其他一切影响甲状腺功能的药物和食物，比如海带、海蜇、虾、紫菜、含碘盐，并且禁止用碘消毒皮肤，2周后做碘功能测定。

第四节 一般饮食护理

对患者进行科学合理的饮食护理，是满足患者最基本的生理需要的重要护理措施之一。护士通过对患者饮食与营养的全面评估，确认患者的营养状况及存在的健康问题，并采取适宜的护理措施，帮助患者恢复、维持和改善营养状况，对促进患者康复具有重要意义。

一、病区的饮食管理

患者入院后，由病区医师开出饮食医嘱，确定患者所需饮食的种类，护士填写入院饮食通知单，送交营养室，并填写在病区的饮食单上，同时在患者的床尾或床头注明相应的标记，作为分发饮食的依据。因病情需要更改饮食时，如流质饮食改为半流质饮食，手术前需要禁食或病愈出院需要停止饮食等，由医师开出医嘱，护士按医嘱填写饮食更改通知单或饮食停止通知单，送交营养室，由营养室做出相应处理。

二、患者的饮食护理

护理人员应根据对患者的营养评估、患者的疾病及其对营养的需要，与医师、营养师进行共同协商，确定患者的营养饮食，并制订营养计划。营养计划应考虑患者身体的耐受力和经济承受能力，同时也应注意疾病的特点与需要。因此，护士在满足患者营养需要的过程中承担了指导者、协调者、护理计划的实施者及直接提供饮食护理的多种重要角色。

（一）帮助患者建立良好的饮食习惯

良好的饮食习惯对维护患者的健康起着非常重要的作用，护士在教育患者养成良好的饮食习惯方面发挥关键作用。

1. 做好健康教育，让患者了解形成良好饮食习惯的必要性，改变患者的饮食习惯是非常困难的，需要护士解释调整饮食的原因及重要意义，让患者了解改变既往饮食习惯对获得和维持健康的必要性。

2. 根据对患者的饮食评估，帮助患者改变不适宜的饮食习惯。护士应在对患者饮食评估的基础上，结合具体条件，帮助患者改变不良饮食习惯，如营养素摄取的量、质欠妥，偏食等。在制订计划的同时，应尽量以患者的饮食习惯为基本框架，根据患者的年龄、疾病种类、个人喜好及经济状况等指导患者合理饮食，用一些容易接受的食物代替限制食物，以使患者容易适应改变后的饮食习惯。

3. 为患者制订合理的饮食指导模式，使之逐步接受饮食指导模式的内容。

（1）摄入多样的食物。

（2）活动与饮食平衡，保持健康的体重。

（3）选择低脂肪、低饱和脂肪及低胆固醇饮食。

（4）摄入足量的蔬菜、水果及谷类食物。

（5）适量地摄入含糖食物。

（6）适量地摄入盐和含碘食物。

（7）适量摄入含乙醇的饮料，戒烟。

（二）患者进食前的护理

1. 环境的准备　优美整洁的环境、适宜的温湿度、空气清新、整洁美观的餐具，都是增进食欲的条件，因此，患者用餐环境应保持清洁、卫生、整齐、空气新鲜、气氛轻松愉快。

（1）去除一切不良气味及不良视觉印象。

（2）避免在饭前进行令人感到不愉快或不舒适的治疗。

（3）如有病危或呻吟的患者，可用屏风遮蔽。

（4）如有条件可安排患者在病室餐厅共同进餐，以增加轻松、愉快的气氛。

2. 患者准备

（1）解除易造成患者食欲减退的症状，同时应减轻患者的心理压力，例如抑郁和焦虑。

（2）给予饮食营养卫生的健康教育：在患者原有认识的基础上进行针对性的饮食营养卫生知识教育，如特殊饮食的意义及要求、科学饮食和合理营养的作用及方法等。

（3）确定患者是否需要大小便，需要时，协助其去卫生间或提供便器，协助患者洗手和口腔卫生。

（4）协助患者采取舒适的进餐姿势。不便下床者，可安排坐位或半坐卧位，放置床上桌及餐具。卧床患者安排侧卧位或仰卧位（头转向一侧），并给予适当支托。

（5）取得患者同意，将治疗巾或餐巾围于患者胸前，以保护衣服和被单的清洁，并让患者做好进食的准备。

（6）提供患者所熟悉并喜爱的食物（患者乐于食用家里带来的食物，但是需经护士检查，对于有特殊饮食需要的患者要给予指导）。

3. 护理人员准备

（1）洗净双手，衣帽整洁。

（2）根据饮食单上不同的饮食种类，协助配餐员分发饮食。对于禁食患者，应告知原因，以取得配合，在床尾挂上标记，并做交班。

（3）掌握好当日当餐的特殊饮食要求，如禁食或限量等，并仔细核对，防止差错。

（三）患者进食时的护理

1. 核对患者及饮食单，并检查患者的饮食类型，避免发错饮食。

2. 督促和协助配餐员及时将热饭、热菜分发给每位患者。

3. 巡视病房，观察患者进食情况，鼓励患者进食。督促治疗饮食、试验饮食的实施并检查落实情况，评估患者饮食营养需要是否满足，教育、纠正不良饮食习惯及违规饮食行为，征求患者对饮食制作的意见。

4. 鼓励患者自行进食，并协助将餐具、食物放到易取处。不能自行进食者应给予喂食。喂食要求耐心，量、速度适中，温度适宜，饭和菜、固体和液体食物应轮流喂食。为避免呛咳应将患者头部稍垫高并偏向一侧。进流质者，可用吸管吸吮。

5. 对失明患者或双眼被遮盖的患者，除遵循上述喂食要求外，还应告知喂食内容以增加进食的兴趣，促进消化液的分泌。如果患者要求自己进食，可按时钟平面图放置食物，并告知方向、食品名称，利于患者取用食物。例如，饭放在6点的位置，汤放在9点的位置，菜放在12点、3点的位置等，并帮助患者确认。

（四）患者进食后护理

1. 督促和协助患者洗手、漱口或做口腔护理，整理床单，及时收回餐具。

2. 患者进餐后，应把餐具放回原处，并注意了解进食内容、进食量。

3. 协助患者饮水　协助患者摄取足够的液体也是合理营养的内容之一。有些患者病情危重，或由于某些原因生活不能自理，护士应按时给予患者饮水。对于需要增加饮水量的患者，应督促患者白天完成24小时总水量的3／4，以免夜间饮水多，增加排尿而影响睡眠。对于限制饮水者，应讲明限水的目的，取得患者合作，并制订饮水计划。若发现患者口干，可用湿棉球湿润口唇，经常给予小量水，以免口渴。如患者口渴严重且病情允许，可采用口含冰块或含酸梅等方法刺激唾液分泌而止渴。

4. 评估患者进食量是否达到营养要求，根据需要做好出入量的记录。

5. 如果患者未进食，应了解原因，并通知其责任护士以便于改变饮食或采取其他护理措施；对暂需禁食、延食的患者，护士应做好交接班。

第五节　特殊饮食护理

单纯依靠静脉输液提供营养的患者，如果超过7天就会有营养不足的危险。营养问题常常会在一些疾病情况下出现，如艾滋病、癌症、饮食紊乱、胃肠道疾病、危重症、代谢性疾病、肥胖、肾脏疾病及肝脏疾病、胰腺炎及胆囊炎等，因此，需要给予这些患者特殊饮食。

一、管饲饮食

管饲饮食（tube feeding）是指对于胃肠功能正常的患者，通过管道（可通过鼻胃管或胃造瘘管）将食物、水分及药物灌入胃内，以提供营养素，是一种既安全又经济的营养支持方法。管饲饮食的营养液在营养素组成及营养密度方面有很大不同，其种类包括标准蛋白质规格、水解蛋白质规格、特殊疾病规格等。标准蛋白质配方用于消化和吸收功能未改变者，水解蛋白质配方适用于消化与吸收功能较弱者，特殊疾病的管饲饮食营养液是在某些营养素的组成或热能密度方面有所改变。几乎所有的管饲饮食营养液配方都不含乳糖。鼻饲术是实施管饲饮食最常用的方法。

鼻饲术（nasogastricgavage）是将导管经鼻腔插入胃肠道，从管内输注流质食物、水分和药物，以维持患者营养和治疗需要的技术。

（一）目的

1. 不能经口进食者，如昏迷、口腔疾患、口腔手术后的患者；不能张口的患者如破伤风患者。

2. 早产儿及病情危重的患者。

3. 拒绝进食的患者。

（二）操作前准备

1. 评估患者并解释

（1）评估：评估患者的病情、意识状态和活动能力；观察患者鼻腔局部情况，如鼻黏膜是否有肿胀、炎症，有无鼻腔息肉等。

（2）解释：向患者及家属解释操作目的、过程及操作中的配合方法。

2. 患者准备　理解鼻饲的目的和意义，愿意合作。

3. 护士准备　衣帽整洁，洗手，戴口罩。

4. 用物准备

（1）无菌巾内置：治疗碗、一次性消毒胃管、镊子、止血钳、压舌板、纱布、50mL注射器、治疗巾。

（2）无菌巾外置：液状石蜡、棉签、胶布、别针、听诊器、夹子或橡皮圈弯盘、鼻饲流食、温开水。

5. 环境准备　环境清洁，温度适宜。

（三）操作步骤

操作步骤	要点与沟通
1. 插管 （1）核对：携用物至患者床旁，核对患者姓名、床号	护士：您好！请问您叫什么名字？可否让我看一下您的腕带？X床，XXX，性别X。我是您的责任护士XXX，根据医嘱需要为您进行鼻饲（若为昏迷患者，则要向家属解释操作目的）。请您不要害怕，在操作过程中有什么不适您可以拉一下我的衣服或举手示意一下，请您不要紧张，配合我共同完成
（2）摆体位：有义齿者取下义齿。能配合者取半坐位或坐位，无法坐起者取右侧卧位，昏迷患者取去枕平卧位，头向后仰	取下义齿防止脱落、误咽 卧位有利于减轻患者吞咽反射，利于胃管插入 头向后仰有利于昏迷患者胃管插入
（3）保护床单位：将治疗巾围于患者颌下，弯盘放于便于取用处	
（4）鼻腔准备：观察鼻腔是否通畅，选择通畅一侧，用棉签清洁鼻腔	鼻腔通畅，便于插管
（5）标记胃管：测量胃管插入的长度，并标记	可选择前额发际到胸骨剑突处、鼻尖经耳垂到胸骨剑突处的其中一种测量方法，成人标记出45～55cm的长度（新生儿：从鼻尖到剑突，长约10cm；幼儿或年长儿：鼻尖至耳垂至剑突，1岁儿童10～12cm，5岁儿童约16cm，学龄儿童20～25cm）
（6）润滑胃管：将少许液状石蜡倒于纱布上，润滑胃管前端	润滑胃管可减少插入时的摩擦阻力
（7）插入胃管： 1）左手持纱布托住胃管，右手持镊子夹住胃管前端，沿选定侧鼻孔轻轻插入	插管时动作轻柔，镊子尖端勿碰及患者鼻黏膜，以免造成损伤
2）插入胃管10～15cm（咽喉部）时，根据患者具体情况进行插管 ①清醒患者：嘱患者做吞咽动作，顺势将胃管向前推进，至预定长度	吞咽动作可帮助胃管迅速进入食管，减轻患者不适，护士应随着患者的吞咽动作插管

操作步骤	要点与沟通
	护士：请配合我做吞咽动作，就像是咽面条或米饭一样。很好，很快就会做完了
②昏迷患者：左手将患者头托起，使下颌靠近胸骨柄，缓缓插入胃管至预定长度	下颌靠近胸骨柄可以增大咽喉通道的弧度，便于胃管顺利通过会厌部
	若插管中出现恶心、呕吐，可暂停插管，并嘱患者做深呼吸；如胃管误入气管，应立即拔出胃管，休息片刻后重新插管；插入不畅时应检查口腔，了解胃管是否盘在口咽部，或将胃管抽出少许，再小心插入
（8）确认：确认胃管是否在胃内	证明胃管在胃内： （1）看：将胃管末端放入水中无气泡溢出 （2）听：用注射器快速注入10～20mL空气，听到气过水声 （3）抽：从胃管中抽到胃液
（9）固定：确定胃管在胃内后，将胃管用胶布固定在鼻翼及颊部，防止胃管移动或滑出	
（10）灌注食物：	
1）连接注射器于胃管末端，抽吸见有胃液抽出，再注入少量温开水	护士：您好，我将要通过胃管为您打进些温开水，在这过程中有什么不适还请您示意我
2）缓慢注入鼻饲液或药液	
3）鼻饲完毕后，再注入少量温开水	每次鼻饲量不超过200mL，间隔时间大于2小时，温度为38～40℃，间歇时胃管末端应反折
（11）处理胃管末端：将胃管末端反折，用纱布包好，用橡皮筋扎紧或用夹子夹紧，用别针固定于床单、枕旁或患者衣领处	防止食物反流 防止胃管脱落
（12）整理用物：	
1）协助患者清洁鼻孔、口腔，整理床单，嘱患者维持原卧位20～30分钟	
2）洗净鼻饲用的注射器，放于治疗盘内，用纱布盖好备用	护士：您好，这次的鼻饲咱们已经成功地做完了，谢谢您的配合！还请您暂时不要变换卧位，这样容易使您产生不适感。大概20～30分钟后您可以自由变换卧位。您若是感觉不舒服请按床头铃叫我
（13）记录：洗手，记录	记录鼻饲的时间，鼻饲的种类、量，患者反应等

操作步骤	要点与沟通
2. 拔管	
（1）拔管前准备：置胃管于患者颌下，夹紧胃管末端轻轻揭去固定的胶布	夹紧胃管，以免拔管时管内液体反流
（2）拔出胃管：用纱布包裹近鼻孔处胃管，嘱患者深呼吸，在患者呼气时拔管，边拔边用纱布擦胃管，到咽喉处快速拔出，以免管内残留液体滴入气管	［护士：您好，根据医嘱您已经不需要进行鼻饲饮食了（或者是：您好，我们需要为您更换一根新的鼻饲管以保证您的健康、安全），现在需要拔管，在这过程中可能会有少许不适，请您通过深呼吸来配合我］
（3）整理用物：	避免污染床单，减少患者的视觉刺激
1）胃管放入弯盘内，移出患者视线	昏迷患者禁止漱口
2）清洁患者口鼻、面部，擦去胶布痕迹，协助患者漱口，采取舒适卧位	可用松节油等消除胶布痕迹 护士：谢谢您的配合，您配合得很好！胃管拔出来了，是不是感觉舒服多了？您休息一会吧！有需要可以按床旁呼叫器
3）整理床单，清理用物	
（4）记录：洗手，记录	记录拔管时间和患者反应

（四）健康教育

1. 鼻饲前为患者或其家属介绍关于鼻饲的相关知识和鼻饲后的注意事项，使患者及其家属了解鼻饲相关内容，缓解其紧张不安情绪，促使操作顺利完成，避免鼻饲患者出现不适。

2. 告诉患者更换鼻胃管的相关知识。

3. 告诉患者及其家人在鼻饲后若有不适应及时告知医务人员。

（五）注意事项

1. 插管时动作应轻柔，避免损伤食管黏膜，尤其是通过3个狭窄部位（环状软骨水平处、平气管分叉处、食管通过膈肌处）时。

2. 插入胃管至10~15cm时，若为清醒患者，嘱其做吞咽动作；若为昏迷患者，则用左手将其头部托起，使下颌靠近胸骨柄，以利于插管。

3. 插入胃管过程中如果患者出现呛咳、呼吸困难、发绀等，表明胃管误入气管，应立即拔出胃管。

4. 每次鼻饲前应证实胃管在胃内且通畅，并用少量温水冲管后再进行喂食，鼻饲完毕后再次注入少量温开水，防止鼻饲液凝结。

5. 鼻饲液温度应保持在38～40℃，避免过冷或过热；新鲜果汁与奶液应分别注入，防止产生凝块；药片应研碎溶解后注入。

6. 长期鼻饲者应每日进行口腔护理2次，并定期更换胃管，普通胃管每周更换1次，硅胶胃管每月更换1次。

7. 食管静脉曲张、食管梗阻的患者禁忌使用鼻饲法。

二、要素饮食

要素饮食（elemental diet）又称元素饮食，是一种人工精制、营养素齐全，由无渣小分子物质组成的水溶性营养合成剂。其特点是营养价值高，营养成分明确、全面、平衡，不含纤维素，不需消化即可直接被小肠吸收。干粉制剂还具有携带方便、易于保存等优点。

（一）目的

用于临床营养治疗，可提高危重患者的能量及氨基酸等营养素的摄入，促进伤口愈合，改善患者营养状况，以达到辅助治疗的目的。

（二）分类及用法

根据患者的病情需要，供给患者适宜浓度和剂量的要素饮食，可通过口服鼻饲经胃或空肠造瘘口滴入的方式摄入，有3种方法。

1. 分次注入　将配制好的要素饮食或现成制品用注射器通过鼻胃管注入胃内，每日4～6次，每次250～400mL。主要用于非危重患者，经鼻胃管或造瘘管行胃内喂养者。优点是操作方便，费用低廉。缺点是较易引起恶心、呕吐、腹胀、腹泻等胃肠症状。

2. 间歇滴注　将配制好的要素饮食或现成制品放入有盖吊瓶内，经输注管缓慢注入，每日4～6次，每次400～500mL，每次输注持续时间30～60分钟，多数患者可耐受。

3. 连续滴注　装置与间歇滴注相同，在12～24小时内持续滴入，或用输液泵保持恒定滴速，多用于经空肠喂食的危重患者。

（三）并发症

1. 代谢方面的并发症如高渗性脱水、高渗性非酮性昏迷。

2. 胃肠道反应如恶心、呕吐、腹痛、腹泻。

3. 过敏反应。

4. 出血倾向。

（四）注意事项

1. 配制要素饮食时，应严格执行无菌操作原则，所有配制用具均需消毒灭菌后使用。

2. 每一种要素饮食的具体营养成分、浓度、用量、滴入速度，应根据患者的具体病情由临床医师、责任护士和营养师共同商议而定。一般原则是由低、少、慢开始，逐步增加，待患者耐受后，再稳定配餐标准、用量和速度。

3. 已配好的溶液应放在4℃以下的冰箱内保存，防止被细菌污染；配制好的要素饮食应保证于24小时内用完，防止放置时间过长而变质。

4. 要素饮食的口服温度一般为37℃左右，鼻饲及经造瘘管注入时温度宜为41~42℃。

5. 要素饮食滴注前后都应用温开水或生理盐水冲净管腔，以防食物积滞管腔而腐败变质。

6. 滴注过程中应经常巡视患者，如出现恶心、呕吐、腹胀、腹泻等症状，应及时查明原因，按需要调整速度、温度。反应严重者可暂停滴入。

7. 应用要素饮食期间应定期检查血糖、尿糖、血尿素氮、电解质、肝功能等指标，观察尿量、大便次数及性状，并记录体重，做好营养评估。

8. 要素饮食停用时需逐渐减量，骤停易引起低血糖反应。

三、胃肠外营养

胃肠外营养（parenteral nutrition）是指由胃肠道外途径供给机体营养素，使患者在不进食的状况下仍然可以维持良好的营养状态、增加体重、修复创伤等的一种营养治疗方法。若全部营养素都通过胃肠外途径补充称全胃肠外营养（total parenteral nutrition，TPN）。

（一）目的

1. 维持良好的营养状态。

2. 增加体重。

3. 修复创伤。

（二）用法

1. 营养液输入方法　可采用经周围静脉或中心静脉插管插入上腔静脉而进行静脉输入营养液的方式。若输入高渗营养液，宜选用中心静脉，以免高渗液刺激静脉内膜导致静脉炎和血栓形成。目前临床上常采用经颈内静脉、锁骨下静脉、颈外静脉等将导管送入上腔静脉的方法。

2. 营养液配制　胃肠外营养液是一种混合液，包括10%~50%葡萄糖、氨基酸及特殊的添加剂如维生素、矿物质、微量元素。应在洁净的环境和严格无菌技术操作条件下配制，有层流罩装置则更为理想。配制后最好立即应用，若不能立即应用，须贮存于4℃冰箱内，24小时内用完。

（三）适应证和禁忌证

1. 适应证

（1）不能或不宜经消化道进食的患者：如消化道瘘、肠梗阻、坏死性胰腺炎、食管和胃肠道先天畸形、短肠综合征等。

（2）消化道需要休息或消化、吸收不良的患者：如长期腹泻、消化道大出血、严重胃肠水肿、溃疡性结肠炎等。

（3）超高代谢的患者：如大面积烧伤、严重创伤、吸收不良综合征等。

（4）补充治疗：如营养不良患者的术前准备、慢性感染、吸收不良综合征等。

（5）恶性肿瘤患者接受化疗、放疗期间和接受骨髓移植的患者。

（6）其他：如急性肝肾功能衰竭、急性心力衰竭等患者。

2. 禁忌证

（1）严重呼吸、循环衰竭患者。

（2）严重水、电解质平衡紊乱患者。

（四）常见并发症的预防及护理

1. 感染　是全胃肠外营养最为严重的并发症之一，严重时可导致败血症的发生。导致感染的常见原因有插管时无菌操作不严格、局部伤口护理不当、营养液或导管污染等，因此当发现患者突然发热而又无明确诱因时，应立即更换输液器和营养液，同时分别抽血、营养液做细菌培养，若仍无缓解，则应拔出导管，更换穿刺部位，同时剪下一小段原静脉内导管做培养，作为选用抗生素的参考。

2. 与中心静脉穿刺置管有关的并发症　常见的有气胸、血胸、空气栓塞、臂丛神经损伤、颈动脉或锁骨下动脉损伤、导管扭曲或折断等。护士应熟悉穿刺部位的组织解剖结构，熟练掌握正确的穿刺技术，并在滴注过程中加强巡视，及时发现。

3. 与代谢有关的并发症的预防和处理　长期应用全胃肠外营养可发生一些与代谢有关的并发症，如高血糖症、低血糖症、脂肪代谢异常、氨基酸代谢异常、水和电解质失衡、微量元素缺乏症、肝脏毒性损害等。其中以高血糖症和低血糖症最为严重。

（1）高血糖症的预防及处理：高血糖症是由于输入葡萄糖总量过多或速度过快，超过机体耐受的限度所引起。表现为血液内高浓度的葡萄糖引起渗透性利尿和细胞内脱水，造成水、电解质紊乱和中枢神经系统功能失常，严重时发展为高渗性非酮性昏迷。

预防：①逐渐增加葡萄糖溶液的输注浓度，使机体有一个适应过程，以分泌足够的胰岛素；②输注高渗营养液时，应根据血糖、尿糖检测结果，适当应用外源性胰岛素；③可用脂肪乳剂满足部分能量需求，以减少葡萄糖的用量。

处理：一旦发生高血糖症，应立即换用5%葡萄糖溶液或等渗（或低渗）盐水溶液，加适量胰岛素，并调整营养液的组成和输入速度。

（2）低血糖症的预防及处理：全胃肠外营养液输入突然中断或速度突然减慢，常可造成反跳性低血糖反应，患者出现发抖、心悸、多汗及饥饿感等症状，严重时出现运动失调、昏迷或抽搐等。

预防：①不要突然中断或突然减慢营养液的输注，如病情需要，应采取其他途径补给葡萄糖或逐步减量；②外源性胰岛素的应用要根据血糖、尿糖的检测予以及时调整，尤其对一些应激状态解除的情况应更加注意。

处理：①立即停用外源性胰岛素；②轻者进食糖水或糖果，重者静脉注射50%葡萄糖溶液50～100mL，严重者除静脉注射50%葡萄糖溶液外，还需继续给予5%～10%葡萄糖溶液静脉滴注。

（五）护理要点

1. 胃肠外营养患者的护理　应达到以下3个目标。

（1）防止感染。

（2）维护好胃肠外营养输注系统。

（3）防止发生代谢、水、电解质平衡方面的并发症。

2. 严格无菌操作　配制营养液和穿刺置管均应严格无菌操作，所有用具均应灭菌后方能使用。营养大袋及输液导管每日更换1次。

3. 穿刺置管及导管的护理

（1）穿刺置管前做好患者及家属解释工作，说明操作的目的及配合方法，以取得理解与合作。

（2）备齐穿刺用物，做好局部皮肤清洁，必要时备皮。

（3）置管时严格无菌操作，防止污染。穿刺时嘱患者勿紧张、勿过度呼吸或深呼吸，准确选择穿刺部位，防止发生气胸、血胸、神经损伤等。

（4）置管后固定好导管，防止牵拉脱出。局部用敷料或手术贴膜封闭，观察有无出血。

（5）导管进皮处保持干燥，每日或隔日更换敷料1次，每周做1次细菌培养。

（6）静脉导管与输液导管接头应牢固连接，并用无菌敷料包裹，以防导管脱落与污染。

（7）禁止经中心静脉营养管道输血、抽血、监测中心静脉压等。

（8）留置导管期间，为预防导管内残余血液凝固、管腔堵塞，每次输液结束时，应在静脉导管内推注肝素封管。

4. 营养液滴注的观察与护理

（1）在开始滴注前，护士应按医嘱准备营养液，做好查对，一般用输液泵来管理营养液。

（2）因为胃肠外营养液含糖高，输注应逐渐增加速度，以免发生高血糖症。一般开始滴注的速度为40～60mL／h，逐渐增加速度，一般在几小时或一日内达到目标速率，大多数患者接受胃肠外营养的时间要超过24小时。

（3）保持输液速度恒定，不可突然大幅度改变输液速度或突然换用无糖溶液，以免发生低血糖。

（4）经常巡视液体滴入情况，防止导管扭曲、堵塞等。输液瓶内液体不可滴空，以防输入空气造成气栓。

（5）如发现患者有恶心、心慌、出汗、胸闷及寒战、高热等症状时，应及时查明原因，报告医师，给予相应处理。

5. 监测

（1）定期检查血糖、尿糖、电解质、肝肾功能等项目，以便根据体内代谢变化及时调整营养液配方，防止发生并发症。

（2）定期做好营养状况的评估。

6. 了解患者的饮食、胃肠道功能状况，如病情允许，可少量多次给患者进食，刺激胃肠道尽早恢复功能，逐步由胃肠外营养转向胃肠内营养。

第五章 中医科护理常规

第一节 中医内科一般护理常规

中医内科护理学是运用中医理论，阐述内科所属疾病的概念、病因病机、辨证论治、预防调护的一门临床护理学科。

1. 入院护理 患者入院时责任护士应热情主动迎接，准备好病床单位，做好入院宣教，建立住院信息，并通知管床医师。

2. 饮食护理 辨证施食，合理调配，五味不偏，注意饮食禁忌。

3. 分级护理 根据病情和自理能力，按医嘱给予分级护理。

4. 病情观察

（1）生命体征观察：测量体温、脉搏、呼吸，新患者连续测量3天，每天测量4次，正常者改为每天1次。体温超过37.5℃者每天测量4次，体温超过39℃者，每4小时测量1次，正常后改为每天1次。入院时测量体重、血压并记录在体温单上。

（2）密切观察病情变化：包括神色、精神、睡眠、饮食、主证、舌象和脉象，发现异常及时处理。

5. 药物应用 正确指导服药，观察服药后反应和治疗效果，尤其是服用峻烈或有毒性的药物，更须严密观察和记录。

6. 心理护理 保持心态平和，做好情志的转化和调护，避免情志内伤。

7. 起居护理 顺应四时，起居有常，劳逸结合。

8. 排便护理 落实排便护理，观察其形状、色泽、气味、量。便秘3天以上者，报告医师，遵医嘱给予缓泻药或灌肠处理。

9. 健康指导 讲解治病防病及科学养生的知识，养成良好的生活习惯，戒烟酒，多运动，增强机体正气。

第二节　肺系病证护理常规

一、感冒

感冒是指感受风邪或时行疫毒，邪犯卫表而导致的外感疾病。临床表现以鼻塞、流涕、喷嚏、咳嗽、恶寒、发热、头痛、身痛、脉浮为其特征。本病四季均可发病，以冬春季为多见。病情轻者称为"伤风"，重者或在一段时期内广泛流行，症状相似者则称为"时行感冒"。西医学的上呼吸道感染、普通感冒、流行性感冒，均属于本病范畴。辨证分型有风寒、风热、暑湿、气虚、阴虚等。

1. 按中医内科患者一般护理常规。

2. 环境　保持室内空气新鲜，定时开窗通风，避免对流风。对时行感冒者应做好呼吸道隔离和消毒。

3. 饮食护理　饮食清淡，进富含营养的流质或软食，忌生冷、油腻、辛辣、肥厚食物，鼓励多饮水。风寒感冒可用胡椒粉、姜末、葱等辛味发散的调味品以散寒；风热感冒可食用清凉的黄瓜、西瓜、苦瓜或绿豆汤等。

4. 病情观察　严密观察体温、脉象、舌象变化，遵医嘱应用抗感染和镇咳药物。高热者给予物理或药物降温并配合以针灸治疗，取穴合谷、曲池等。鼻塞流涕者可针刺迎香、列缺穴。暑湿感冒可配合刮痧疗法。

5. 药物应用　辛凉解表药宜偏温凉服，辛温解表药应趁热服下。服药后可进食热粥或热饮，稍加衣被以助出汗，发汗不可太过，汗出后不可立即吹风或擦浴。

6. 起居护理　起居有常，劳逸结合，避免过度劳累。

7. 健康指导　鼓励患者参加体育活动，进行耐寒锻炼，随气候变化着衣，感冒流行时应少去公共场所。

二、咳嗽

咳嗽是指肺失宣肃，肺气上逆作声，咳吐痰液的病变。咳嗽的病因有外感、内伤两大类。咳嗽病变有虚实之分。外感咳嗽属邪实，有风寒袭肺证、风热犯肺证、风燥伤肺证；内伤咳嗽属邪实与正虚并见，有痰湿蕴肺证、痰热郁肺证、肝火犯肺证、肺阴亏耗证。

1. 按中医内科患者一般护理常规。

2. 环境　病室内空气新鲜，绝对禁止吸烟，防止刺激性气味。

3. 饮食护理　进高热量、富含蛋白质的流食或半流食，风寒咳嗽忌食生冷瓜果及肥甘滋腻之品；风热咳嗽忌辛辣、肥甘、厚味，可食梨、枇杷等水果；风燥咳嗽可食用川贝、百合、银耳、梨子等；痰湿蕴肺咳嗽可食用薏米、赤豆、山药，忌食黏甜食品及肥厚油腻之品。鼓励患者多饮水。

4. 病情观察　观察咳嗽的频率、声音及痰液的性质、颜色、气味，咳嗽的伴随症状，准确留取标本并及时送检。

5. 呼吸道护理

（1）痰液黏稠者，行雾化稀释痰液。

（2）咳痰无力者应协助排痰，必要时吸痰。

（3）咳嗽剧烈时，遵医嘱给予化痰镇咳药，慎用作用强的镇咳药，配合针刺肺俞、列缺等穴。

6. 口腔护理　保持口腔清洁，鼓励患者咳痰、排痰，饭前、饭后均应充分漱口。

7. 健康指导　指导患者加强锻炼，正确的养生指导，合理膳食，戒烟戒酒。

三、哮病

哮病是一种发作性的痰鸣气喘疾患。发作时喉中痰鸣有声，呼吸气促困难，甚则喘息不能平卧。常因外邪侵袭，饮食不当，体虚病后而发。辨证分型：发作期有冷哮证、热哮证、寒包热哮证、风痰哮证、虚哮证、喘脱危证；缓解期有肺脾气虚证、肺肾两虚证。

1. 按中医内科患者一般护理常规。

2. 环境　病室空气新鲜，避免刺激性气味、灰尘、花粉等，防止吸入寒冷空气。

3. 饮食护理　给予清淡饮食，少食多餐，避免过饱、过饥，忌烟酒。

4. 病情观察

（1）密切观察神志、面色、血压、脉搏、呼吸及尿量变化，伴有面色发绀者，给予氧气吸入。

（2）哮证急性发作时，应补充水分，必要时给予静脉补液。

（3）若出现阳脱阴竭，呼吸衰竭时应及时报告医师并配合抢救。

5. 药物应用　静脉应用氨茶碱等平喘药应密切观察用药疗效，严格控制输液速度和浓度。

6. 心理护理　加强情志护理，避免精神刺激。

7. 健康指导　指导患者预防呼吸道感染，积极寻找和消除可能存在的变应原，并采取措施避免接触变应原；加强锻炼，鼓舞正气，可针灸、火罐、穴位贴敷、割治疗法、穴位埋线等。

四、喘病

喘即气喘、喘息。临床表现为呼吸困难，甚至张口抬肩，鼻翼扇动，不能平卧，甚则喘脱。其病因分外感和内伤两大类，有虚实之分。实喘有风寒壅肺证、表寒肺热证、痰热郁肺证、痰浊阻肺证、肺气郁痹证；虚喘有肺气虚耗证、肾虚不纳证、正虚喘脱证。

1. 按中医内科患者一般护理常规。

2. 环境　保持室内空气流通，避免直接吹风，防止受凉及外邪入侵，避免烟尘异味及变应原等诱发因素刺激。

3. 饮食护理　饮食以高蛋白质、高热量、丰富维生素、易消化的食物为宜。忌助痰生湿之品，如甜食、糯米等。

4. 病情观察

（1）密切观察患者神志、面色、血压、脉搏、呼吸的变化。

（2）保持呼吸道通畅，遵医嘱给予氧疗，使用止痉平喘药，及时清除积痰。若患者出现神志改变、血压下降等危急情况应立即报告医师配合其抢救。

（3）若出现呼吸衰竭时，应紧急行气管插管或气管切开，必要时用呼吸机辅助通气。对久病体虚患者可艾灸气海、关元、肾俞、命门、三阴交等穴。

5. 高热护理　高热者遵医嘱给予降温，出汗多者应鼓励患者饮水，及时更换衣服，加强口腔及皮肤护理。

6. 健康指导　劝告患者戒烟，指导呼吸训练，以改善肺功能；加强锻炼，鼓舞机体正气。

五、肺痈

肺痈是指热壅血瘀，肺叶生疮，形成脓疡的病变，属内痈之一。临床以发热、咳嗽、胸痛、咳吐腥臭浊痰甚至脓血痰为主要特征。其病因为感受外邪、内犯于肺，或因痰热素盛，灼伤肺阴而致，属于实热证候。根据病理演变可分为初期、成痈期、溃脓期和恢复期。

1. 按中医内科患者一般护理常规。

2. 环境　保持病室空气新鲜，定时开窗通风。

3. 活动与休息　肺痈成脓期、溃脓期卧床休息，恢复期适当下床活动。

4. 饮食护理　饮食以滋润而不滋腻为原则，给予高热量、高蛋白、丰富维生素的食物以增强正气，多食水果以润肺生津化痰。

5. 病情观察　密切观察生命体征、咳嗽、胸痛情况，观察痰液分层、颜色的变化及气味，准确记录痰液的量及性质。若排脓不畅，鼓励大量饮水，稀释痰液，必要时行体位引流。

6. 药物应用　正确留取痰液标本，并根据细菌培养的结果选用抗菌药物。

7. 健康指导　重视口腔清洁，咳痰后漱口。加强情志护理及疾病的相关知识宣教，消除思想顾虑。根据病情和体力选择适当锻炼项目，如太极拳、呼吸操、散步等。戒烟，禁食辛辣燥热伤阴之食品。

六、肺胀

肺胀是多种慢性肺系统疾病反复发作，迁延不愈，导致肺气胀满，不能敛降的一种病证。临床以胸部膨满，胀闷如塞，咳喘咳痰，或唇甲发绀，心悸、浮肿等症为特征。其主要病因为久病肺虚，感受外邪。辨证分型有痰浊壅肺证、痰热郁肺证、痰蒙神窍证、肺肾气虚证、阳虚水泛证。

1. 按中医内科患者一般护理常规。

2. 环境　病室环境安静、整洁，空气流通，严禁吸烟，室温20～24℃为宜。

3. 体位　急性发作时，取半卧位，有利于增加肺的通气量，减少回心血量，减轻肺淤血。

4. 饮食护理　饮食给予高热量、高蛋白质、高维生素、易消化的食物，少食多餐，水肿者予以低盐或无盐饮食，戒烟酒。

5. 病情观察

（1）观察生命体征、神志、瞳孔和尿量变化。

（2）保持呼吸道通畅，给予低流量、低浓度氧气吸入，观察用氧疗效。

（3）急救准备：若发现肺性脑病、消化道出血、弥散性血管内出血等危急情况，做好抢救准备。

（4）出入量：准确记录24小时出入液量。

（5）血气监测：定期做好血气监测，了解缺氧和二氧化碳潴留的程度及有无酸碱代谢紊乱。

6. 健康指导　指导患者加强锻炼，增强体质，顺应季节变化增减衣物，避免受邪诱发疾病。本病缠绵难愈，应加强情志护理。

第三节　心脑病证护理常规

一、心悸

心悸是指患者自觉心慌、心搏、惊惕不安、不能自主的一种病证。在心悸发作的同时常伴有胸闷、气短、眩晕、喘促甚至晕厥等表现，并常伴有脉象的异常。多因体虚劳倦、情志内伤、外邪侵袭等导致心神失宁而发病。辨证分型有心虚胆怯证、心血不足证、阴虚火旺证、心阳不振证、水饮凌心证、瘀阻心脉证、痰火扰心证。

1. 按中医内科患者一般护理常规。

2. 环境　保持病室安静，避免一切不良刺激。

3. 体位　心悸发作时绝对卧床休息。

4. 饮食护理　给予清淡、易消化的流质、半流质或软食，少食多餐，心悸水肿者限制钠盐摄入。

5. 病情观察

（1）严密观察病情变化，给予持续低流量氧气吸入。

（2）加强心电监测，及时发现心律失常。

6. 药物应用

（1）静脉输液时，应控制输液的量及速度，密切观察有无洋地黄中毒的表现，服药之前应测脉搏、心率，若心率低于60次／分钟或发现心律失常则暂停服药，通知医师后遵医嘱执行。

（2）服用汤药时，药物宜浓煎，少量多次分服，服用中成药和西药时应严格按时间、剂量给药。

7. 情志护理　保持心情舒畅，避免七情内伤。

8. 健康指导　积极治疗各种原发疾病，预防感冒，起居有常，饮食有节，戒除烟酒及浓茶、咖啡。

二、胸痹

胸痹是指胸部闷痛，甚则胸痛彻背、短气、喘息不得卧的一种病证。多与年老体弱、寒邪内侵、饮食失调、情志失节、劳倦内伤等有关。辨证分型有心血瘀阻证、寒凝心脉证、痰浊痹阻证、气阴两虚证、气滞心胸证、心肾阴虚证、心肾阳虚证。

1. 按中医内科患者一般护理常规。

2. 环境　病室空气清新，室内暖和。

3. 饮食护理　给予低脂饮食，清淡温热，少食多餐，勿过饱，避免食用辣椒、烈酒等刺激性食物。

4. 病情观察　密切观察胸痛的部位、性质、发作时间、持续时间及可能的诱因，胸痛剧烈时应给予氧气吸入，做好心电监护。

5. 药物应用　建立静脉通路，保证输液通畅，遵医嘱准确用药。

6. 情志护理　减少探视，防止不良刺激，解除患者恐惧心理，保持心态平和。

7. 排便护理　保持排便通畅，必要时给予缓泻药，避免排便用力。

8. 健康指导　生活起居有常，避免受凉和过度紧张，积极预防外感，保证充足的睡眠，调节情志，肝气顺达，合理饮食，忌辛辣刺激、肥厚油腻之品，戒烟戒酒，不饮浓茶及咖啡，常备速效救心丸。

三、卒中

卒中（中风）是指突然昏仆、不省人事，伴口眼歪斜、半身不遂、言语不利或不经风仆而仅以喎僻不遂为主症。病因主要为积劳正衰、劳倦内伤、饮食失调、情志所伤及外邪侵袭。在急性期有中经络和中脏腑；恢复期分风痰瘀阻证、气虚络瘀证、肝肾亏虚证。

1. 按中医内科患者一般护理常规。

2. 休息　绝对卧床休息，减少搬动，使用床护栏，以免发生坠床等意外。

3. 饮食护理　以高糖、高蛋白质、低脂肪、低盐为宜，必要时给予鼻饲。

4. 基础护理

（1）做好眼睛、口腔、皮肤及排便护理，保持皮肤清洁、干燥。

（2）持续导尿患者应加强会阴部护理。

（3）留置胃管和导尿管的患者应加强管道护理。

5. 病情观察

（1）密切观察生命体征、神志、瞳孔变化，若突然出现烦躁、抽搐应立即通知医师并进行抢救。

（2）保持呼吸道通畅，头偏向一侧，防止痰液或呕吐物误吸，给予低流量氧气吸入。

（3）准确记录24小时出入液量，保证必要的营养和水分供给，根据医嘱给予静脉补液。

6. 康复护理

（1）卒中恢复期，积极预防压疮、肺部感染、泌尿系统感染等并发症的发生。

（2）肢体偏瘫者，应进行被动和主动运动，加强功能锻炼，失语者应进行语言训练。

7. 健康指导　注意养身之道，锻炼身体，避免情绪波动，不宜过劳，慎起居，避风寒，节制房事，积极治疗高血压及动脉硬化症等原发疾病。

四、痴呆

痴呆是以呆傻愚笨、智能低下、善忘等为临床表现的一种病证。轻者神情淡漠、寡言少语、反应迟钝、善忘；重者终日不语，或闭门独居，或口中喃喃、言辞颠倒、行为失常。本病虚实夹杂，辨证分型有髓海不足证、脾肾两虚证、痰浊蒙窍证、瘀血内阻证。

1. 按中医内科患者一般护理常规。

2. 饮食护理　给予易消化、富含营养的食物，必要时鼻饲以保证营养供给。

3. 基础护理

（1）落实生活护理及晨晚间护理。

（2）排便护理：便秘者给予缓泻药。尿潴留者行诱导排尿，必要时给予导尿。排尿、排便失禁者，训练排便习惯，保持会阴部清洁。

4. 病情观察

（1）经常巡视，保护患者安全，防止发生坠床、自伤、伤人、外出走失等意外。

（2）对于谵妄、意识障碍、躁动不安者应有专人护理。

5. 情志护理　主动与患者交流，同情、理解与尊重患者，建立良好的护患关系。

6. 健康指导　指导患者参与生活自理能力训练，鼓励患者参与社会活动，表达自己的情感。

第四节　脾胃肠病证护理常规

一、胃痛

胃痛又称胃脘痛，是指上腹胃脘部近心窝处经常发生的疼痛。多由外感寒邪、饮食内伤、情志不畅和脾胃虚弱引起。分寒邪客胃证、饮食伤胃证、肝气犯胃证、湿热中阻证、瘀血停胃证、胃阴亏耗证、脾胃虚寒证。

1. 按中医内科患者一般护理常规。

2. 活动与休息　起居有常，劳逸结合，注意休息和保证睡眠。

3. 饮食护理　少量多餐，避免过饱过饥，勿食过冷、过热及刺激性的食物；若疼痛加剧或呕吐者，暂禁食。

4. 病情观察

（1）观察胃痛的时间、性质、部位，疼痛时可针刺中脘、内关、足三里等穴位镇痛，必要时遵医嘱给予药物镇痛，诊断不明时禁忌滥用镇痛药。

（2）出现胃痛剧烈，伴寒战、高热，全腹硬满而痛、拒按、面色苍白、冷汗等症状时，应考虑胃穿孔的可能，及时报告医师处理。

5. 情志护理　避免情绪激动或精神刺激。

6. 健康指导　指导患者起居生活规律，戒烟戒酒，建立良好的饮食习惯。

二、腹痛

腹痛是指胃脘以下，耻骨毛际以上的部位发生疼痛为主证的疾病。可以由多种病因引起，以脏腑气机不利、脏腑失养、经脉气血阻滞、不通则痛为基本病机。分型有寒邪内阻证、湿热壅滞证、饮食积滞证、肝郁气滞证、瘀血内停证、中虚脏寒证。

1. 按中医内科患者一般护理常规。

2. 饮食护理　给予清淡、易消化、富含营养的饮食，实证腹痛者暂禁食。

3. 病情观察

（1）密切观察腹痛的性质、部位、时间、伴发症状、诱发原因与寒暖、饮食、情绪的关系。

（2）如出现腹痛、腹胀、移动性浊音，应考虑腹腔内出血，及时做好术前准备，行手术治疗。

（3）腹痛发作时可辨证给予处理，配合针刺中脘、足三里、天枢等穴，对于诊断未明的腹痛，禁忌滥用镇痛药。

（4）出入量：准确记录24小时出入液量，若出现脱水或酸碱失衡、电解质紊乱者应给予输液治疗。

4. 情志护理　耐心解释，安慰患者免于情志内伤。

5. 健康指导　指导患者养成良好的个人卫生习惯，饭前、便后要洗手，不吃生冷食物，避免暴饮暴食、酗酒等。

第五节　肝胆病证护理常规

一、胁痛

胁痛是指以一侧或两侧胁肋部疼痛为主要表现的病证。其病因与情志、饮食、外感体虚以及跌仆外伤等有关。分型有肝气郁滞证、肝胆湿热证、瘀血阻络证、肝络失养证。

1. 按中医内科患者一般护理常规。

2. 活动与休息　保证患者休息，气滞血瘀者应避免重体力劳动，若为结石者鼓励患者配合总攻治疗，根据体力和病情确定活动量，以利于胆石排出。

3. 饮食护理　饮食清淡易消化，忌生冷、油腻、腥味及浓烈的调味品。胁痛剧烈、呕吐频繁应禁食。

4. 病情观察

（1）严密观察胁痛的性质、时间。痛甚时给予针灸、艾灸等辅助治疗，必要时遵医嘱用解痉、镇痛药。

（2）观察有无黄疸、呕血及肝性脑病先兆。

（3）胁痛者突然大汗淋漓、四肢厥冷、脉微细、血压下降，及时报告医师并配合其抢救。

5. 情志护理　向患者解释病情，消除恐惧，避免七情内伤。

6. 健康指导　注意饮食卫生，预防传染性肝炎的发生，以及胆道蛔虫和鞭毛虫等感染。

二、黄疸

黄疸是以目黄、身黄、小便黄为主症的一种病证，尤以目睛黄染为重要特征。病因有外感湿热毒疫和内伤饮食劳倦。病机主要为湿邪困遏脾胃、壅塞肝胆、疏泄不利、胆汁泛滥，形成黄疸，分阳黄和阴黄。阳黄有热重于湿证、湿重于热证、胆腑郁热证、疫毒炽盛证；阴黄有寒湿阻遏证和脾虚湿滞证。

1. 按中医内科患者一般护理常规。
2. 休息　卧床休息，保证充足睡眠。
3. 饮食护理　饮食营养丰富、易消化，给予高热量、高蛋白质、高维生素、低脂肪饮食。
4. 病情观察
（1）严密观察病情变化，特别是皮肤和巩膜的色泽以及有无出血倾向。
（2）出现举动异常、嗜睡等精神症状均为肝性脑病的先兆，应加床档，严防意外，配合医师积极抢救。
5. 基础护理
（1）保持排尿、排便通畅，便秘者可给予缓泻药和灌肠处理。
（2）牙龈出血者给予口腔护理。
（3）皮肤瘙痒者保持皮肤清洁，勿抓挠，防止皮肤破损。
（4）消毒隔离：疫黄和急黄者应进行消化道隔离，严格执行消毒隔离制度。
6. 健康指导　因时因地开展群众性的预防措施，增强人群免疫力，疫情流行时可服用清热解毒中草药。

第六节　肾与膀胱病证护理常规

一、水肿

水肿是指肺脾肾三脏功能失调、膀胱气化不利、体内水液潴留泛溢肌肤，引起眼睑、头面、四肢甚至全身浮肿的一种病变。其病因有风邪犯表、湿毒浸淫、外感水湿、感受湿热、饮食不节、久病劳倦，分阳水和阴水。阳水有风水相搏证、湿毒浸淫证、水湿浸滞证、湿热壅盛证；阴水有脾阳虚衰证、肾阳衰微证、瘀水互结证。

1. 按中医内科患者一般护理常规。
2. 环境　病室温度适宜，定期开窗通风或食醋熏蒸进行空气消毒。
3. 饮食护理　饮食清淡易消化，少食生冷，适当限制钠盐。
4. 基础护理　加强皮肤、口腔及会阴部护理。
5. 病情观察　密切观察水肿的性质及范围，准确记录24小时出入液量。
6. 药物应用　中药汤剂宜浓煎，少量多次分服。使用利尿药时应严密监测血电解质变化，并及时观察水肿的消长情况，以便及时纠正电解质紊乱。

7. 情志护理　保持心态平和，避免悲观失望。

8. 健康指导　适当锻炼，提高机体正气，定期复查。

二、淋证

淋证是指肾与膀胱气化失常、排尿不畅，以小便频数、尿急短涩、尿道疼痛、淋漓不尽、小腹拘急、痛引腰腹为主症的病证。多与感受湿热、饮食不当、情志失调、劳欲久病有关。有热淋、石淋、气淋、劳淋、膏淋、血淋之分。

1. 按中医内科患者一般护理常规。

2. 活动与休息　适当休息，避免过度劳累。石淋患者则应增加活动量，以利于结石的排出。

3. 饮食护理　清淡、富含营养，多食新鲜水果，鼓励多饮水。

4. 病情观察

（1）严密观察病情变化，如腰痛的部位、性质、发作频率、疼痛程度，严重者可配合针灸、推按运经仪治疗，若病情许可，可边治疗边做跳跃运动，促进结石下降。

（2）观察患者尿液的颜色、量，有无血块、结石等。

（3）若呕吐频繁，根据病情予以静脉补液，以防电解质紊乱。

5. 健康指导

（1）指导患者正确留取尿液标本。

（2）积极参与锻炼，增强体质，保证水分的摄入，不可憋尿。

三、癃闭

癃闭是指肾与膀胱气化失常，导致尿量少，点滴而出，甚至尿闭塞不通为主的一种病证。病因有外邪侵袭、饮食不节、情志内伤、瘀浊内停、久病体虚等。辨证分型有膀胱湿热证、肺热壅盛证、肝气郁滞证、浊瘀阻塞证、脾气不升证、肾阳衰惫证。

1. 按中医内科患者一般护理常规。

2. 饮食护理　以清淡、高蛋白质、高维生素为宜，久病体虚者可坚持食用补中益气的药膳，如大枣、黄芪、薏苡仁。

3. 诱导排尿　癃闭患者可给予按摩膀胱区、热敷会阴部、听流水声等法行诱导排尿，也可配合针灸治疗，取穴肾俞、腰阳关、太溪、委中、三阴交等穴。

4. 导尿　诱导排尿无效者，可行导尿术，必要时予以留置导尿管持续导尿，应加强会阴部护理，必要时予以膀胱冲洗。

5. 药物应用　中药汤剂宜温服；服用益气补肾药时，忌食萝卜等行气破气之物。

6. 情志护理　加强情志护理，避免情绪紧张。

7. 健康指导

（1）预防急性脊髓炎及脊髓外伤，以免发生膀胱功能障碍，导致尿潴留。

（2）避免久坐少动。

（3）定期复查尿常规，避免发生尿路感染。

第七节　气血津液病证护理常规

一、消渴

消渴是以多饮、多食、多尿、乏力、形体消瘦，或尿浊、尿有甜味为主要临床表现的疾病。其病因有禀赋不足、饮食失节、情志失调、劳欲过度等。分上消、中消和下消。上消为肺热津伤证，表现为口渴多饮；中消为胃热炽盛证，表现为多食善饥；下消为肾阴亏虚证和阴阳两虚证，表现为饮一溲一。

1. 按中医内科患者一般护理常规。

2. 饮食护理　控制饮食，合理安排糖、脂肪、蛋白质摄入的比例，不可随意增减食量。根据患者的年龄、身高、体重及工作性质，估算每天需要的总热量。

3. 病情观察

（1）血糖监测：严密监测血糖变化。应用胰岛素时，应严格遵医嘱按时、按量、按正确的方法使用，并在注射胰岛素后15～30分钟进食。积极预防低血糖的发生，若发生酮症酸中毒昏迷，应及时处理。

（2）监测体重：每周监测体重，严格控制体重。

（3）出入量：准确记录24小时出入液量，若有失水情况，可予以静脉补液。

4. 药物应用　服药应定时、定量，看服到口，避免患者漏药和误服。

5. 基础护理　加强口腔及皮肤护理，避免外伤。

6. 情志护理　避免情绪过度紧张，适当节制性欲。

7. 健康指导

（1）起居护理：养成良好的生活习惯，适当运动，控制体重。

（2）血糖监测：做好血糖监测工作，不可随意中断胰岛素治疗，并告知低血糖的判断及预防方法。

二、肺癌

肺癌或是肺积，是由于正气亏虚、烟毒内蕴、邪毒侵肺、痰浊聚肺、气滞血瘀、久成积块的恶性病变。以咳嗽、咳血、胸痛、气急、发热为主要表现。分型有瘀阻肺络证、痰湿蕴肺证、阴虚毒热证、气阴两虚证。

1. 按中医内科患者一般护理常规。

2. 饮食护理　以高蛋白质、高维生素、高糖类、清淡、易消化食物为宜。

3. 病情观察　密切观察病情变化，如咳嗽、咳痰、呼吸及胸痛情况，若发生气喘时，应给予氧气吸入，并取半卧位休息。必要时协助医师抽胸腔积液。

4. 放、化疗护理

（1）放疗患者应做好局部和全身护理。

（2）静脉给予化疗药时应防止药液外渗引起局部组织坏死。

（3）密切观察化疗药物疗效与不良反应。

5. 疼痛护理　疼痛时应遵医嘱给予镇痛药，按三阶梯给药法给药，也可配合针灸镇痛。

6. 预防并发症　长期卧床患者，应定时翻身拍背，预防压疮及坠积性肺炎。

7. 情志护理　加强情志护理，保持情绪平稳。

8. 健康指导　养成良好的生活习惯，戒烟戒酒。做好职业防护，防止有害粉尘和气体吸入，保持乐观情绪。

三、胃癌

胃癌是由气滞血瘀、痰凝毒聚而成，以胃脘不适、出现积块、疼痛、食欲缺乏、呕逆、消瘦、乏力为主要临床表现。与饮食失调、情志内伤、劳倦过度、禀赋体质、地域环境等有关。辨证分型有肝胃不和证、胃热伤阴证、痰湿凝结证、瘀毒内阻证、脾胃虚寒证和气血两亏证。

1. 按中医内科患者一般护理常规。

2. 饮食护理　给予清淡、细软、营养丰富的食物。

3. 病情观察

（1）密切观察病情变化，如恶心、呕吐及排便情况。

（2）准确评估疼痛的性质、部位，按三阶梯给药法给药。

4. 药物应用　静脉使用化疗药时应保护血管，严密观察化疗药物疗效及不良反应。

5. 情志护理　消除恐惧和悲观心理，保持情绪平稳。

6. 健康指导　养成良好的生活习惯，少食油炸及腌制食品。

第八节　肢体经络病证护理常规

一、痹病

痹病是由于风、寒、湿、热等邪气闭阻经络，影响气血运行，导致肢体筋骨、关节、肌肉等处发生疼痛、酸楚、麻木，或关节屈伸不利、僵硬、肿大、变形等症状的一种疾病。与感受风寒湿邪、风热湿邪以及劳逸不当、久病体虚有关。辨证分型有风寒湿痹证（行痹、痛痹、着痹）、风湿热痹证、痰瘀痹阻证、肝肾两虚证。

1. 按中医内科患者一般护理常规。

2. 环境　病室空气流通，气候干燥，避免阴暗潮湿。

3. 活动与休息　若关节肿胀明显，应卧床休息，并注意保暖，必要时加用护套，避免直接吹风。病情缓解时鼓励患者适当运动，逐步恢复关节功能。

4. 饮食护理　给予高热量、高蛋白质、易消化、富含维生素的食物，忌生冷腻滑之品。

5. 病情观察　观察关节红、肿、热、痛及僵硬情况。

6. 药物应用　应用祛风利湿或抗风湿药物时应观察药物的疗效及不良反应，同时可配合针灸、按摩等物理治疗。

7. 情志护理　加强情志护理，鼓励患者积极配合治疗。

8. 健康指导　加强体育锻炼，预防风湿外感，积极治疗感染灶，必要时可考虑手术清除感染灶。

二、腰痛

腰痛又称腰脊痛，是指因外感、内伤或挫闪导致腰部气血运行不畅，或失于濡养，引起腰脊或脊旁部位疼痛为主要症状的一种病证。病因为外邪侵袭、体虚年衰、跌仆闪挫。辨证分型有寒湿腰痛证、湿热腰痛证、瘀血腰痛证、肾阴虚腰痛证、肾阳虚腰痛证。

1. 按中医内科患者一般护理常规。

2. 休息　外感腰痛者应注意休息，睡硬板床。

3. 饮食护理　以清淡、易消化、高热量和营养丰富食物为宜，忌烟酒、浓茶及刺激性食物。

4. 病情观察　密切观察腰痛情况，疼痛时遵医嘱给予镇痛药物，并配合针灸、中药外敷等治疗。

5. 起居护理　生活起居有常，劳逸结合，避免过度劳累。

6. 情志护理　加强情志护理，避免悲观情绪。

7. 健康指导　宣教月经期、妊娠期卫生的重要性。长期从事站立或蹲位及重体力劳动者应注意工间休息，避免扭伤。

第九节　中医外科一般护理常规

中医外科学历史悠久，内容丰富，是以中医药理论为指导，阐述外科疾病诊治规律和预防保健的一门临床主干学科。其范围随着临床实际和学科的发展，除原来疮疡、肛肠、皮肤、乳房、男性前阴、外周血管疾病、各种外伤疾病、瘿、瘤、岩、口眼耳鼻咽喉等部位的疾病外，还包括内痈（如肝痈、肠痈等）、急腹症、疝、泌尿生殖和性传播疾病等。

1. 入院护理　患者入院时护士应热情主动迎接，准备好床单位，做好入院宣教，建立住院病历及一览卡，并通知管床医师。

2. 饮食护理　按照医嘱给予饮食护理，严格掌握饮食宜忌，必要时禁食。

3. 分级护理　根据病情和生活自理能力，按医嘱给予分级护理。

4. 病情观察

（1）测量体温、脉搏、呼吸，新患者连续测量3天，每天测量4次，正常者改为每天1次。体温超过37.5℃者每天测量4次，体温超过39℃者，每4小时测量1次，正常后改为每天测1次。入院时测量体重、血压并记录在体温单上。

（2）保持切口敷料干燥、完好，如有脱落或渗血、渗液，应及时予以更换。

（3）保持各引流管通畅，密切观察引流液量、颜色、性质及气味的变化。

5. 起居护理　做好生活起居的护理，保持环境清洁、安静、舒适。特殊病例（如破伤风、狂犬病、严重烧伤等）按照疾病要求落实护理。

6. 标本留取　及时留取各标本并送检，配合医师做好各项检查。

7. 情志护理　及时发现患者思想情况，因人而异做好情志护理。

8. 如需手术者，按外科手术前后护理常规。

9. 健康指导　讲解治病防病知识，养成良好生活习惯，戒烟酒，多运动，增强机体正气。

一、石淋

石淋即尿石症，多由肾虚和下焦湿热引起，病位在肾、膀胱和溺窍，肾虚为本，湿热为标。上尿路结石临床症状是以突发肾或输尿管绞痛和血尿为主。膀胱结石临床症状是以排尿中断伴疼痛为主。尿道结石主要表现为排尿困难、排尿费力，或尿流中断及急性尿潴留。分型有气血瘀滞证、湿热蕴结证和肾气不足证。

1. 按中医外科患者一般护理常规。

2. 环境　保持环境舒适、空气清新及适宜的温湿度。

3. 饮食护理　进食清淡、易消化饮食，忌肥甘厚腻之品，戒烟酒，忌辛辣温燥食物，饮水量以每日2000～3000mL为宜。可用金钱草或车前草泡水代茶饮。

4. 病情观察　严密观察病情变化，如疼痛以及排尿的情况。总攻疗法期间应观察有无结石排出。

5. 情志护理　加强情志护理，消除紧张情绪。

6. 健康指导　做好饮食指导，养成良好的生活习惯，饮食调理以限制肉食、减少糖分为主。尿酸结石患者少食动物内脏；草酸钙结石患者少食竹笋、菠菜、豆制品等；磷酸结石患者宜食酸性食物，如乌梅等；每天保证足够的饮水量。

二、毒蛇咬伤

毒蛇咬伤是人体被毒蛇所伤后毒液侵入体内而引起的一种急性全身性中毒性外科疾病，咬伤部位多为肢体的暴露部分。蛇毒的主要有毒成分为神经毒、血循毒和酶，其成分的多寡随蛇的种类而异。

（一）神经毒（风毒）

主要是阻断神经肌肉的接头引起迟缓型麻痹，导致周围性呼吸衰竭，引起缺氧性脑病、肺部感染及循环衰竭，主要症状有头晕、头痛、胸闷、恶心、呕吐、腹痛、眼睑下垂、视物模糊、筋骨疼痛、四肢麻木；严重者声音嘶哑、言语不清、吐沫流涎、呼吸困难、瞳孔散大、全身瘫痪、惊厥抽搐，终至呼吸麻痹而死亡。其症状在中医为风邪阻络，故为风毒。

（二）血循毒（火毒）

血循毒对心血管和血液系统产生多方面毒性作用。可损害心肌细胞的结构及功能，增加血管的通透性，产生直接和间接溶血因子，导致心脏毒性作用和引起全身性出血和溶血等严重症状。表现为局部疼痛剧烈，肿胀明显，且迅速向肢体近心端发展，并常见伤口内有血性液体渗出，或出血不止，伤口周围皮肤青紫或瘀斑，或血痕，有的伤口坏死形成溃疡，所属淋巴管、淋巴结发生炎症反应。随局部症状的迅速发展，在短期内即出现全身中毒症状，表现为头晕、头痛、恶寒、发热、烦躁、口渴，全身关节、肌肉酸痛，腹痛腹泻，或大便秘结；或有广泛的皮下出血和大块瘀斑，以及内脏出血现象，如咯血、呕血、便血、血尿等；或出现贫血、黄疸，严重病例，常因蛇毒攻心，神昏谵语，循环衰竭而死亡。中医学认为：热盛壅滞则肿，热盛则肉腐，热迫血妄行则出血，故称火毒。火毒内陷，传入心包，可出现闭、脱危重之症。

（三）酶

酶种类很多，主要有蛋白质水解酶、磷脂酶A、透明质酸酶、三磷酸腺苷酶。可引起组织溃烂，溶解细胞与纤维间质，间接溶血，减少能量供给。全身症状兼有风毒型及火毒型两种症状，或以风毒型为主，或以火毒型为主。

（二）心理的实质

1. 脑是心理的物质基础　人类对于脑是心理的物质基础的认识经历了漫长的过程。古代人们认为心是心理的实质。"心之官则思（孟子）""身无彩凤双飞翼，心有灵犀一点通""感时花溅泪，恨别鸟惊心"。

王清任，清朝，1768年出生。自1797年至1828年的30余年中，冲破封建礼教的束缚，进行了解剖学的研究活动。对人的大脑也有新的认识。他提出："灵机、记性，不在心，在脑。"如果脑子出了毛病，就会引起耳聋目暗、鼻塞甚至死亡。

1861年，法国医师布洛卡发现一位患者虽然能听懂别人的讲话，发音器官也无损，但就是自己不能讲话。这个患者死后在解剖尸体时，发现额叶的额下回后部由于脑出血造成一块内伤。因而证明这个部位与人的言语表达能力有关，后被确定为布氏语言区，属于这个中枢的疾病称为运动性失语症。

1870年，德国解剖学家弗里奇在为伤兵包扎头部创伤时，偶然碰到裸露出来的大脑皮层，引起伤兵对侧肢体的运动。同时，德国神经病学家希奇格也发现，用电流直接刺激大脑皮层表面的某一部位，可以引起眼动。后来两人合作，通过试验，找到了大脑皮层运动中枢。

其他发现：角回损伤，导致"失读症"，即看不懂文字；枕叶受到破坏，影响视觉；颞叶受到破坏，影响听觉；额叶某些部位受损伤，智力下降。

大量的实验证明，脑有接受、储存、分析、发布各种信息的功能。脑是心理的物质基础。

2. 客观现实是心理的源泉和内容　脑是产生心理的器官，但是它不能直接产生心理，只有人与环境相互作用才能产生人的心理活动。也就是说，心理不能脱离客观现实。

印度"狼孩"（1920年发现）发现以前："衣、食、住、行、言"——"狼的心理"。她们不会说话，发音独特，不是人的声音。不会用手，也不会直立行走，只能依靠两手、两脚或两手、两膝爬行。她们惧怕人，对于狗、猫似乎特别有亲近感。白天她们一动也不动，一到夜间，到处乱窜，像狼那样嚎叫，人的行为和习惯几乎没有，而具有不完全的狼的习性。返人类社会以后，开始逐渐出现人的心理。卡玛拉经过强化训练和教育之后，10岁时才学会站立，12岁时才学会6个单词，14岁时才学会走路，15岁时才学会45个单词，并能用手吃饭，用杯子喝水，17岁时死去，但她直到死时还没真正学会说话，智力只相当于三四岁的孩子。

"猪孩"，20世纪80年代发现于我国东北地区，时年11岁，从形体上看，分明是人，但却满身猪的习性，而且智力相当于三岁半的小孩。这个"猪孩"叫王显凤，于1974年12月出生在一个偏僻的农村家庭，其父为聋哑人，其母是一位由于大脑炎而导致的中度智残者。她出生后，父亲已经离去，母亲生活不能自理。无奈，她饿了渴了就偷吃猪食，吸吮猪奶；浑身发痒，就往墙上蹭；冷了困了，就偎依在老母猪怀里取暖、睡觉……就这样与猪生活了11年。经过8年的精心、耐心教育，王显凤的猪的习性越来越少，能生活自理，还能做一些服务社会的工作，智力已相当于小学三年级的水平，社会交往能力基本达到正常人的水平。

巴登大公国的王子——卡斯巴·豪瑟于1812年9月9日出生，一出生就被争夺王位的宫廷阴谋家同普通的婴儿进行了调换，然后被当作人质扣压起来，开始由一个性格忧郁的女人抚养，3~4岁以后被关入了地牢，直到17年后他继承王位已经不可能才被释放出来。他的身高只有144cm，目光呆滞，表情如同幼儿，膝盖已经变形，走路摇摇晃晃如同刚学步的孩子。非常怕光，明视觉很差，但暗视觉特别敏锐，晚上可以辨认出180步以外马匹的数目，听觉敏锐，可以凭脚步声辨别来人，嗅觉比一般人灵敏。但智力如同幼儿。

3. 人的心理是在实践活动中产生和发展的　心理不是自发产生的，需要主观见之于客观的实际行动才能实现。

二、心理与精神健康的标准

什么是健康？世界卫生组织："躯体健康，心理健康，社会适应良好"。

（一）心理健康的概念

心理健康是指各类心理活动正常、关系协调、内容与现实一致和人格处在相对稳定的状态。

（二）判断心理正常与心理异常的基本原则

郭念峰教授提出的三条原则是确定心理正常与异常的依据。

1. 主观世界与客观世界的统一性原则　思想行为是否脱离现实。
2. 心理活动的内在协调性原则　被打了却高兴。
3. 人格的相对稳定性原则　内向的人突然异常热情。

（三）心理健康的标准

1. 心理活动强度　对于精神刺激的抵抗能力。
2. 心理活动耐受力　长期接受精神刺激的能力。
3. 周期节律性　比如，晚上工作效率高，长期保持这种规律。
4. 意识水平　注意力。
5. 暗示性　人人都有，强弱不同。
6. 康复能力　从创伤刺激中复原，如失恋。
7. 心理自控力　情绪、情感表达、思维受自我控制较好。
8. 自信心　恰当。
9. 社会交往　正与人交往。

10. 环境适应能力。

（四）心理健康的现状

1996年，联合国的心理学专家就预言："从现在到21世纪中叶，没有任何一种灾难能像心理危机那样给人们持续而深刻的痛苦。"

许多精神疾病没有被发现。

举例：一个急诊患者觉得自己咽喉有异物，去了三家医院，都没有查出来。呼吸内科，感觉肺内有鹅毛，感觉异常。焦虑症的惊恐发作，症状与冠心病、心绞痛一样，但心电图正常。中医科失眠、身体异常，但西医检查不出来。

目前儿童行为问题、大中学生心理卫生问题、老年期精神障碍、酒精与毒品滥用导致精神障碍明显增多。

三、心理问题与精神疾病

心理问题引发原因单一，内容尚未泛化或部分泛化，思维仍保持严密的逻辑性，自知力正常或基本正常，人格完整或部分缺陷，能主动就医，是正常心理的不健康状态。

精神疾病的发病原因多数比较复杂，自我意识不完整或完全丧失，失去生活自理能力和劳动能力，人格解体，社会功能丧失，无求治愿望。病情严重者可对社会造成危害，是异常心理。

1. 一般心理问题　是近期发生的，由社会的现实因素激发而引起的心境和情绪的波动，其特点是持续时间较短，情绪反应能得到理智控制，内容尚未广泛化，反应强度不太剧烈的心理紊乱状态，但思维保持严密的逻辑性，人格完整。

2. 严重心理问题　是由应激引起相对强烈的身心紊乱状态，其特点是初始情绪反应剧烈、持续时间在1年之内、内容部分泛化，有时伴有某一方面人格缺陷。

第三节　心理、社会因素对健康的影响

一、心理因素对健康的影响

（一）情绪、情感

积极、愉快的情绪、情感对人的生活起着良好的作用；情绪异常往往是心理问题和精神疾病的先兆。

人类大部分的疾病都与情绪有关吗？为了证实这种说法，美国心理学家用两只猴子来做实验，这会得出什么样的结论呢？把一只猴子放在笼子里，将其双脚绑在铜条上，然后给铜条通电。通电后猴子很痛苦，旁边有一个弹簧拉手，是一个电源开关，猴子偶然拉动，它可能就知道了，一拉开关就不痛苦了。以后只要一通电，它直接就拉开关来逃避电击。这是一个最简单的条件反射，在此基础上再建立一个二级条件反射。在它的前方亮一盏红灯，红灯亮后过几秒钟电就来了，猴子就要拉开关。猴子非常聪明，它就知道了，这个红灯不是危险的信号，红灯一亮，它就拉开关了。这是一个二级条件反射，这个条件反射建立之后，预备实验就算完成了，开始正式实验。在它的旁边，再放一只种族、大小、身体状况一样的猴子，每天把这两只猴子放在同一个笼子里边6个小时，两只猴子是绑在同一根铜条上。第一只猴子一进到笼子里边，就会高度专注，聚精会神，盯着红灯，不敢丝毫懈怠和疏忽，红灯一亮赶紧拉开关，但红灯不停地亮，猴子忙得不亦乐乎，非常紧张。旁边那只猴子没有这样的经历，所以它不知道红灯的含义，只是觉得好玩，在那儿看热闹，东张西望，无所事事，无所用心。这个实验只做了20多天，第一只猴子就死掉了。

第一只猴子是因为什么死的呢？科学家发现，它死于严重的消化道溃疡，胃烂掉了，但是实验之前体检时，它没有任何胃病，没有溃疡，这就是说它的溃疡是在这短短的20多天内新得的。为什么这只猴子得了溃疡而另一只猴子没有？别的条件全部都控制了，完全一样，唯一的不同是每天在笼子里的6个小时，第一只猴子要工作，它的责任重，压力大，精神紧张，焦虑不安，老担惊受怕，它的消化液和各种内分泌紊乱了，所以就会得溃疡。这是一个很有名的心理学实验。心理学和当代医学把这种由心理因素导致的躯体疾病叫作心因性疾病，又称身心疾病。

医学模式发生了多次转变，古时候，人们认为得病是由于做了坏事，遭到老天爷惩罚，所以人要积德行善，烧香拜佛，求菩萨保佑；有的人认为，人得病是鬼魂附体、妖魔缠身，或被狐狸精缠上了，所以就得病了，因此要请巫婆、神汉跳大神，驱鬼。这都叫作迷信，不懂科学。

有了科学，特别是有了医学，我们认为人得病，是由细菌、病毒、微生物、寄生虫等引起的，这叫生物医学模式。在很长一段时间，我们的医学就是建立在这个基础上的，认为人得病是由生物学因素导致的。但是现在医学模式发生了革命性的转变，当代的医学模式叫作生物-心理-社会医学模式，也就是说，我们人得病不只是由生物学因素导致的，心理因素、社会因素同样能使人得病。

（二）人格特征

美国学者弗里曼研究发现，具有"A型人格"特征的人，易罹患心血管疾病。

A型行为特征：其一，雄心勃勃，争强好胜，对自己寄予极大的期望；其二，苛求自己，不惜任何代价实现目标；其三，以事业上的成功与否，作为评价人生价值的标准；其四，把工作日程排得满满的，试图在极少的时间里，做极多的工作；其五，终日忙忙碌碌、紧紧张张，不知道放松自己，极不情愿把时间花在日常琐事上。

A型性格的人，由于对自己期望过高，以致在心理和生理上负担都十分沉重。他们被自己顽强的意志力所驱使，抱着"只能成功，不能失败"的坚定信念，不惜牺牲自己的一切，乃至宝贵的生命，拼命直奔超出自己实际能力的既定目标。由于他们长期生活在紧张的节奏之中，其思想、信念、情感和行为的独特模式，源源不断地产生内部的紧张和压力。

A型人由于一系列的紧张积累，极易导致心血管病，甚至可随时发生心肌梗死而猝死。有统计表明，85%的心血管疾病与A型行为有关。同样，有关研究也表明，A型性格与冠心病的发生密切相关。在心脏病患者中，A型性格达98%。尸体解剖检验证明，A型性格的人心脏冠状动脉硬化要比B型性格的人高5倍。有关专家认为，其原因是：A型性格能激起特殊的神经内分泌机制，使血液中的血脂蛋白成分改变，血清胆固醇和甘油三酯平均浓度增加，而导致冠状动脉硬化。

C型人格与癌症。

"C型人格"的具体表现为：一是性格内向，待人过度友善，极力避免发生任何人际冲突。表面上是好先生，可内心却愤世嫉俗；表面上处处牺牲自己为别人着想，但内心却极不情愿。二是情绪抑郁，好生闷气，不表达任何负性情绪。三是过分敏感，生活中极小的事情便可使其忐忑不安，总是处于焦虑、紧张的情绪状态之中。四是遇到困难，起初因畏惧，不尽全力去克服，拖到最后却又要做困兽之争。五是屈从于权威、害怕竞争，企图以逃避的方式来达到虚假的心理平衡。

具有"C型人格"的人，消极情绪长期积蓄，很容易造成神经功能和内分泌功能的失调。最终，机体的免疫力下降，癌细胞突破免疫系统的防御形成了癌症。

（三）心理冲突

顺利地解决心理冲突，有时它还可以成为促进工作的动力，甚至可以激发创造力。但剧烈而持久的冲突无疑会有损身心健康。

二、社会因素对健康的影响

1. 生活环境因素　物质条件恶劣、生活习惯不当、不良的工作环境、劳动时间过长、工作不胜任、工作单调以及居住条件差、经济收入低等，都会使人产生焦虑、烦躁、愤怒、失望等紧张心理状态。

2. 重大生活事件　如家人故去、失恋、离婚、天灾、疾病、下岗、升迁受挫等事件，当发生的频率太高，或事件影响较严重，发生的突然，个体的身心受到极大的影响。

3. 文化教育　早期教育、家庭环境、儿童与父母的关系，父母的教养态度、教养方式、学校教育及不同的社会文化等，都对人的心理健康有重大影响。

4. 自然景观　如日月星云、高山大川、草木花鸟均能陶冶人们的情感。当人们游乐于公园、海滩、山庄、名胜古迹之间时，会感到轻松愉快、悠闲自在；当人们漫步于乡间小路、林间溪边、河畔草地时，会激发出诗情画意和爱的热望。这种对大自然的感受无疑有利于身心健康。

英国伦敦泰晤士河上有一座黑色的佰利费尔桥，在这座桥上投河自杀的人比这一地区其他桥自杀的人多得多。直到此桥被漆成绿色，自杀人数才迅速下降。

第四节　心理与精神护理概述及对护士的要求

一、心理与精神护理概述

（一）心理与精神护理概念

心理与精神护理是将心理学、精神病学理论和技术运用于现代护理领域，以系统化整体护理理念为指导，研究各种患者的心理行为变化规律，积极探寻解决患者心理行为问题的有效的护理技术；研究如何为患者创设安全的、愉快的、人性化的治疗环境；实施积极、有效的护理措施，促进患者身心早日康复的科学。

（二）心理与精神护理的任务

1. 研究各类患者的心理行为特点、心理行为变化规律、干预方法和技术。

2. 研究如何运用心理学的理论和方法，解决患者的心理问题，调控患者的不良情绪。

3. 研究与精神患者的沟通技巧，通过护理工作和护士的言谈举止，与患者保持良好的护患关系，开展心理护理不断地研究和完善对各种躯体疾病患者的具体护理方法。

4. 研究如何理解和识别精神患者内心病态体验和正常的心理需要。

5. 研究在社区开展对患者、亚健康和健康人群及家庭的健康咨询服务，对精神患者家庭康复的护理工作。

6. 研究如何培养和训练患者的生活技能、人际交往的技巧等，在疾病好转后能及时回归家庭和社会。

二、心理与精神护理工作对护士的要求

1. 良好的职业道德。

2. 坚实的专业知识。

3. 稳定的心理素质。

4. 娴熟的心理与精神护理技巧。

第五节 身心疾病的心理护理原则

随着社会改革开放与经济发展，市场竞争加剧与生活节奏加速，人们生活方式的变迁，所引起的心理应激反应增加，由此使得高血压、溃疡病、糖尿病等身心疾病逐年增加。针对身心疾病的防治，单纯依赖药物治疗是片面的，难以完全奏效，必须结合积极有效的行为干预和心理护理，方能提高患者的主观能动性和自我抗病能力，防止不良心理的刺激，改善病情，增进效果。

心理护理的对象是患者，主体则是医务人员和亲属，是通过他人对患者进行的心理支持和帮助，解决患者身心症结，提高患者的信心和勇气，克服心理障碍，更好地战胜疾病。基于这一认识，在针对身心疾病开展心理护理时，首先要求医务人员及其亲属能够尊重和关心患者，建立起信任、和谐的医患关系、护患关系及家庭关系，形成良好的氛围；其次要求医务人员及其亲属有一定的身心医学知识和技巧，并了解患者的心理反应。在这样的基础上，着重从以下几个方面实施心理护理。

1. 沟通 一是言语性沟通，即通过语言交流如谈心、说话来了解患者想些什么、愿意说些什么、要求什么、忌讳什么，从而采取相应措施开导患者和帮助患者解决问题。二是非言语性沟通，即用表情、眼神、姿势、动作等进行交流，这点对于医务人员更为重要，因为医务人员的一举一动都对患者造成较大的影响，运用得好可收到事半功倍之效。

2. 理解 身心疾病大多为慢性疾病，病情波动性大，患者顾虑多，特别希望得到医务人员和亲属的理解。因此，心理护理不能仅停留于帮助解除不良心理，更重要的是能够理解患者，给予心理上的支持。首先理解他所患的疾病是十分重要的，不能掉以轻心，需采取有效的防治措施；其次能够理解他的痛苦与烦恼、顾虑，用同情心去帮助他、支持他，使其改善心境，提高信心，促进身心健康。

3. 安抚 身心疾病的患者通常表现出心理应激水平较低，每遇心中有解不开的疙瘩时，单纯的说理方法难以奏效。一旦出现这种情况时，医务人员特别是亲属应了解其内心矛盾，帮助其解决实际困难，消除后顾之忧。

总之，心理护理不同于心理咨询和治疗，是一种经常性行为方式，需要有耐心和技巧，具有针对性和知识性，争取取得良好效果。

第六节　不同患者的心理护理

一、急性患者的心理护理

急性患者是指那些发病急、病情重因而需要紧急抢救的患者。过去有种错误的观点，认为急性患者病情危急，医务人员的任务就是以最佳的技术和最快的速度抢救患者，无须实施心理护理。近10年来，随着抢救护理科学的形成和发展，人们越来越认识到急性患者也同样需要进行心理护理。因为急性患者不是面临生命威胁，就是遭受躯体伤残，心理正处于高度应激状态。此时，如果进行良好的心理护理，就会缓和其紧张情绪，有助于转危为安。否则，如果在患者心理上高度紧张之时，再加上抢救时的种种劣性刺激，就会加重病情，甚至造成严重后果。

对急性患者焦虑恐惧、紧张不安，渴望得到最佳和最及时的抢救，以便转危为安。但急性患者的心理活动又是复杂的，且多种多样的。瞬间袭来的天灾、人祸或恶性事故等超常的紧张刺激，可以摧毁一个人的自我应对机制，出现心理异常。一向自以为健康的人突然患了心肌梗死或脑卒中等，也会因过分恐惧而失去心理平衡。还有那些慢性疾病突然恶化的患者，易产生濒死感，恐怖、悲哀、失助、绝望等消极情绪往往可以加速患者的死亡。病情不同、年龄不同、社会文化背景不同、经济条件不同等也对患者的心理活动有影响。因此，医务人员要善于具体分析每个急性患者的心理状态，以便有针对性地做好心理护理。

由于急性患者的主导心理活动是恐惧，因此，心理护理的中心任务是增强患者的安全感。

1. 使患者感到医务人员可亲　急性患者大都求医心切，一旦进入医院，顿有绝路逢生之感。这时，医务人员应当做到紧张而又热情地接诊。亲切而又耐心地询问，细心、体贴、关怀、周到，使患者感到在危难之时遇到了救命的亲人。这种医患关系，对抢救过程能否顺利进行有极大的影响，直接影响抢救和治疗效果。

2. 使患者感到医务人员可信　医务人员娴熟的医疗操作技术和严谨的工作作风，不仅是赢得时间使患者转危为安的保证，同时对患者来说又是心照不宣的支持、鼓舞和依靠力量。使患者感到可信、可敬，从而获得安全感。

3. 使患者感到安全　医务人员的医德和技术是患者获得安全感的基础。为了帮助患者缓解心理冲突，减轻精神痛苦，医务人员还应针对每位患者的具体情况做好心理疏导工作。对急性患者，无论预后如何，原则上都应给予肯定性的保证、支持和鼓励，尽量避免消极暗示，尤其是来自家属、病友方面的消极暗示，使患者能够身心放松，感到安全。

二、慢性患者的心理护理

慢性患者因为需要承受长期的疾病折磨，经历漫长的病程，所以往往产生极为复杂的心理活动。

慢性患者一开始大都有侥幸心理，即不肯承认自己真的患了疾病，迟迟不愿进入患者角色；一旦确诊，又易产生急躁情绪，恨不得立即服用灵丹妙药，于朝夕之间把病治好。这时他们对自己的疾病格外敏感、格外关心，向医务人员寻根刨底，向病友"取经"，或翻阅大量有关书籍，渴望弄清疾病的来龙去脉，企图主动地把握病情。但是，目前许多慢性疾病还没有令人满意的特效治疗方法，所以迫使广大慢性疾病患者只好无可奈何地去适应漫长的疾病过程。

慢性患者随着病情变化，有时高兴、有时悲伤、有时满意、有时失望；紧张、焦虑、忧愁、愤懑、急躁、烦闷等消极情绪也经常出现。有些患者，由于长期的疾病折磨，人格特征也往往发生变化。那种兴高采烈、生机勃勃的形象不见了，代之以动作迟缓、情感脆弱、谨小慎微、被动依赖、敏感多疑、自我中心等表现。他们过分关注机体感受，过分计较病情变化，一旦受到消极暗示，就迅速出现抑郁心境，有时还可产生悲观厌世之感。

对慢性患者的心理护理，必须紧紧围绕慢性疾病病程长、见效慢、易反复等特点，调节情绪、变换心境、安慰鼓励，使之不断振奋精神，顽强地与疾病做斗争。心理护理应当与生理护理结合进行，做到身心积极效应互相促进。例如，慢性患者多出现疼痛、发热、呕吐、呼吸困难、心悸等症状，易引起不良情绪，医务人员应当亲切安慰，并及时妥善处理，患者自然就会情绪好转。又如，慢性患者除每天口服药物外，还经常进行肌肉注射或静脉点滴，这对那些痛阈低的患者来说也常常引起焦虑。技术熟练的护士常常取得患者的信赖，即说明其中也包含了心理护理。再如，患者的饮食，不仅要考虑到患者的营养需要和禁忌，也要讲究色、香、味、形、量及就餐的环境条件等。经验证明，在良好的心理护理配合下，患者不仅能遵医嘱就餐，而且还有饮食疗法的意义。另外，幽雅的环境、舒适的治疗条件，也具有心理护理的意义。慢性患者大都空闲时间多，根据他们的不同情况，组织必要的活动，如欣赏音乐、绘画、看电视、听广播等，活跃病房生活。对于因病情反复和病程长而失去治疗信心的患者，要多安慰、多鼓励；对垂危患者更要态度和蔼、语言亲切、动作轻柔，加强基础护理，使之生理上舒服，心理上也减轻对病危的恐惧。

三、手术患者的心理护理

（一）患者术前的心理与心理护理

无论手术何等重要，也不论手术大小，对患者都是较强的紧张刺激。患者意识到了这种紧张刺激，就会通过交感神经系统的作用，使肾上腺素和去甲肾上腺素的分泌增加，引起血压升高、心率加快，有的临上手术台时还可出现四肢发凉、发抖、意识域狭窄，对手术环境和器械等异常敏感，甚至出现病理心理活动。

我国的医学心理学工作者通过调查发现患者术前常有如下的心理活动，对手术一是害怕，二是担心。害怕的是疼痛与死亡，担心的是是否会出意外，是否会残废和毁容等。他们反映，入院就盼早日手术，一安排手术日就惶恐不安，吃不下饭、睡不好觉，尽管在手术日的前一天晚上服用安眠药，仍难以入睡。有位女患者，由于精神上过度紧张，刚被推进手术室就大汗淋漓、心跳加快、室上性心动过速发作，不得不改期手术。在心脏科某病室，病友们给将要手术的病友送桃子罐头，用意是祝福病友能从阎王爷那里"逃"回来。一旦有病友死在手术台上，后来做手术的病友就更加恐惧不安。一次在心脏科的一个病室里，其中一个患先天性心脏病的女孩死在了手术台上，另外两个待手术的女孩就都偷偷写下了遗书。大量临床观察和研究均证明，患者术前的这种恐惧和焦虑，将直接影响手术效果，如失血量大、愈合慢等。而且，这种恶劣的情绪状态还易引发并发症。因此，术前的心理护理具有极为重要的意义。为此应当进行术前心理咨询。咨询应由有权威的医师和护士进行，耐心听取患者的意见和要求，向家属详细交代病情，阐明手术的重要性和必要性，尤其要对手术的安全作肯定的保证，决不应向患者交代什么千分之一的危险性。权威性的咨询对患者获得安全感极为重要，还要依据不同的患者，用其恰当的语言交代术中必须承受的痛苦。例如，准备在局麻下做腹部手术，就应告诉患者术中牵拉脏器时会感到不适和牵拉痛，届时应有思想准备，并行深呼吸，努力放松，可以减轻疼痛等。对术后如需用鼻饲管、引流管、导尿管及需在身上附加仪器者，术前也应向患者说明，使患者醒来后不致惧怕。又如，需做气管插管，或术后放置鼻饲管的患者，因将影响说话，应事先告诉他们到时如何表示自己的需求。对于危险性大、手术复杂、心理负担重的患者，还要介绍有关专家是怎样反复研究其病情并确定最佳手术方案的，并突出强调他本人在手术中的有利条件等，使患者深感医务人员对其病情十分了解，对手术是极为负责的。另外，做过同类手术患者的信息，对术前患者的情绪影响较大，护士可有针对性地组织交流。病房护士还应介绍手术医师和护士情况，在患者面前树立手术医师的威信，以增加患者的安全感。在术前让患者看一下术后观察室，介绍一下术后护理措施也是有益的。这些心理上的准备，对控制术中出血量和预防术后感染都是有益的和必要的，并可使患者正视现实，稳定情绪，顺应医护计划。

另据研究报道，术前焦虑程度对手术效果及预后恢复的快慢也有很大的影响。资料表明：有轻度焦虑者，效果较好；严重焦虑者，预后不佳；而无焦虑者，效果往往更差。这是因为，无焦虑的患者由于对医师或手术过度依赖，过分放心，对生理上带来的不可避免的痛苦缺乏应有的心理准备。

由于患者对手术的环境和气氛极为敏感，印象又很深。所以，手术室清洁、床单无血迹、手术器械要掩蔽。一个手术室内最好只摆一张手术台，手术台并排摆列，以免产生消极暗示。患者也十分重视手术室医师和护士，因为他们一进手术室就失去了对自己的主宰，一切痛苦大小甚至包括生命如何，全都由医师和护士掌握了。所以，医师和护士都应端庄大方、态度和蔼、言语亲切，使患者产生安全感。术中医师和护士都应注意意识清楚患者的情绪变化，如心理过度紧张时应及时安慰。器械护士必须手疾眼快地配合手术，医师之间要全神贯注、紧密合作，以减轻患者的痛苦。手术室内不应闲谈嬉笑，也不要窃窃私语，相互之间谈话的声音应当轻柔和谐。应尽量减少、减轻手术器械的碰击声，避免给患者的一切不良刺激。术中一旦发现病情变化或发生意外，医务人员要沉着冷静，不可张惶失措，以免给患者造成恐怖和紧张。

（二）患者术后的心理与心理护理

患者经过手术，尤其承受大手术的人，一旦从麻醉中醒来，意识到自己已经活过来，颇感侥幸，这时他们渴望知道自己疾病的真实情况和手术效果。由于躯体组织受到程度不同的损伤，都会体验到刀口疼痛，加之躯体不能自主活动，又怕刀口流血或裂开，多产生焦躁不安的心情。开始，他们感到当前的痛苦难熬，过2～3天疼痛缓解之后，就又担心预后了。因此，对术后患者的心理护理应抓好以下几个环节。

1. 及时告知手术效果　当患者回到术后室或是从麻醉中刚刚醒过来，医师和护士应以亲切和蔼的语言进行安慰和鼓励。告诉他手术进行得很顺利，目的已达到，只要忍受几天刀口疼痛的痛苦就能恢复健康了。这时，有的患者可能产生新的疑虑，不仅怕疼痛，更怕伤口裂开，发生意外。胸腹部手术理应咳嗽排痰，他们却顾虑重重，甚至强忍咳嗽。这时护士应当重复讲述术前训练的咳嗽方法，鼓励他们大胆咳嗽排痰，并告诉他们适当的活动，伤口是不会裂开的。同时医师和护士应当传达有利的信息，给予鼓励和支持，以免患者术后过度痛苦和焦虑。

2. 帮助患者缓解疼痛　患者术后的疼痛不仅与手术部位、切口方式和镇静剂应用得恰当与否有关，而且与每个个体的疼痛阈值、耐受能力和对疼痛的经验有关。患者如果注意力过度集中、情绪过度紧张，就会加剧疼痛。意志力薄弱、烦躁和疲倦等也会加剧疼痛。从环境方面来说，噪声、强光和暖色也都会加剧疼痛。因此，医师和护士都应体察和理解患者的心情，从每个具体环节来减轻患者的疼痛。比如，术后6小时内给予药物止痛，可以大大减轻术后全过程的疼痛。等到体验到剧烈疼痛再给予镇痛药，就会加剧以后的疼痛。又如，暗示可以减轻疼痛，听他喜欢的音乐也能减轻疼痛。

3. 帮助患者克服抑郁反应　术后患者平静下来之后，大都出现抑郁反应。主要表现是不愿说话、不愿活动、易激惹、食欲不振及睡眠不佳等。患者的这种心理状态如不及时排解，必将影响患者及时下床活动，而不尽早下床活动会影响患者心、肺及消化等功能，容易产生营养不良、静脉血栓或继发感染等，所以要努力帮助患者解决抑郁情绪。要准确地分析患者的性格、气质和心理特点，注意他们不多的言语含义，主动关心和体贴他们。某些生活不便处要细致照顾，如喂饭、协助写信等。总之，使他们意识到既然已顺利度过手术关，就要争取早日恢复健康。

4. 鼓励患者积极对待人生　外科患者手术后，大都要经过相当长一段时间的恢复过程。如果手术预后良好，即使再痛苦也有补偿的希望。若术后效果不好或预后不良（如恶性肿瘤已转移），则还将挣扎在死亡线上。患者在极度痛苦时，经不起任何外来的精神刺激，所以对预后不良的患者，不宜直接把真实情况告诉他们。有一部分患者手术后带来部分机体生理功能的破坏（如胃切除）或残缺（如截肢），造成躯体缺陷的患者必然产生缺陷心理。尤其人生中的突然致残，会给患者心理带来巨大的创伤，所以对可能致残的患者，护士术前要交代清楚，并给予同情、支持和鼓励，让他们勇敢地承认现实、接纳现实。

四、传染科患者的心理与心理护理

患者被确诊为患传染性疾病后，不仅自己要蒙受疾病折磨之苦，更痛苦的是自己成了对周围人造成威胁的传染源。为了避免疾病的传染和蔓延，患传染性疾病的人都要实行隔离治疗。人是社会的人，都有爱与归属的需要，都有社会交往的需要。隔离就是这些需要的限制与剥夺，这在患者的心理上必然要引起剧烈的变化。

传染科患者开始都产生一种自卑孤独心理和愤懑情绪。他们一旦进入患者角色，立即在心理上和行为上与周围的人们划了一条鸿沟，自我价值感突然落失，感到自己成了人们望而却步的人，成了惹人讨厌的人，因而感到自卑。许多传染科患者不敢理直气壮地说出自己所患病种，经常把肺结核故意说是"肺炎"，把"肝炎"说成是"胆道感染"等，都是害怕别人鄙视和厌恶自己。与此同时，不少人还产生一种愤懑情绪，悔恨自己疏忽大意，埋怨别人传染给自己，甚至怨天尤人，恨自己倒霉。有这种愤懑情绪的人有时还迁怒于人和事，易激惹、爱发脾气。医师和护士应当了解传染科患者的心理活动特点及其情绪变化，并给予理解和同情。应针对不同患者的具体情况，讲清患了传染病并不可怕，只要积极配合治疗是可以治愈的，而且要讲清暂时隔离的意义，并耐心指导他们如何适应这暂时被隔离的生活。

因为许多传染性疾病具有病程长、难根治的特点，所以患者在治疗期间又易产生急躁情绪、悲观情绪和敏感猜疑等心理。他们往往因病情不能迅速好转而烦躁，也常因病情反复而苦恼，恨不得一把抓来灵丹妙药把病治好。因为治病心切，有些人像海绵吸水一样搜集与己有关的信息，对周围的事物特别敏感，经常揣度别人尤其是医师和护士谈话的含义。他们格外关注自己身体的生理变化，十分重视各项化验检查。应当注射什么针剂，应当服用什么药物，他们都想知道，尤其想掌握各项治疗的机理和效果。根据患者的这些心理活动特点，医务人员应耐心、细致地讲述某些传染病的病程规律，甚至宁肯把病程说得长一些，以便使他们安下心来积极治疗。因为传染科患者被隔离，与社会交往减少，因而护理传染科患者时，密切医患关系更为重要，使他们感到医务人员是精神上的依靠。因此，医务人员的言行要使患者感到真诚、温暖、可信、可亲、可敬，医患之间形成深厚的情谊。当做某项处理时，注意讲清楚目的和意义，尽量消除患者的顾虑和猜疑。

五、重危患者的心理与心理护理

大部分患者疾病经过诊治可以治愈，但不论医学发展到什么程度，总有一小部分患者因医治无效而面临死亡。不管死亡是突然发生还是久病造成的，一般说护理重危患者和安慰这阶段患者的家属，是护理上最难处理的情况。临终患者的心理状态极其复杂，E.Kubler-Ross将大多数面临死亡的患者心理活动变化分为五个阶段。

1. 否认期 不承认自己病情的严重，对可能发生的严重后果缺乏思想准备。总希望有治疗的奇迹出现以挽救死亡。有的患者不但否认自己病情恶化的事实，而且还谈论病愈后的设想和打算。也有的患者怕别人悲痛，故意保持欢快和不在乎的神态，以掩饰内心的极度痛苦。对于这样的患者，护士应当劝说家属不可当着患者的面表现出难过，即使这样彼此心照不宣，也可使患者得到心理上的满足。

2. 愤怒期 度过了否认期，患者知道生命岌岌可危了，但又禁不住地想：这种致死的病为什么落在自己身上，怨自己命不好。表现得悲愤、烦躁，拒绝治疗，甚至敌视周围的人，或是拿家属和医务人员出气，借以发泄自己对疾病的反抗情绪，这是患者失助自怜心理的表露。护士要谅解、宽容患者，真诚相待，说服家属不要计较和难过，并与医务人员合作，帮助患者度过愤怒期。

3. 妥协期 患者由愤怒期转入妥协期，心理状态显得平静、安详、友善、沉默不语。这时能顺从地接受治疗，要求生理上有舒适、周到的护理，希望能延缓死亡的时间。护士应尽量安慰患者，为之解除疼痛，缓解症状，使患者身心舒适。

4. 抑郁期 患者已知道自己面临垂危，表现出极度伤感，并急于安排后事，留下自己的遗言。大多数患者在这个时候不愿多说话，但又不愿孤独，希望多见些亲戚朋友，愿得到更多人的同情和关心。护士要同情患者，尽量满足患者的需求，允许亲人陪护和亲友探望，让患者同亲人在一起度过不可多得的时刻。嘱咐亲人要控制情感，不要再增加患者的悲痛。

5. 接受期 这是垂危患者的最后阶段。患者心里十分平静，对死亡已充分准备。也有的临终前因疼痛难忍而希望速死。有些人病情虽很严重，意识却十分清醒，表现得留恋人生，不愿死去。如有一位23岁的姑娘，患卵巢癌，肝转移，死前头脑清醒，含泪说："我愿意活下去，我还年轻，我需要工作……"。协助患者安详、肃穆地离开人世，使患者、家属感到安慰是护士的崇高职责，是情操高尚的表现。护士是一直守护在临终患者身旁的人，要帮助患者整理仪容，用生理盐水擦拭眼睛、鼻孔和面部的污迹。患者听觉是人体最后丧失知觉的器官。故不可议论不利于患者心情的话，不可耳语。有的患者来不及等到亲属到来就离开人世，就由护士代替其亲人接受并保存遗物，或记录遗言。

参考文献

［1］张景龙. 护理学基础［M］. 北京：人民卫生出版社，2014.

［2］李丹林. 医用基础护理操作技术［M］. 兰州：甘肃科学技术出版社，2014.

［3］李晓松. 护理学基础［M］. 北京：人民卫生出版社，2014.

［4］谌永毅，马双莲. 肿瘤科分册［M］. 长沙：湖南科学技术出版社，2015.

［5］肖庶民. 护理伦理学［M］. 西安：世界图书出版西安公司，2015.

［6］熊吉东. 睡眠障碍［M］. 北京：人民卫生出版社，2015.

［7］胡丹波. 睡眠医学精要［M］. 北京：中国协和医科大学出版社，2015.

［8］马玉萍. 基础护理学［M］. 北京：人民卫生出版社，2015.

［9］李建民，邢凤梅. 护理学基础技术操作常规［M］. 北京：人民卫生出版社，2016.

［10］秦敬民. 医学伦理学［M］. 北京：人民卫生出版社，2016.

［11］陈立典，陈锦秀. 康复护理学［M］. 北京：中国中医药出版社，2016.

［12］张少羽. 基础护理技术［M］. 北京：人民卫生出版社，2016.

［13］周春美. 护理学基础［M］. 上海：上海科学技术出版社，2017.

［14］徐小兰. 护理学基础［M］. 北京：高等教育出版社，2017.

［15］吴玉芬. 静脉输液实用手册［M］. 北京：人民卫生出版社，2018.

［16］江文艺，李莉. 临床护理技能实训指导［M］. 南京：江苏科学技术出版社，2018.